U0249829

全孔道机器人辅助
肺外科手术图谱

ATLAS OF
ROBOTIC LUNG SURGERY

主 编 尤 健

副主编 陈玉龙 陈 辉 宋 辉 郭永宽

编 者（以姓氏笔划为序）

王 梅 王 靖 王凯元 尤 健 尹毅青 孙冰生

孙晓轩 苏延军 李 媛 李百玮 宋 玮 宋 辉

张 然 张亚楠 张霄蓓 陈 辉 陈玉龙 苑亚静

周 鹏 宫立群 徐 锋 徐海迪 高隽博 郭永宽

鲁 蒙 霍新水 瞿田星

人民卫生出版社
·北京·

图书在版编目（CIP）数据

全孔道机器人辅助肺外科手术图谱 / 尤健主编.
北京：人民卫生出版社，2024.9. -- ISBN 978-7-117
-36563-5

Ⅰ. R655.3-39

中国国家版本馆 CIP 数据核字第 2024CC1991 号

人卫智网	www.ipmph.com	医学教育、学术、考试、健康， 购书智慧智能综合服务平台
人卫官网	www.pmph.com	人卫官方资讯发布平台

全孔道机器人辅助肺外科手术图谱
Quankongdao Jiqiren Fuzhu Feiwaike Shoushu Tupu

主　　编：尤　健
出版发行：人民卫生出版社（中继线 010-59780011）
地　　址：北京市朝阳区潘家园南里 19 号
邮　　编：100021
E - mail：pmph @ pmph.com
购书热线：010-59787592　010-59787584　010-65264830
印　　刷：天津善印科技有限公司
经　　销：新华书店
开　　本：787×1092　1/16　　印张：27
字　　数：575 千字
版　　次：2024 年 9 月第 1 版
印　　次：2024 年 11 月第 1 次印刷
标准书号：ISBN 978-7-117-36563-5
定价(含U盘)：498.00 元

打击盗版举报电话：010-59787491　E-mail：WQ @ pmph.com
质量问题联系电话：010-59787234　E-mail：zhiliang @ pmph.com
数字融合服务电话：4001118166　E-mail：zengzhi @ pmph.com

主编简介

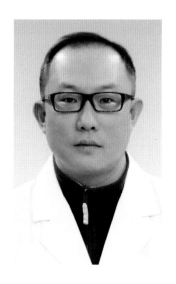

    尤健,医学博士。现任天津医科大学肿瘤医院肺部肿瘤科主任医师,天津市肿瘤医院空港医院胸部肿瘤科主任。兼任中国抗癌协会肿瘤疫苗专业委员会常务委员、天津市抗癌协会肿瘤微创外科治疗专业委员会前任主任委员、天津市医学会胸外科学分会委员。1993年毕业于华西医科大学。从医30余年,先后师承我国著名胸外科专家张熙曾教授和肿瘤外科专家郝希山院士。擅长胸部肿瘤微创外科治疗和复杂局部晚期肺癌以手术为主的综合治疗。在国内最早开展全孔道人工气胸四臂技术的机器人辅助手术,建立了应用于肺癌外科各术式的机器人辅助手术流程,并在实际工作中常规开展。较早常规开展气管、支气管和肺动脉的复杂重建,并简化优化吻合流程,极大地缩短了手术时间。较早改良并应用保留锁骨功能的跨胸骨柄切口治疗肺上沟癌,明显提高了手术安全性和手术切除率。

全孔道机器人辅助肺外科手术图谱

序

　　如今，微创外科的理念早已深入人心，并且覆盖了外科各个专业。微创理念不应该只局限于切口的大、小、多、寡，还应该体现在器官的功能保留、非手术涉及部位的术中保护、充分的镇痛管理，甚至是心理干预减少焦虑等方面，这些都是对微创理念的深入理解和延伸。而手术机器人也是人手的延伸，更是电视腔镜和机械臂的综合体，代表了未来微创外科的一种重要形式。

　　尤健医师是我的学生，从事胸部肿瘤外科治疗 30 余年。他对外科手术的执着和追求完美的精神给我留下了深刻的印象。他的团队对胸外科未来发展的方向多有思考和分析，他当年在我院率先摸索开展胸腔镜肺癌根治术，并发起成立天津市抗癌协会肿瘤微创外科治疗专业委员会，推动了微创外科在天津的发展。由尤健医师总结多年实际操作经验而编写出版的《全孔道机器人辅助肺外科手术图谱》一书，是一部图文并茂、内容丰富的专著。此书是他的团队大量手术的经验总结和手术方法的创新汇总，涵盖了所有机器人辅助肺外科术式。书中各种术式手术步骤讲解极为细致，视频完整清晰，实操性极强。

　　作为外科医师，手术的高级境界是匠与艺的结合，创新发展、不懈追求始终是外科医师的努力方向。未来极为重要的外科发展方向应该是逐渐进步的手术机器人，相信每一代手术机器人进步的标志就是医师通过手术机器人所控制的手术操作越来越精细，同时操作步骤越来越简化。未来已来，将至已至。相信此书会对本领域外科医师有所帮助和启迪。推荐各位同道将此书置于案头，供随时阅读参考。

中国工程院院士
国家恶性肿瘤临床医学研究中心主任
天津市肿瘤研究所所长
中国抗癌协会名誉理事长

郝希山

2024 年 5 月

全孔道机器人辅助肺外科手术图谱

前 言

2017 年 11 月 1 日，我完成了我的第一台机器人辅助肺叶切除手术，从那时起，我朦胧地意识到又一个新的微创时代似乎到来了，当时虽不确定，但随着机器人辅助手术例数的增加和经验的快速积累，这种趋势越来越明确。电视胸腔镜手术是在相关内镜技术进步的基础上、在胸外科疾病谱发生了巨大变化的条件下逐步推广普及的，用了大约 20 年的时间成为了胸外科主流术式。机器人辅助手术的普及也许会用更短的时间。

机器人辅助的手术方式实际上就是一种精准控制的机械臂操作，目前的手术机器人并没有智能和自主操作的能力。但是稳定、精准，有超越人手的灵活和远超人眼的分辨率是它的最大优势。机器人辅助手术除了使患者获得更加微创、精准、手术质量恒定的外科治疗以外，还使主刀医师的体力和精力得到了节省。其极佳的人体工学操作方式，使得医师的肌肉关节疲劳损伤得到了巨大的缓解，外科医师的职业寿命也会相应延长。

胸腔是由肋骨包裹的笼式结构，胸内空间的大小和形状在不同的患者差异极大，良好的暴露和充足的操作空间又是手术成功的关键，但机器人辅助肺外科手术只能通过肋间隙建立孔道进入胸腔，因此如何建立孔道才能使手术视野清晰，方便术者操作是机器人辅助肺外科手术的关键点。本书介绍的机器人辅助肺外科手术操作特点，或者说这种技术体系的根基就是全孔道、人工气胸、四臂技术，其操作的基本技术就是双极钳的多功能操作技巧，这些在书中均有详述和视频演示。

总之，手术机器人在胸外科最能体现优势的手术就是涉及需要复杂解剖重建的手术，例如新辅助治疗后的肺癌根治术、需要袖状切除支气管并进行吻合的手术等。近年以磨玻璃小结节为代表的早期肺癌切除手术更是在各个胸外科中心的手术中占绝大部分比例，这也使亚肺叶手术（例如肺段手术）的数量猛增。肺段手术涉及肺实质组织内的精细解剖，但进行复杂解剖操作的空间局限，不过无需进行大范围全纵隔清扫，这些特点刚好都是机器人辅助手术的天然优势。

作为日常工作多在手术室中的外科医师，从没考虑过写书，是团队中的多位医师建议并鼓励我把多年机器人辅助手术的经验进行总结发表,这样可以惠及更多患者。由衷感谢团队中的各位医师多年的配合和启发,感谢本书的各位编者的辛劳付出和建议。全书共 25 种肺外科术式,26 段全程高清视频,近 600 幅高清图片,没有他们的大力参与我无力完成。在此书的编写过程中更是得到了我的老师郝希山院士许多建设性的意见指导和精神鼓励,他欣然作序,作为学生我感激不尽。

　　本书介绍的这种全孔道人工气胸四臂技术机器人辅助肺外科手术体系,是笔者团队多年手术经验的逐步摸索、积累和总结,在各种类型的肺手术中已经常规开展应用,手术的安全性、便捷性和可重复操作性都得到了很好的验证。术中建立孔道的方法、手术步骤和器械使用技巧多是笔者原创,限于个人的能力,也未必是最佳解决方案,书中错误疏漏在所难免,还请各位读者不吝赐教,纠正错误,共同交流进步。与大家共勉!

尤健
2024 年 5 月

目　录

全孔道机器人辅助肺外科手术图谱

视频目录

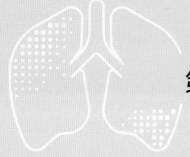

第一章　机器人辅助外科简史

第一节
机器人辅助外科发展历程

在现实生活中,机器人已经彻底改变了工业生产模式,从汽车到计算机芯片,再到医药制造,工业机器人被用来精确地完成重复性任务,它们从不会产生疲劳感。与科幻小说中的机器人不同,这些机器人是由计算机驱动的,而计算机又被编程用于完成特定的任务。

由远程控制台操作的、代表外科医师思维和双手延伸的手术器械被称为"手术机器人",机器人的传统流行概念可能会引起患者极大的恐惧和担忧。在未来,手术机器人也许会被远程操控,甚至可能具有计算机控制或自主功能,然而目前的手术机器人仅仅是由外科医师使用机电接口进行远程操作的器械。当今的手术机器人既不是自主的,也不是由预先编程的计算机驱动的,这点很重要,应该让患者广泛知晓。

当人们谈论"机器人"时,他们往往认为它是现代西方先进科学技术的产物。鲜为人知的是,人们对机器人的幻想和追求已经有 3 000 多年的历史了。我们中国人是世界上最早制造古代机器人的先驱,我国古代机器人不仅制作精良,而且用途广泛。

一、机器人发展简史

中国许多古籍都有关于机器人的记载,例如:《西京杂记》《魏书》《梦溪笔谈》《元史》《新元史》《明史》《明实录》等。西方的文献也多有对机器人的描述。

1. 会指引方向的机器人　正史记载,魏明帝曹叡曾命马钧造指南车,马钧接诏后不久果真造出了一辆指南车献给明帝,且当众展示。该车有一架木头机器人笔直地立在车上,不论车行的方向如何改变,木人的手始终指向南方。后来晋武帝篡夺了魏国的统治权,并将其改名为司南车。适逢皇帝外出巡行,司南车就在外巡车队的前方指引方向。

南朝宋开国皇帝刘裕,曾缴获过一部指南车,修复内部机件后,车上的小木人便能自动指向南方。此外,南朝齐高帝萧道成曾命科学家祖冲之造指南车,祖冲之便设计了一部具有铜制齿轮传动机构的指南车,会自动指向南方。

2. 娱乐机器人　三国时期,一个藩属国向魏明帝曹叡进贡了一套"百戏木偶",看起来甚有趣,但因为没人能让它活动起来,所以只能当摆设,甚是可惜。于是魏明帝便下令马钧改造它。马钧让人用上等的木料按照他设计好的图样,雕刻成许多整齐排列的齿轮,制成了原动机。他在地上建起一个很大的蓄水池,把原动机安装在水池里,以水为动力,百戏就自如转动,栩栩如生。此外还在百戏里加装了许多的乐器和音响,改建增加了很多假山和假兽,还安装了许多特制的木人,木人可以击鼓吹箫、跳丸抛剑、攀绳倒立等。这些木人随着齿轮的转动,出入自如,非常灵活。这就是相关史料中提到的"百戏机器人"。

公元前400年,被称为数学力学之父的古希腊阿奇塔斯开发了一种以蒸气为动力的自主飞行器。这个木质飞行器以鸽子的解剖结构为基础,包含一个用于生产蒸气的密闭锅炉。蒸气的压力最终会超过这个结构的阻力,从而使这只机器鸟能够飞行。

11世纪,阿拉伯学者伊斯梅尔·贾扎里(Ismail al-Jazari)设计了分段式齿轮。他的许多机器人作品都是以水为动力,从自动门到可以补充饮料的人形自动服务员。贾扎里创造了多个自动装置,其中包括一个漂浮的机械乐队,该乐队通过一个带有可移动钉状凸轮的转动装置进行程控。

3. 工作机器人　三国时期蜀国丞相诸葛亮也成功研制了运送军粮的机器人——"木牛流马",来支援前方战争。据史籍《三国志·诸葛亮传》记载:"九年,亮复出祁山,以木牛运,粮尽退军……十二年春,亮悉大众由斜谷出,以流马运……"这在《三国志后主传》中也有记载。"木牛流马"的功能,大抵有以下几个方面:一是"上山下岭,各尽其便";二是口内舌头扭转,即不能动弹再扭回来,复奔跑如飞;三是不吃不喝,不知疲倦。1700多年前诸葛亮就把中国古代早期机器人运用于战争之中了,他称得上是当今军事科学家的先辈。遗憾的是这"木牛流马"的制造技术已失传于世。

据《朝野金载》记载,唐朝的柳州刺史王据,研制了一个宛如水獭的机器人。它可以沉入河湖的水中,捕到鱼后,脑袋就会露出水面。它为何能捕鱼呢?其原理是:在机器人的口中放置诱饵,以石沉入水中,鱼入食饵,便可触动机关,将石吐出,合口上浮。

1959年,戴沃尔与美国发明家英格伯格(Ingerborg)联手制造出第一台工业机器人,并随后成立了世界上第一家机器人制造工厂——Unimation公司。1961年,第一个工业机器人Unimate由Unimation公司开发。Unimate的手臂首次安装在新泽西州尤因城的通用汽车公司的装配线上,能够运输压铸部件并将其焊接到位。这个设备不久便永远改变了制造业的面貌。

4. 人形机器人　据清咸丰五年(公元1855年)《邵武县志》卷第二十一章《方技》记载,邵武县有一位名叫陈岚的巧匠,心灵手巧,擅长发明创造。他曾制作过一个"美女机器人",不但眼睛会动,而且还能"含凝睇笑"。尤其难得的是,这个"美女机器人"还能"行走如生",客人到来的时候,她还会"捧茶迎宾、次第顺序、不失礼仪"。

1495年,达·芬奇发明了第一台以人类为模型的自动机器(成为了"达芬奇"机器人辅助手术系统的灵感来源)。通过使用一系列的滑轮和齿轮,达·芬奇的镀金属武士可以模仿人类的下颌、手臂和颈部的动作。

2016年,波士顿动力公司(Boston Dynamics)发布了双足人形机器人Atlas,这款机器人平衡感非常强,执行了许多之前人形机器人难以或不可能完成的任务。

2022年,英国的Engineered Arts公司发布了人形机器人Amcca。一个面部覆盖着类似皮肤的橡胶的机器人，它可以准确模仿人类的骨骼形态、皮肤纹理和情绪，表达广泛的人类情感。

5. 服务机器人　唐朝东海郡新县的马待封，是一位精通机巧的能工巧匠，他曾先后两次制造为生活服务的木头机器人：第一次，马待封为唐玄宗李隆基制造了一台设有木头机器人的梳妆台，专供皇后梳洗打扮。这台妆具中立镜台，台下两层，皆有门户内藏机关，构造独特。皇后梳洗时，打开妆台门就有木头质地的女机器人将毛巾、梳子呈递给皇后，随即返回原地。皇后梳洗完毕，手执香脂、妆粉等化妆品的"木妇人"会依次将化妆品递给皇后装扮。最后，化妆品仍由"木妇人"送回原位。随后，妆台上的门也都将自动关闭。第二次，是在 20 多年后，马待封又为崔邑县令李劲制作了一架催人喝酒的机器人，唤为"酒山"。宴席上，若有人不及时饮酒，"酒山"顶上楼阁的门便会自动打开，穿戴整齐的机器人就会拿着手板恭敬地走出，劝人快些饮酒。直到喝完再斟满，机器人才会走回到阁门，阁门迅即关上。

2002 年，美国 iRobot 公司推出吸尘器机器人 Roomba，这个机器人吸尘器改变了人们清扫地板的方式。Roomba 使用先进的 iAdapt 技术，这是一个由软件和感应器组成的专利系统。iAdapt 让 Roomba 可以主动对清扫环境进行监测，每秒钟思考次数超过 60 次，并且能够以 40 种不同的动作进行反应，以便彻底清扫房间。

二、视频内镜手术

视频内镜手术的出现是膀胱镜发展的直接结果。1806 年，德国法兰克福的 Philip Bozzini 开发了第一个已知的内镜工具——Lichtleiter，它有一个目镜和一个窥镜，被引入体腔。照明由一支蜡烛提供，它被放置在位于目镜和窥镜之间的容器中。由于蜡烛位于观察者的眼睛和体腔之间，观察者所看到的只是蜡烛的光亮。该仪器被用来检查外阴、直肠、尿道和上呼吸道。然而，由于它照亮的区域很小，而且会导致相当大的疼痛，该仪器被奥地利维也纳的医学院谴责。1827 年，法国的 Pierre Segala 设计了一个类似的仪器，用镜子来遮挡观察者眼中的烛光。1828 年，波士顿的 John Dix Fisher 在美国也描述了一个类似的内镜。1853 年，被一些人认为是"内镜之父"的 Antoin Desormeaux 通过使用酒精和松节油及平光对流式聚焦透镜设计了更明亮的照明。1877 年，Max Nitze 采用了革命性的概念，即使用加热的铂金灯丝进行远端照明，并设计了现代膀胱镜的前身。1883 年，英国格拉斯哥的 David Newman 将白炽灯纳入了膀胱镜。此后不久，纽约罗切斯特的 Charles Preston 开发了一种不需要冷却系统的"冷"低压灯，有趣的是，这种灯在内镜中使用了 100 多年，直到纤维光学技术的出现。

20 世纪初，妇科医师和外科医师开始使用内镜评估患者的腹腔和胸腔。自动气腹机的发明催生了腹腔镜手术时代。1966 年，Kurt Semm 首次进行了腹腔镜妇科手术。

在 20 世纪 70 年代和 80 年代，腹腔镜被应用于腹部病理过程的诊断和分期。德国外科医师 Erich Muhe 在 1985 年、法国外科医师 Philippe Mouret 在 1987 年、美国外科医师 McKernan 和 Saye 在 1988 年独立完成了第一批腹腔镜胆囊切除手术。继 20 世纪

80 年代腹部微创手术的应用取得进展后，电视胸腔镜外科手术（video-assisted thoracic surgery，VATS）在 20 世纪 90 年代诞生。

目前，视频辅助手术技术在几乎所有的外科亚专科的医疗设备中占据着重要的地位。最先进的视频内镜技术需要精确的解剖、精细结构的操作、内镜缝合和三维可视化。当前的视频内镜技术具有以下限制：①2D 摄像头系统会导致视觉受限。此外，摄像机由助手而非术者操作。因此，复杂的外科手术所需的视野快速调整需要依赖助手的操作经验和水平。②器械非常长，且在套管进入点的固定支点上操作。这将导致器械活动范围有限，触觉减弱，且放大了外科医师的自然震颤。此外，器械的长度影响了人体工程学，从而大大加剧了外科医师的疲劳，延长了学习曲线。

三、医学中的机器人

20 世纪 80 年代末，伦敦帝国理工学院设计了 PROBOT 机器人辅助手术系统，以协助经尿道前列腺切除术。PROBOT 有 4 个运动轴，利用转速为 40 000rpm 的旋转刀片进行切除，尺寸紧凑。使用计算机生成的前列腺 3D 模型，外科医师可以勾勒出切除的特定区域，然后 PROBOT 计算出切除的轨迹，再通过使用计算机生成的前列腺 3D 模型来执行手术。

Zeus（宙斯）机器人辅助手术系统（简称 Zeus 系统）由加利福尼亚州圣巴巴拉计算机运动公司于 1998 年推出。Zeus 和达芬奇机器人辅助手术系统在概念上是相似的。它们都有一个外科医师控制台，通过一个电了接口与机器人手臂相连，机器人手臂由电缆驱动，用于操纵视频内镜和手术器械。Zeus 系统有一个开放的工作站，可以让外科医师直接看到手术室的外部情况。Zeus 系统使用传统的显示器，并使用特殊的眼镜形成计算机模拟的三维可视化效果。Zeus 臂由 3 个独立的工作臂组成，独立地固定在手术室的桌子上，有 5 个自由度。Zeus 系统在心脏手术中取得了显著的成就。加拿大的一项研究证明了 Zeus 系统的技术能力：在 19 名患者中使用三孔道技术成功地采集了左乳内动脉，这些患者后来都获得了良好的临床效果。进一步的研究表明，Zeus 系统也能够协助医师在密闭胸腔内进行体外和非体外冠状动脉旁路移植吻合术。Zeus 系统还能够进行远程遥控手术。2001 年，Marescaux 通过从美国纽约 Zeus 控制台到法国斯特拉斯堡患者手术机器人的光纤电缆成功地进行了远程机器人辅助胆囊切除术。

达芬奇机器人辅助手术系统（简称达芬奇系统）由加利福尼亚州森尼韦尔市直觉外科公司于 1997 年推出。达芬奇系统使用具有 6 个自由度的内镜，同时具有俯仰和偏航的功能，从而使器械外壳能够 360° 旋转。在达芬奇系统中，4 个器械臂被安装在一个小车上，小车被推到手术台旁边。随着达芬奇 S 系统、达芬奇 SI 系统及达芬奇 XI 系统的陆续推出，达芬奇系统在逐步改进。达芬奇系统是斯坦福国际研究所（Stanford Research Institute，SRI）研究的产物。1990 年，SRI 获得美国国立卫生研究院的资助，与国防高级研究计划局（Defense Advanced Research Projects Agency，DARPA）合作开发机器人辅助手术系统原型。使用菲尔·格林、理查德·萨塔瓦、乔·罗森和 SRI 创建的远程呈现手术系统,向美国军事外科医师协会演示了开放式肠吻合术。在这次演示之后,军方指派理查德·萨塔瓦担任政府运营的 DARPA 高级生物医学技术项目经理。远程手术系统的开发目标是提高战场上的手术能力。该模型的原理是将机器人手臂放在一辆名为医疗前沿外科手术队(forward surgical team,FST)的装甲车上,该装甲车可以直接开到前线,而外科医师控制台位于移动野战医院(mobile army surgical hospital,MASH)内,外科医师可以在距离 FST 约 10～35 公里的安全距离内进行手术。1994 年,该项目的医学科学家 Jon Bowersox 使用 MASH 测试和 FST 载体之间的无线微波连接,在离体猪肠上进行了肠吻合术。这一里程碑式的事件,作为第一次远程外科手术,促使外科医师兼企业家的弗雷德里克·莫尔获得了远程外科手术系统的许可证,并创建了直觉外科股份有限公司。

直觉外科公司将 SRI 系统改进为一个被称为"Lenny"(Leonardo 的缩写)的原型,并在 1997 年进行了测试。1997 年 3 月,第一台临床机器人辅助手术,即胆囊切除术,由 Cadiere 和 Himpens 在比利时的布鲁塞尔使用达芬奇机器人辅助完成。1998 年 5 月,达芬奇系统进行了第一例机器人辅助的心脏手术,1998 年 6 月进行了第 1 例密闭胸腔冠状动脉旁路移植手术。2000 年 7 月,达芬奇系统被批准用于普通腹腔镜手术。2001 年,达芬奇系统被批准用于前列腺手术。2003 年,直觉外科公司与计算机运动公司合并,最终导致了 Zeus 系统的逐步淘汰。

(陈玉龙　陈　辉　鲁　蒙　尤　健)

第二节
手术机器人辅助外科的现状和未来

　　自从外科手术问世以来,人们一直致力于将手术的并发症发生率和死亡率降到最低,随之而来的是微创手术的出现,以及机器人辅助手术的出现。在过去的 20 年中,达芬奇系统一直是微创手术的主要机器人系统。它主要用于前列腺、膀胱、肾脏和妇科手术,而且应用机器人辅助进行的手术范围正在继续扩大。然而,达芬奇直觉的许多专利在 2019 年到期,这意味着其他机器人辅助手术系统即将出现。下一代机器人辅助手术系统号称功能更多、结构更紧凑、成本更低,这将有可能促使机器人辅助手术领域的格局很快发生重大变化。

　　目前,有许多不同类型的手术机器人,包括专业和手术专用机器人。这些机器人的应用范围广泛,包括神经外科、胸外科、泌尿外科等。其中,NeuroMate 和 ROSA (robotized stereotactic assistant)是两个脑神经外科机器人辅助手术系统,它们可以帮助医师在进行高精度的脑部手术时操作更加准确。此外,Flex robotic system 是一种灵活的机器人辅助手术系统,它可以适应许多不同的手术。这些机器人辅助手术系统的进展将有助于提高手术质量和安全性,减少手术风险和创伤。

　　预计未来的机器人辅助手术系统将会有更多的改进,包括更精确的操作、更小的手术切口、更准确的显微镜视觉等。此外,还将加强数据采集、自动化的发展和整合、人工智能及机器人辅助手术模拟等方面的研究。这些技术的进步将使手术医师能够更加精确地操作机器人辅助手术系统,提高手术效果和患者治愈率。

　　下文介绍了目前应用的手术系统、处于临床前试验的系统和仍在开发的系统。涵盖专业和手术专用机器人的进展,我们将讨论机器人辅助手术系统的预期改进,以及探讨现有系统的进展、数据采集、自动化的发展和整合、人工智能及机器人辅助手术的未来。

一、当前的机器人辅助手术系统

　　1. 达芬奇系统　　达芬奇系统是过去 20 年来主要的机器人辅助手术平台,尽管市场上也有其他平台,但是达芬奇系统仍然占据了主要地位。截至 2023 年 3 月 31 日,全球共安装了 7 779 台达芬奇系统,并每年执行超过 180 万例手术。达芬奇系统的最新版本是 Xi 系统,于 2014 年发布并获得了欧洲 CE 认证和美国食品药品监督管理局(Food and Drug Administration,FDA)的批准。Xi 系统具备 3D 高清内嵌视觉、EndoWrist 器械、基于手指的抓握机制、FireFly 技术和双控制台等功能，这些功能在之前的型号中也有涉及。新功能包括：8mm 的摄像头，允许在端口之间"跳机"，并且可以在器械臂停靠时移动手术台（"桌面运动"技术）。此外，直觉外科公司还发布了一个专用的单端口平台，名为达芬奇 SP。

2. Senhance 系统　2013 年，Senhance 系统开始投入临床使用，是第一个被证明在各种妇科和泌尿外科手术中安全可行的新系统。该系统是一种新型的机器人辅助手术系统，目前在欧洲的 5 个中心用于机器人辅助根治性前列腺切除术和其他手术。Senhance 系统的控制台符合人体工程学，具有触觉反馈、4k-3D 视觉和眼球跟踪摄像头控制等技术特征，它可以帮助腹腔镜外科医师更容易地过渡到由机器人辅助的腹腔镜手术，使具有腹腔镜经验的外科医师的学习曲线缩短，更易于掌握。Senhance 系统同时获得了欧洲 CE 认证和美国 FDA 认证，2018 年底将获得小于 3mm 仪器和超声能量设备的新认证。

根据目前的相关报道，Senhance 系统有如下几个优点：①从腹腔镜手术到机器人辅助腹腔镜手术的过渡是简单和直观的；②该系统提供了多项技术进步，如卓越的 3D 可视化、眼球跟踪、触觉反馈和舒适的人体工程学；③只需移除器械臂并通过套管引入腹腔镜器械就可以迅速而简便地实现腹腔镜的转换。④机器人辅助手术的主要限制通常是成本较高，不仅仅是初始投资较大，操作的耗材费用也较昂贵，但 Senhance 系统提供了开放平台策略和可重复使用的器械，有可能成为比 Da Vinci 更实惠的选择。该系统的主要缺点是：由于器械臂占地面积大，造成助手医师的操作空间不足。

3. Revo-i 系统　Revo-i 系统是韩国 Meere 公司开发的腹腔镜机器人辅助系统。自 2005 年以来，该系统一直在开发中，是类似达芬奇的机器人辅助手术系统。它由外科医师控制台、单层龙门架和视频堆栈组成，配备 4 个机器人手臂。2016 年，Revo-i 系统获得了韩国食品药品管理局（Korea Food and Drug Administration）的批准，并于 2017 年获得了商业销售许可。

尽管该系统尚未被广泛使用，但越来越多的关于其临床应用的研究正在发表。最初的人类研究报告涉及 17 名接受机器人辅助根治性前列腺切除术的患者，结果表明手术时间和失血量明显降低，平均住院时间缩短，而且出现了更少的术后并发症。此外，患者的尿失禁、勃起功能和射精功能也得到了显著改善。这表明 Revo-i 系统在前列腺癌患者的治疗中具有潜在的应用前景。

目前，Revo-i 系统在临床实验中的应用范围正在不断扩大。针对胰腺切除手术的初步研究表明，该系统在手术时间和失血量方面表现出色。与传统手术相比，使用 Revo-i 系统进行的手术不仅更为精准，而且更安全。此外，该系统的自动化功能和人工智能技术也正在不断改进，这有望进一步提高手术的效率和安全性。

4. Versius 系统　CMR Surgical 是一家英国公司，目前正在开发另一种新的机器人辅助系统——Versius。该系统为每个机器人手臂配备了独立的落地式龙门架和开放式操作控制台，采用了 3D 高清光学技术，允许外科医师坐着或站着操作。设计还考虑到了功能性,据说能轻松与当今的手术室整合。此外,Versius 系统的模块化形式使其可以在不同的手术室运行,并且可以在不同的地点之间移动,这使机器人辅助手术更容易在专业机器人辅助手术中心之外进行。CMR Surgical 表示,Versius 系统提供了一个令人信服的商业模式,其提供的机器人辅助手术成本较低。

作为在印度浦那进行的单中心前瞻性队列研究的一部分,CMR Surgical 最近完成了他们的第一个机器人辅助手术系列,旨在评估 Versius 系统在一系列腹部和盆腔机器人辅助手术中的安全性和性能。该研究结果显示,在 30 天内没有不良事件报道。目前,该公司正在欧洲进行监管审批流程的验证研究,预计将在短期内提交 CE 认证并进入医院。

5. EndoMaster EASE 系统　EndoMaster EASE 系统是一种先进的消化道机器人系统,包括内置内窥镜成像系统和 3 个工作通道,2 个用于机械臂通过,1 个用于附件。其中机械臂由外科医师控制台的内窥镜操作控制器进行控制,其具备高自由度的 2 个微型器械臂,可以有效地通过内镜切除胃肠道肿瘤,无需手术切口。传统的内镜技术在设备末端的自由度不够,同时在术中缝合阶段因视野不足而缺乏稳定性,因此使内镜下的胃肠黏膜手术存在一定的风险和限制。相比之下,EndoMaster EASE 系统的 2 个器械臂具有较高的灵活度,使其能够在消化系统内自如伸缩,从而在手术过程中提供更加准确和稳定的操作,减少创伤、瘢痕和手术时间,缩短治愈时间,降低并发症风险。

6. 精锋机器人系统　深圳市精锋医疗科技股份有限公司(简称精锋医疗)于 2017 年开始研发精锋机器人系统,目前的产品包括四臂系统的 MP1000 和单臂系统的 SP1000,是中国首家已完成多孔和单孔腔镜手术机器人系统关键临床试验的公司,其四臂机器人系统使用的是 9mm 的镜头和器械臂。目前,其产品已在中国进入多家医院进行实际临床应用。

7. 术锐机器人系统　北京术锐机器人股份有限公司于 2014 年开始研发术锐机器人系统,该机器人系统搭载该公司独创的可形变连续体技术的三维电子内镜和手术器械,通过医师操控主控制器,使手术器械复现操作者手部的运动,从而实现精准的微创手术操作。术锐单孔机器人手术系统是中国首个进入国家创新医疗器械特别审查程序、首个经国家药品监督管理局批准上市的内窥镜单孔机器人手术系统,目前已获批应用于泌尿外科及妇科的腹腔镜手术操作中。

二、当前机器人辅助胸外科手术的特点

机器人辅助胸外科手术对医师的专业操作要求极高:首先,术者需要有娴熟的胸腔镜下肺手术的经验,充分了解肺的各部分解剖层次和关系;其次,需要人机配合充分练习并实地观摩一定量的全程机器人辅助手术,积累处理紧急情况的经验;最后,还需要培养一支合格的机器人辅助手术团队、建立一整套规范的操作规程。

(一)机器人辅助胸外科手术的优势

机器人辅助胸外科手术是近年来微创手术的新技术。根据其机器人手臂的数量分

为多臂机器人和单臂机器人。目前,机器人辅助胸外科手术大多使用的是多臂机器人,相较于传统的开胸手术及胸腔镜手术,机器人辅助胸外科手术结合了传统的胸腔镜手术和开胸手术的优点:其 3D 成像能够更系统地呈现真实立体的手术视野,并且可以 10 倍放大手术区域;机械手臂非常灵活便捷,就像缩小版的双手,能够让术者"零延迟"实时操控,使手术完成得既精准又快捷。尤其是对于一些患者病情复杂、对操作精细度要求较高的手术,机器人辅助胸外科手术的优势就显得更加明显。

1. 机器人辅助胸外科手术具有更高的精细度和安全性　传统的胸腔镜手术是利用电视胸腔镜技术将直径 10mm 的腔镜镜头通过小切口置入胸腔作为医师的"眼睛"进行观察。利用小切口和器械,以及器械和器械之间的杠杆原理进行手术操作,但手的触感较差,存在一些"盲区",一旦胸膜增厚黏连,镜头和操作器械无法进入,手术的难度就会大大增加。机器人辅助胸外科手术则是使用精密的机器人辅助手术系统,器械头部可以进行 270° 旋转。机器人辅助手术系统在视野方面可以做到术者左右眼单独成像,能提供 3D 真实视野,观察更细致,视野范围也更大,操作上也不存在过多的"盲区",可以更准确地进行手术操作,所以避免了传统胸腔镜手术操作中的误差和偏差。

2. 机器人辅助胸外科手术可以减少手术切口的大小且无肌肉切开　传统的开胸手术,以外科医师的手能进入胸腔为目的,有的手术从一侧胸壁沿肋骨与肋骨间隙切开进入胸腔,有的手术需要把胸骨纵向劈开进入胸腔,有的手术则需要横向截断胸骨进入胸腔。总体来说,切口长度为 15~25cm,创伤较大、切口副损伤多、不够美观、出血较多。但机器人辅助胸外科手术的切口一般为 8~12mm,且无需切开肌肉和胸膜,大大减轻了患者的痛苦,减少了术后瘢痕的宽度和厚度,更加美观。

3. 机器人辅助胸外科手术可以大大减轻患者术后疼痛、减少其恢复时间　机器人辅助胸外科手术使用全孔道技术,因为没有任何肌肉和胸膜切开,再加上手术前的胸椎旁神经节阻滞,可以使患者在术后更快地恢复,减少术后患者的疼痛感和不适。同时,机器人辅助胸外科手术还可以减少患者术后的恢复时间,因为机器人辅助胸外科手术出血更少、损伤更轻,减少了患者的住院时间和恢复时间。

(二)机器人辅助胸外科手术的不足

1. 缺乏触觉反馈　手术机器人最主要的技术缺陷是缺乏触觉反馈,一方面术者双手无法通过接触去感觉组织的质地、间隙、有无血管搏动等,因而术中无法进一步进行重要器官相互关系的判定;另一方面,在游离组织、血管时与打结时由于缺乏触觉反馈易造成切割,从而造成大出血。针对缺乏触觉反馈的问题,笔者发现可以经过一定的手术训练例数,通过机器人放大的超清视觉判断周围组织的形变,重新形成模拟的触觉反馈。这种模拟的触觉反馈现象在打结的力度感受和分离血管的阻力感觉上,似乎都有存在。

2. 购置价格和运营成本较高　机器人辅助胸外科手术的购置价格和运营成本相对较高,以达芬奇系统举例,其总体购置费用在 1 800 万人民币左右,每年的维护费用在 140 万元人民币左右,且部分器械属手术耗材,每开展一例手术平均耗材费用为 2 万~

4万元，手术成本较高。但随着该技术的普及，机器人系统的设备和耗材价格降低指日可待。另外，机器人操作更大的优势在于模拟精巧的手部技巧，可以通过操作明显降低耗材的应用，例如通过打结缝合来明显减少切割缝合器的使用数量，从而降低耗材的费用。

总的来说，机器人辅助胸外科手术是一种具有很高精准度和安全性的新型手术方式，可以提高手术效果和患者的舒适度，但价格昂贵，手术费用增加，需要一定的医疗设备和技术支持，且医师需要具备丰富的经验和技能，以确保手术的成功和患者的安全。

机器人辅助胸外科手术的数量正在逐渐提高、适应证正在逐渐扩大，以达芬奇系统为例：目前，美国约有 20% 的肺叶切除术是利用达芬奇系统辅助进行的，而且达芬奇系统的使用已经扩展到更复杂的手术中，包括食管切除术和支气管袖状肺叶切除术。回顾性研究也表明，利用达芬奇系统辅助肺叶切除术是安全的，并表明与电视胸腔镜技术相比，患者的预后有所改善，包括缩短住院时间、改善术后镇痛效果、减少术后并发症和降低 30 天死亡率方面。

自 2009 年中国内地第一例机器人辅助胸外科手术开始，至今已有 10 余年。这 10 余年来，中国内地的机器人辅助手术技术蓬勃发展。在机器人辅助手术技术的不断进步及中国内地胸外科同道的共同不懈努力下，机器人辅助胸外科手术无论在数量、质量及难度方面，均有显著提高。目前，在胸外科常见的肺癌、纵隔肿瘤及食管癌的手术治疗方面，机器人系统正在发挥着越来越大的作用；在与国际大中心的横向对比中发现，我们正在从以往的追随者，逐步变成领先者与标准的制定者。

以笔者的经验来看，组建一支专业知识丰富、训练有素的机器人辅助胸外科手术团队对于成功实施机器人辅助胸外科手术至关重要。在理想情况下，每一个施行机器人辅助手术的医疗机构都应该拥有一个专门的团队来实施机器人辅助胸外科手术。这个团队应该熟悉机器人辅助手术系统的组件，包括外科医师控制台、床旁器械臂系统和成像系统。他们还应该了解机器人辅助手术的一般步骤、如何避免常见错误、如何转换为开放手术、如何处理术中紧急情况及紧急情况的处理措施。在机器人辅助胸外科手术中，术者的技能水平和经验至关重要，他们需要熟练掌握器械臂的操作、手术器械的使用及手术计划的制定，同时还需要具备准确的判断力和高超的操作能力。助手则需要密切协助术者，将手术工具递送到手术区域，协助术者进行手术操作，同时也需要监视手术进程，及时反馈术中出现的问题。在整个手术过程中，术者和助手之间需要紧密协作，相互沟通，及时调整手术策略，确保手术的顺利进行。

三、当前系统的局限性及潜在改进措施

随着医疗技术的不断进步，手术机器人辅助系统已经得到了广泛的应用。为了提高手术机器人的效果，目前已经进行了大量的评估和审查工作。在这个过程中，已经发现了许多现有系统的局限性和不足之处。因此，在下一代手术机器人辅助系统的开发过程中，专家们会针对这些问题进行改进和优化，以便进一步提高手术机器人的准确性

和安全性。通过这些努力，我们相信未来的手术机器人辅助系统将会变得更加完善和可靠，为医疗行业的发展带来更多的机遇和挑战。

（一）外科医师控制台

控制台设计的主要差异与外科医师控制台的界面有关。最新的达芬奇系统有一个3D高清视觉的封闭式控制台、真实的深度感知和尖端的相机数字光学系统。其他应用中的机器人辅助手术系统则开发了半封闭或完全开放的控制台，具备或不具备偏振3D视觉。封闭式控制台的好处是为外科医师提供了完全沉浸式的体验，减少了周边的干扰。然而，这可能会影响手术医师与手术团队其他成员的交流。现有的和正在开发的开放式控制台可以以坐姿或站姿使用，使外科医师可以灵活地选择最符合人体工程学的、最舒适的操作姿势。Avatera 和 Medicaroid 系统在其控制台视频系统中采用了类似显微镜的技术。光学技术特别是外科手术系统中使用的光学系统不断改进，归因于更好的传感器技术、改进的图像处理和更高分辨率的医学显示技术。达芬奇的集成荧光功能（FireFly）等技术可以通过提供功能和结构解剖信息来帮助进行手术决策。

达芬奇控制台利用指尖控制和抓握，可以轻松、直观地模拟开放式手术技能。这种界面风格在较新的系统中延续使用，如 Revo-i 和 Medtronic 系统。Senhance 系统和即将推出的 Versius 系统的界面则基于传统的腹腔镜器械，这使得这些系统的适应性较差，但也使触觉反馈变得更容易。布里斯托机器人实验室目前正在开发一种可穿戴控制系统，旨在模仿人类的灵活性和感官。该系统的另一部分是可佩戴的智能多功能眼镜，它将从体内传递实时图像。这与其他所有使用固定屏幕将图像传回外科医师的系统形成对比。目前在游戏机中使用的无线技术，如任天堂 Wii、PlayStation Move 和完全非接触式 X-Box Kinect，尚未在任何当前和即将推出的平台中使用。无线平台将为外科医师提供当前设计所没有的一系列运动自由和灵活性。我们期待早日看到外科医师控制台的多项改进。

（二）患者推车 / 龙门架

随着手术技术的不断改进，各种机器人辅助手术系统的发展也在迅猛发展。尽管达芬奇系统在过去 20 年里一直是微创手术的主要机器人辅助系统，但由于其控制台和龙门架只有单一尺寸，导致其在手术室占地面积很大，这限制了其在手术室内和手术室之间的可移动性。为了克服这个问题，Senhance 系统和新推出的 Versius 系统，使用多个落地龙门架，每个龙门架包含一个器械臂并由外科医师控制，这种设计旨在保持功能和提高可操作性的同时，减少手术室的占地面积，但缺点是需要多个龙门架，增加了安装时间。

为了解决这一问题，一些公司正在开发台式龙门架机器人，这些机器人手臂可以通过地面固定的轨道在整个手术室内移动。这种平台的优点是可以在单个龙门架上控制多个器械臂，从而大大提高手术室的操作性和灵活性，减少安装时间。不仅如此，这些台式龙门架机器人辅助系统也更加便携，更易于存储和移动，使得机器人辅助手术在更多的医疗机构得到普及和应用。

除了手术系统的改进,现有系统的进展、数据采集、自动化的发展和整合、人工智能及机器人辅助手术模拟等,未来也是当前机器人辅助手术领域的研究重点。在这些方面的不断创新和进步,将有助于推动机器人辅助手术技术的进一步发展和应用。

(三)机器人手臂

有多种机器人手臂可用于广泛采用的达芬奇系统。这些器械包括各种单极和双极器械、抓持器、针持和超声刀。然而,达芬奇机器人手臂在使用 10 次后就需要更换,这就增加了每例手术的成本。

Senhance 系统提供了一系列类似的腕式机器人手臂,增加了相机手臂的眼球跟踪控制和触觉反馈。其中,眼球跟踪包括系统感知外科医师的眼球活动,然后控制摄像机的移动。触觉反馈允许外科医师在达到压力阈值时通过仪器感知压力或张力并发出警报。Senhance 系统的一大优点是仪器可重复使用,使每个手术的成本与标准腹腔镜手术相同。随着机器人仪器的进步,力确刀和超声刀等能量设备也在与机器人辅助系统进行更多的整合,这彻底改变了腹腔镜手术的面貌。

(四)手术切口

我们现在正处于一个专注于改善手术切口的时代。手术切口的大小和数量是影响患者手术方式选择的因素之一,因此尽量缩减切口的大小和数量是非常重要的。随着光学技术的改进,达芬奇系统现在能够提供一个 8mm 的摄像头,也允许端口跳动。不过,达芬奇机器人手臂仍然需要一个 8mm 的机器人孔道才能进入。相比之下,其他系统(如 Senhance 系统和 Versius 系统),分别开发了 3mm 和 5mm 的器械,可以实现几乎无瘢痕的微型腹腔镜手术。

为了进一步降低手术切口,经自然腔道内镜手术(natural orifice translumenal endoscopic surgery,NOTES)被认为是一种很有前途的方法。该方法通过身体的一个自然孔道进入手术部位,例如经口腔、肛门或阴道,从而减少手术切口。然而,该方法进入的腔隙受到自然腔道大小和位置的限制,现有的系统和仪器也没有解决这些限制,因此,NOTES 虽然尚未被广泛使用,但肯定是一个需要进一步研究的领域。

四、培训和模拟的未来方向

虚拟现实(virtual reality,VR)模拟在机器人辅助手术中的应用已经得到了广泛的验证,这对于新手熟悉机器人控制台非常有帮助。然而,在更高级别的程序模拟方面,通常使用更逼真的模型,如人类尸体、活体动物或离体动物器官。虽然这些程序更接近实际患者的程序,但其高昂的成本和道德问题往往限制了它们的获取和使用。因此,高保真度的特定程序的 VR 模拟的发展随后重新受到关注。

尽管部分程序性的 VR 模拟,如尿道吻合术,已经得到了验证,并可在各种 VR 模拟器平台上使用,但整个程序性的模拟,如机器人辅助的前列腺切除术和肾切除术,目前仍不能以纯 VR 形式使用。为了弥补这一空白,已经开发了增强现实的使用,它结合了高清真实手术视频,嵌入了交互式 VR 练习和虚拟仪器,使医师可以在术前通过虚拟现实技术进行练习,以提高手术的安全性和成功率。

虽然这些技术在手术解剖学和手术步骤的教学中已经显示出初步的前景,但许多模型仍有待在大型研究中得到验证。此外,手术程序非常复杂,涉及许多因素,例如血管和神经结构的位置和大小、肿瘤的位置和形状等,这些因素都会对手术的结果产生重要影响。因此,开发一个准确的 VR 或增强现实模拟程序是一项巨大的挑战,需要经过长时间的测试和调整才能达到可靠的水平。

五、人工智能技术

(一)自主性机器人手术

随着机器人和人工智能的复杂发展,自主性机器人手术的概念引入了新的机遇和挑战。自主性机器人手术的优点包括消除人为失误、减少手术时间、降低费用。但自主性机器人手术需要机器人具备详细的解剖学知识、手术技能和技术,以适应不同的解剖变异并能够随机应变处理术中的不同情况。目前,研究处于初步阶段,但已经有一些成功的实例。例如,智能组织自主机器人(smart tissue autonomous robot,STAR)已经成功地在猪的肠段上实现了自主吻合,并表现出优于经验丰富的外科医师的水平。此外,STAR 系统已被证明可以在临床前模型中半自主切除肿瘤。虽然自主性机器人手术这一领域尚处于起步阶段,但无疑已经证明其理念可行,其未来的发展肯定会对机器人辅助手术领域产生重大影响。

随着机器人和人工智能技术的进步,自主性机器人手术将成为未来手术领域的重要发展方向。自主性机器人可以通过先进的算法和技术,避免人为失误和误操作,从而提高手术的成功率,减少术后并发症,并缩短手术时间和恢复期。同时,自主性机器人还可以减少医疗人员的工作量和压力,降低医疗费用。

随着深度学习、强化学习和迁移学习等技术的发展,机器人可以通过模拟人体组织和手术场景,不断提高自主决策的准确性和可靠性。此外,自主性机器人手术还需要考虑与人类医师和其他医疗设备的互动,以确保手术过程的顺利和安全。

(二)人机接口和机器人辅助手术

随着科技的不断发展,人机接口和手术机器人的应用越来越广泛。人机接口是指人与计算机之间的交互方式,手术机器人则是指通过机器人来进行手术操作。这两个领域的发展将会对医疗行业产生深远的影响。

首先,随着人机接口技术的发展,医疗行业的工作方式正在发生重大改变。计算机辅助技术将逐渐取代传统的医疗工作,从而提高医师的工作效率和准确性,降低手术风险和费用。除了手术模拟,人机接口技术还可以用于实时监控患者的生命体征和病情。医学影像的分析和诊断也将实现自动化处理,提高诊断的准确性和速度。医疗机器人也将通过人机接口技术得到更加智能化、数字化、自动化的控制和操作,减少手术风险和对患者的伤害。总之,人机接口技术的发展将会深刻地改变医疗行业的工作方式,带来更高效、更准确、更安全的医疗服务。

其次，手术机器人的应用将会改变手术的方式。相比传统手术，手术机器人可以通过高精度的器械臂和摄像头来进行手术操作，从而减少术中的误差和风险。手术机器人可适用于多种手术，如心脏外科、肺外科、神经外科及泌尿外科手术等。尤其是对于精密手术如脑部手术，手术机器人可以减少手术时对脑组织的损伤和侵袭。此外，手术机器人还可通过虚拟现实技术进行手术模拟，医师可模拟手术场景，实时调整操作，预测手术可能出现的问题，并采取相应的措施。这种技术的应用将会大大提高手术的成功率和安全性。未来，手术机器人的应用领域将会不断扩大，例如远程控制手术机器人，医师可通过互联网远程操作，克服地域和时间的限制，让更多患者受益于先进的医疗技术。手术机器人还可与人工智能相结合，通过大量的医学数据进行学习和优化，从而提高手术的准确性和速度。未来，随着手术机器人技术的不断发展，它将成为手术的主流方式，为患者提供更加安全和有效的医疗服务。但是，手术机器人技术的发展也存在一些问题和挑战。例如，手术机器人的成本较高，需要专业的培训和维护，并对医疗机构的技术和人员要求较高。手术机器人在操作过程中也需要医师的指导和监督，否则会造成医疗事故。因此，手术机器人的应用需要医疗机构和医师们的共同努力，不断提高技术和专业水平，确保手术机器人的安全和可靠性。

最后，随着人类寿命的延长和生活水平的提高，医疗保健已经成为人们生活中不可或缺的一部分。然而，随着人口老龄化和慢性疾病患者的增加，医疗行业也面临着越来越大的挑战。为了解决这些挑战，医疗行业需要借助先进的技术手段来提高效率和准确性，同时降低手术风险和费用。人机接口和自主手术机器人的应用将会改变医疗行业的未来。自主手术机器人是一种新型的医疗设备，可以通过机器人来进行手术操作，从而减少手术风险和疼痛。传统的手术需要医师亲自进行操作，但是自主手术机器人可以通过高精度的器械臂和摄像头来进行自主手术操作，从而减少了术中的误差和风险。此外，自主手术机器人还可以通过虚拟现实技术来进行手术模拟，从而提前预测手术可能出现的问题，并采取相应的措施。这种技术的应用将会大大提高手术的成功率和安全性。

总之，人机接口和手术机器人的应用正在成为医疗行业发展的重要趋势。随着人口老龄化和慢性病患者数量的增加，医疗行业面临着越来越大的挑战，包括疗效、安全、效率和可持续性等方面的问题。人机接口和手术机器人辅助技术的应用可以提高医疗行业的效率、准确性和安全性，为医疗行业的未来发展提供更多的可能性。

（陈玉龙　陈　辉　鲁　蒙　尤　健）

第三节
我眼中的下一代手术机器人

结合笔者多年的机器人辅助胸外科手术经验和在临床实际应用中发现的问题，再结合笔者对科学技术有限的了解，以及天马行空的畅想，大胆展望在不远的将来，下一代由医师操作的手术机器人的发展方向。

1. 外科手术机器人下一代应该是依据不同的外科亚专业，优化性能，形成新一代专业化手术机器人，例如胸外科手术机器人、泌尿结肠外科机器人等。胸腔结构不同于腹腔，整个胸腔脏器都有肋骨和脊柱包裹，形成笼状结构，这样使得器械臂必须从不同的肋间隙进入胸腔。单孔或者单一小切口的机器人辅助操作，即便扩大切口，也会形成一个在肋间隙的线状切口，胸腔内的解剖操作会使器械臂的戳卡在同一肋间隙交叉，反而会增加肋间损伤。小切口意味着必然有胸壁肌肉和肋间肌的切开，也会有壁胸膜的切开，切开的胸膜在关胸时难以严密对合，这也是胸腔粘连的主要原因所在。所以，在短期的未来，多孔机器人辅助操作仍然是胸部大手术的主流方式。肺癌根治术的胸腔内操作范围极为广泛，由于手术涉及清扫全纵隔，因此解剖范围上至胸顶，下至膈肌，下一代手术机器人的器械臂活动范围应该更广泛，并具备各孔道戳卡对肋骨压力的感应提醒装置。

2. 镜头就是外科医师眼睛的延伸，机器人的镜头分辨率超越了人眼，放大的3D视野和深入胸腔内的镜头使外科医师获得了从未有过的清晰视野。目前直杆的镜头，在观察广阔胸腔视野时，难免会有对肋骨的撬压，尤其是在镜头位置过低时。下一代机器人镜头如果是柔性或半柔性镜头，可以在胸腔内适当折弯，就会使得镜孔戳卡在肋间的上下活动范围缩小，减少对肋间神经及血管的损伤。

3. 器械臂和镜头的直径减小为5mm。人肋间隙的特点是前部宽，后部窄，如果主要负责暴露的背部操作孔器械直径变为5mm后，损伤会进一步降低。

4. 患者手术平台的器械臂、吊杆和基座体积进一步缩小，这样会使助手和麻醉医师的操作空间加大。

5. 开发器械臂专用的血管阻断器械，例如可以安全施放各种金属血管夹的装置。这会使胸外科手术中（如肺动脉袖状切除术、纵隔手术）对于上腔静脉及无名静脉等大血管的阻断重建更加简便安全，从而极大地提高复杂胸外科手术的安全性。

6. 加入基于视觉分析的张力提示　例如在打结时，分析线结大小，或双手器械的距离来判定张力。这在机器人医师的初期训练中会有很大帮助。

（陈玉龙　陈　辉　鲁　蒙　尤　健）

参考文献

[1] 陆启明. 关于中国古代机器人记载的研究[J]. 机械设计与研究，2006（01）：101-103.

[2] 刘正生. 中国古代各种机器人[J]. 发明与创新（学生版），2008（05）：4-5.

[3] F DUBOIS，P ICARD，G BERTHELOT，et al.Coelioscopic cholecystectomy: Preliminary report of 36 cases[J]. Annals of surgery，1990，211（1）：60-62.

[4] HARRIS S J，ARAMBULA-COSIO F，MEI Q.The probot-an active robot for prostate res-ection[J]. Journal of Engineering in Medicine，1997，211（4）：317-325.

[5] B KIAII，W D BOYD，R RAYMAN，et al.Robot-assisted computer enhanced closed-chest coronary surgery: preliminary experience using a Harmonic Scalpel and ZEUS[J]. The heart surgery forum，2000，3（3）：194-197.

[6] HUNG J A，SHAH H S，DALAG L，et al.Development and Validation of a Novel Robotic Procedure Specific Simulation Platform: Partial Nephrectomy[J]. The Journal of Urology，2015，194（2）：520-526.

[7] OPFERMANN JUSTIN D，LEONARD SIMON，DECKER RYAN S，et al.Semi-Autonomous Electrosurgery for Tumor Resection Using a Multi-Degree of Freedom Electrosurgical Tool and Visual Servoing[J]. Rep U S，2017：3653-3659.

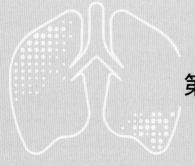

第二章 机器人辅助外科的建立条件

第一节
机器人辅助手术系统培训概况

机器人辅助手术系统由于其设备操作的复杂性、手术器械的精密性及操作方法的特殊性，与常规手术有极大的不同，因此对于手术室内的合理布局、设备使用分配、人员相关职责及手术流程等都提出了更高的要求。这些特殊的要求必须依靠专业的团队来完成，包括手术医师团队、麻醉医师团队、手术室护士团队、临床技术工程师团队、设备维护保障工程师团队等，这些人员必须通过专业系统的机器人辅助手术技术培训，在考核合格的基础上取得相应的资质。

香港中文大学赛马会微创外科培训中心是亚洲第一个机器人辅助手术系统培训基地，也是我国最早开展相关手术的医院之一，我国早期开展机器人辅助手术医院的医护人员多数是在该中心进行的专业机器人辅助手术相关培训，并且通过考核取得相应资质。香港中文大学赛马会微创外科培训中心共配置有 3 台达芬奇系统，可以为不同学科的临床医师、手术室护士提供高质量、高规格的机器人微创外科相关培训及实践机会。该培训中心的培训课程包括达芬奇系统的一般功能操作及常规学科的基础应用技巧，具体包括：手术室内各设备的布局、系统基础操作、患者体位摆放、系统对接路径及术前、术中、术后机器人相关的实用操作等。培训对象为近期内准备开展机器人辅助手术的医护团队。培训形式为理论授课与演示训练结合，先期为理论讲解与实际演练结合，后期为动物手术实机操作。在达芬奇系统辅助手术专用培训室内，除达芬奇系统自带的显示器外，还装配有多台外置显示器，可以多角度、多方位地呈现术者实时操作的画面，由于达芬奇系统的零延时机制，培训老师能够全程观察到受训医师、配合护士的实际操作，可以随时发现操作中出现的问题，对不规范及错误的行为予以及时纠正，给予正确指导，并做出合理解释。培训后期，培训导师会对受训的手术室护士予以相关操作考核，例如器械臂无菌保护罩的铺置等，受训护士操作合格后获得相应证书，意味着其获得了参与配合达芬奇机器人辅助手术的资质。

2017 年 2 月 26 日，中国人民解放军海军军医大学第一附属医院（上海长海医院）成立达芬奇手术机器人国际培训中心，成为我国内地第一家培训中心，可以为中国及亚洲培训手术相关医护人员提供更多的便利。2018 年 7 月 18 日，中国人民解放军总医院成立的国内第二家达芬奇手术机器人培训中心，并且提供了达芬奇 Xi 系统培训模拟机，可以更好地服务于临床、服务于患者。

2022 年 9 月 23 日，全国首家达芬奇机器人临床教育中心在天津医科大学肿瘤医院正式成立,该中心以临床技能培训中心系统化、专业化的教学体系为基础,提供高度仿真的培训环境和阶梯式专业临床培训,将课程分为理论技术阶段和临床技术阶段,通过理论知识学习、专业考试、模拟器练习、临床术式学习、手术观摩、手术带教实操等多种形式,逐步打造临床教学新体系。

(宋　辉　霍新水　瞿田星　王　梅　高隽博)

第二节
机器人辅助手术的医师培训体系

达芬奇机器人辅助手术系统一经问世，便引起了人们极大的热情。1997年3月，在比利时布鲁塞尔St.Pierre医院，Himpens等完成了第一例机器人辅助胆囊切除术，标志着手术机器人正式应用于临床。目前机器人辅助手术系统已经广泛地在泌尿外科、心脏外科、胸外科、胃肠外科、肝胆外科、妇产科、普外科及耳鼻喉科等学科得到了应用。机器人辅助手术的发展离不开医师和技术人员的共同努力，更离不开他们对机器人辅助手术的掌握和应用。机器人辅助手术培训是让医师和技术人员掌握机器人辅助手术相关知识和技能的重要途径。通过培训，医师和技术人员可以更好地了解机器人辅助手术的原理、操作流程、注意事项等，提高手术的精准度和安全性。此外，机器人辅助手术培训还可以帮助医师和技术人员掌握更多的知识和技能，提高他们在实际操作中的应变能力和判断能力。机器人辅助手术培训的内容和方法如下。

1. 机器人辅助手术的基础知识　机器人辅助手术的发展离不开基础知识的支持与运用，包括机器人辅助手术的原理、机器人器械的使用、机器人辅助手术的操作流程等。这些基础知识可以通过课堂教学、网络教育、专业书籍等方式来学习。

2. 操作机器人辅助手术器械　掌握机器人辅助手术器械的使用是进行机器人辅助手术的关键环节之一，包括如何操作机器人辅助手术台、如何控制机器人辅助手术器械、如何调整机器人辅助手术器械的参数等。这些知识可以通过模拟练习、实际操作、教学视频等方式来学习。

3. 机器人辅助手术模拟训练　模拟训练是进行机器人辅助手术的重要途径之一。通过模拟训练，术者和技术人员可以熟悉机器人辅助手术的操作流程和注意事项，并与助手进行配合练习，熟悉其操作方法。模拟训练可以通过计算机模拟和虚拟现实等技术来实现，例如可以使用虚拟现实技术创建一个虚拟手术室，让医师和助手进行配合练习，熟悉其操作方法。

4. 临床实践　机器人辅助手术是一种高科技的手术方式，需要经验丰富的医师和技术人员进行操作。因此进行临床实践是非常重要的。医师和技术人员需要在真实的患者身上进行机器人辅助手术的实践操作，不断提高自己的手术技能和经验。临床实践可以通过教学医院、手术中心、医疗机构等途径来实现。

5. 技术提高　机器人辅助手术的发展离不开技术的不断创新和提高。因此，医师和技术人员需要不断学习和掌握新的机器人辅助手术技术和知识，提高自己的技能和水平。技术提高可以通过参加培训课程、阅读专业书籍、观看视频教程等方式来实现。

6. 与机器人辅助手术医师的协同工作　机器人辅助手术需要医师和技术人员的密切协作。因此,与机器人辅助手术医师的协同工作也是非常重要的。助手和技术人员需要与机器人辅助手术的术者进行配合,处理机器人辅助手术中出现的各类问题,并根据机器人手术医师的指示进行操作。协同工作可以通过团队合作、远程协作等方式来实现。

7. 安全管理　机器人辅助手术需要注意安全性和稳定性,以确保手术的顺利进行。因此安全管理是非常重要的。医师和技术人员需要确保机器人辅助手术的安全性和稳定性,避免意外情况的发生。安全管理可以通过建立安全管理体系、规范操作流程、加强监测和管理等方式来实现。例如可以制定机器人辅助手术操作的标准流程,明确各方职责和操作细节,并加强监测和管理。

机器人辅助手术培训是机器人辅助手术发展的重要环节之一,它能够帮助医师和技术人员掌握机器人辅助手术的相关知识和技能,提高手术的精准度和安全性。医师和技术人员需要通过不断的学习和实践,提高自己的机器人辅助手术技能和经验。同时,医院和相关部门也需要加强机器人辅助手术的管理和监督,确保机器人辅助手术的质量和安全。

总之,机器人辅助手术是一种高科技的手术方式,需要经验丰富的医师和技术人员进行操作。机器人手术培训是让医师和技术人员掌握机器人辅助手术的相关知识和技能的重要途径。通过机器人手术培训,医师和技术人员可以更好地了解机器人辅助手术的原理、操作流程、注意事项等,提高手术的精度和安全性。此外,机器人手术培训还可以帮助医师和技术人员掌握更多的知识和技能,提高他们在实际操作中的应变能力和判断能力。因此,机器人手术培训是非常重要的一环,需要得到足够的重视和支持。

一、术者培训

机器人辅助手术术者培训过程通常包括以下几个阶段。

1. 基础理论学习　学习机器人辅助手术系统的配置及使用相关知识,包括机器人操作台镜头控制、离合器控制、能量控制、组织游离、缝合打结、三臂切换等基础操作训练。

2. 机器人模拟器练习　在临床技能培训中心利用机器人操作台及模拟器,学习机器人的基础操作及模拟训练,完成10个模块的训练及考核。

3. 手术观摩及术式学习　在相关科室内进修学习,前往手术室进行手术观摩,作为机器人助手参与10例机器人辅助手术,学习机器人辅助手术系统的辅助实施和专科术式操作。

4. 手术实操　学习机器人辅助手术系统的辅助实施和专科术式操作,在临床实践中逐步掌握机器人辅助手术的要领和技巧。

5. 进阶培训　根据个人的掌握情况,进一步深入学习机器人辅助手术的高级技能,包括机器人辅助外科手术、术中影像分析等。

6. 综合实践　参与实际的机器人辅助手术操作,积累机器人辅助手术经验,不断提高自己的技能和专业水平。

在机器人技术的转型过程中,经验丰富的外科医师在适应机器人辅助手术方面具有独特的优势。然而,对于那些几乎没有经验或经验较少的受训人员,他们需要特殊的培训,以便能够在机器人辅助手术中成功地应用这种技术。对于机器人辅助手术的学习曲线,有经验外科医师的曲线更短,因为他们已经拥有丰富的腔镜手术经验,这有助于他们快速掌握机器人辅助手术技术。为了确保学习曲线的标准化,我们需要研究不同受训人员的需求和学习曲线,以便制定适当的培训计划和教材。这可能需要在课程设计和教学方法上做出调整,以适应不同背景的学生和医师。此外,定义清晰、结构化的学习曲线也是非常重要的,以便外科医师能够清楚地了解他们需要掌握的技能和知识。

双控制台系统应用于机器人辅助手术可以说是最适合学员教育的手术技术之一。这种技术使手术医师和学员能够具有相同的视觉感知,从而提高学员的自主性。手术医师可以在辅助学员和控制器械之间无缝切换,以演示操作。研究表明,通过将手术过程分解为一系列技术步骤,并结合指导和视频回顾,可以系统、安全地向住院医师教授机器人辅助外科手术,而不会对患者的预后产生任何影响。这种方法可以有效地缩短学习时间,并确保学员在安全的环境中获得宝贵的经验。

新一代机器人医师控制台可以让医师按照自己的偏好设置,更加符合人体工程学,能最大程度地减少医师的疲劳及身体损伤,使医师的精力更加集中,以便开展难度更高、更复杂的手术。

7. 培训考核内容　以达芬奇系统为例。

(1) 达芬奇系统课程与评估:线上学习并获取线上学习证书。内容包括达芬奇系统的介绍,涵盖达芬奇系统概述、达芬奇系统技术概述;器械臂对接;医师控制台的高级控制、安全特征等。

(2) 达芬奇系统现场培训:线下模拟＋活体动物试验。内容包括达芬奇系统的实践介绍,涵盖孔道布置;患者手术平台安装;器械臂对接和解除对接;手术器械的插入和更换;医师控制台设置、模拟器考核;摄像机控制;离合;手术器械的操作;第三器械臂控制;活动度;牵开;剥离;缝合;施加能量;故障排除;通讯等。

(3) 模拟器考核:在线下培训中心进行。内容包括能量踏板的使用;能量无错误激发;快速准确地完成系统提示的能量激发动作。操作过程中要求器械和镜头无碰撞;器械动作不出视野;夹持力度合适;能熟练完成三臂切换;物品无掉落、物品摆放颜色对应无误。

(4) 布孔考核:考核内容包括观察孔距离手术目标是否合适;戳卡间距是否合适;线性布孔位置;助手孔位置;正确选择手术部位;正确选择患者手术平台车位置;绿色激光线是否对准镜头孔;是否正确对接镜头孔;检查深度、对靶情况;激光线对齐(对接步骤①）；正确对接剩余器械臂（对接步骤②）。所用时长：对接步骤①＋②<5分钟。

（5）缝合打结：考核内容包括线尾长度、线结形态（方结）、线的状态及缝合所用时长。

（6）活体操作：设备操作无原则性错误；相关操作安全、流畅；能熟练运用设备相关功能；在培训师带领下完成专项训练（如子宫游离、动静脉分离、输尿管游离等相关操作）。

二、助手培训

机器人辅助手术助手培训通常包括以下几个方面。

1. 机器人辅助手术基础知识学习　包括机器人辅助手术的原理、机器人辅助手术器械的使用、机器人辅助手术的操作流程等。

2. 操作机器人辅助手术器械学习　包括如何操作机器人辅助手术台、如何控制机器人辅助手术器械、如何调整机器人辅助手术器械的参数等。

3. 机器人辅助手术模拟训练　包括如何使用机器人辅助手术模拟器进行模拟训练，以及如何与术者进行沟通配合等。

4. 临床实践　即在真实的患者身上进行机器人辅助手术的实践操作。

5. 技术提高　包括如何提高机器人辅助手术的精准度、如何处理机器人辅助手术中出现的异常情况等。

6. 与机器人辅助手术医师的协同工作　包括如何与机器人辅助手术的术者进行配合及如何处理机器人辅助手术中出现的各种问题等。

7. 安全管理　包括如何确保机器人辅助手术的安全性和稳定性及如何处理机器人辅助手术中出现的意外情况等。

三、术中助手应用器械介绍

1. 带开关吸引冲洗器　带开关吸引冲洗器是机器人辅助手术的重要辅助器械之一，一般由助手经辅助操作孔置入，其吸引功能常用于清理手术过程中产生烟雾、血液、组织液及组织残渣等，助手可合理利用其推挡正常组织结构显露术野；由于胸部微创手术的切口往往不便于向胸腔内注入液体，因此带开关吸引冲洗器的冲洗功能可帮助术者清洗术野，测试气管残端、吻合口及肺部有无漏气和出血（图2-2-1）。全孔道机器人辅助手术助手在使用过程中应注意人工气胸压力变化，脉冲式使用吸引开关，避免过度吸引导致胸腔失压，影响术者操作。

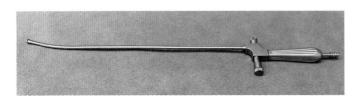

图2-2-1　带开关吸引冲洗器

2. 腔镜用鸭嘴抓钳　一般由助手经辅助操作孔置入，常用于取出淋巴结等小体积组织、传递手术物品，由于其无损伤设计，助手也可用其推挡、牵拉组织结构，帮助术者显露术野，配合其手术操作(图 2-2-2)。

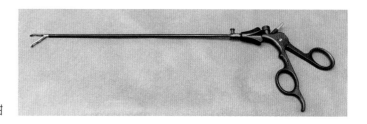

图 2-2-2　腔镜用鸭嘴抓钳

3. 腔镜用剪刀　助手多用于剪线(图 2-2-3)。

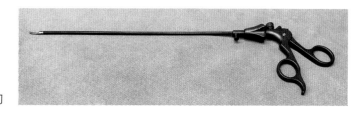

图 2-2-3　腔镜用剪刀

4. 锁扣夹和持夹钳　可由助手经辅助操作孔置入，用于夹闭阻断小血管、淋巴管等(图 2-2-4)。

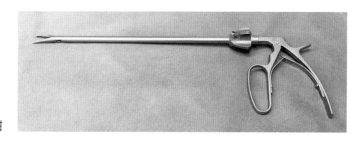

图 2-2-4　锁扣夹持夹钳

5. 金属血管夹　也就是外科医师俗称的"哈巴狗血管夹"，用于术中血管的阻断(图 2-2-5)。术者在机器人辅助手术中常用的为头端弯型血管夹，一般由助手递送到视野中，术者使用马里兰钳置入。

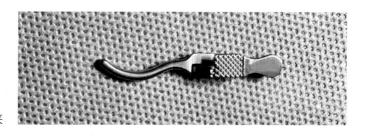

图 2-2-5　金属血管夹

总之，机器人辅助手术助手需要掌握机器人辅助手术的相关技术，包括机器人系统的操作、手术器械的使用、病灶的定位等。培训机构需要根据实际情况制定培训计划，包括理论课程和实践操作，确保机器人辅助手术助手能够全面掌握机器人辅助手术的相关技术。机器人辅助手术助手具备高度的安全意识和操作技能尤为重要，能够确保在操作过程中不会出现任何差错。因此，在培训过程中需要重点关注安全管理，包括操作规范、故障处理、紧急情况应对等方面。同时，机器人辅助手术助手需要掌握全面的病例信息和诊断结果，以便在实际操作中能够快速、准确地判断病情并进行手术。因此，在培训过程中需要让手术助手掌握各类病例的特点、诊断方法和手术操作技巧，更重要的是，手术助手需要在真实的患者身上进行实践操作，不断提高自己的手术技能和经验，所以在培训过程中让助手进行大量的模拟练习和实际操作，熟悉机器人辅助手术的操作流程和注意事项是培训的核心。

（陈　辉　陈玉龙　徐　锋　郭永宽）

参考文献

[1] 王述民，许世广，童向东，等. 机器人肺叶切除术治疗非小细胞肺癌[J]. 中国胸心血管外科临床杂志，2013，20（03）：308-311.

[2] 冯刚，李刚. 达芬奇手术机器人在胸外科的应用[J]. 实用医院临床杂志，2015，12（01）：32-34.

[3] 李剑涛，罗清泉. 微创外科时代达芬奇机器人在胸外科的应用经验与思考[J]. 中华腔镜外科杂志（电子版），2020，13（05）：260-264.

[4] 易俊，董国华，许飚，等. 达芬奇-S外科手术辅助系统在普胸外科的应用[J]. 医学研究生学报，2011，24（07）：696-699.

[5] HAO XIAN Y，KAITLIN M W，CAMELIA S S，et al.Long-term Survival Based on the SurgicalApproach t-o Lobectomy For Clinical Stage I Nonsmall Cell Lung Cancer: Comparison of Robotic，Video-assisted Thoracic Surgery，and Thoracotomy Lobectomy[J]. Annals of surgery，2017，265（2）：431-437.

[6] JIAO W，ZHAO Y，QIU T，et al.Robotic Bronchial Sleeve Lobectomy for Central Lung Tumors: Technique and Outcome[J]. The Annals of Thoracic Surgery，2019，108（1）：211-218.

[7] HIMPENS J，LEMAN G，CADIERE G B，Telesurgical laparoscopic cholecystectomy[J]. Surg Endosc，1998，12（8）：1091.

[8] 陈玉龙，陈辉，徐峰，等. 全孔道人工气胸下四臂机器人肺段切除术的临床应用[J]. 中国肺癌杂志，2022，25（11）：797-802.

[9] 张连民，赵晓亮，徐峰，等. 全孔道（port-only）人工气胸下机器人辅助肺叶切除术[J]. 中国肺癌杂志，2020，23（1）：5.

第三节

机器人辅助手术手术室团队的构建

　　由于机器人辅助手术系统从根本上改变了临床医师必须临台进行手术的传统手术模式,且随着越来越多的外科医师加入到机器人辅助手术的行列之中,机器人辅助手术量呈现井喷状态,因此组建默契且高效的团队、探索多学科融合新型治疗模式及加强机器人辅助手术团队的管理至关重要。经过严格培训和考核的机器人辅助手术专科团队,能够高效处理和解决机器人设备、器械、耗材及其他可能出现的特殊问题,能够从容应对在机器人辅助手术过程中出现的各种意外情况,从而有效保证机器人辅助手术的顺利进行及患者的安全。

　　机器人辅助手术专科护理团队具有明确的准入条件、应根据相应的手术级别设置标准且适合的培训内容、学习方式及方法,以及规范的培训评价体系,力求通过规范化、阶梯式的专业培训,使机器人辅助手术专科护理团队达到相应的专业理论水平和手术配合能力。这种培训方式的意义在于:可以根据团队人员的核心能力水平定级,结合手术室不同专业的人员配置情况定岗,根据医院管理部门的要求定职责,打破常规按照年资、职称、学历等评价指标安排护士工作岗位的模式,从而达到科学培养人才、合理使用人才、有效激励人才、优化人才配置、探索最佳使用模式的目的,进一步促进机器人辅助手术专科护理团队的最优化发展。下面以达芬奇系统为例介绍机器人辅助手术专科护理团队的构建模式。

一、机器人辅助手术专科护理团队准入的基本条件

　　1. 具有护士执照,护理专业本科或以上学历,具有 3 年以上手术室工作经验。

　　2. 熟练掌握各专科开放手术及腔镜手术护理配合。

　　3. 通过手术室达芬奇系统护理教学培训且考核合格。

二、机器人辅助手术专科护理团队的培训原则

　　1. 专人专管　开展初期,应专人专管,最大限度减少自身知识盲点,确保手术顺利开展。

　　2. 规范管理　组织规范系统的机器人辅助手术护理专业学习,团队成员进行同质化管理。

　　3. 优化流程　鼓励团队成员不断创新及改革,完善制度,优化流程。

4. 扩充团队　随着手术量的增加，外科技术的成熟，尽可能多地培养骨干护士加入机器人辅助手术专科护理团队，优化团队建设，不断提升护理质量。

三、机器人辅助手术专科护理团队的培训内容

机器人辅助手术专科护理团队的培训采取"医护组合，相对固定"的模式，以确保手术顺利开展及患者安全。在机器人辅助手术开展初期，因临床医师及手术室护士均处于学习曲线内，缺乏足够的临床经验及护理经验，因此临床操作培训共分为 3 个模块。

（一）第一模块——无患者实机操作　利用手术结束后的时间或者其他非手术时间，用模拟机械或者过期废弃器械从机器人系统的开关机到无菌器械保护套的铺置、床旁器械臂的移动及对接、机器人器械臂的安装及撤出、机器人穿刺器的安装等，进行无患者的实机操作，以锻炼人员对机器人辅助手术系统的熟悉程度，减少陌生感，增强其对相关物品的熟识度。同时，由科室及专科带教人员录制各类基础操作的视频，制作各类物品使用方法的课件、上传到科室的工作信息平台，以便于人员观摩及查询，为第二模块的开展做足准备。

（二）第二模块——一对一临床实际手术带教　由带教组长及机器人专科带教针对新入组人员，组成一对一组合搭配，实行实际手术临床带教，实际带教工作分为器械护士带教和巡回护士带教，针对各岗位不同职责及各专科手术的特点，进行针对性的一对一教学。

（三）第三模块——评价与考核　手术室按季度对机器人辅助手术护理专科小组人员进行理论实践考核，内容包括机器人辅助手术系统的运行相关内容、各专科手术配合、机器人辅助手术器械处理等不同内容，并且会定期向临床手术科室医师发放调查问卷，考察各专科手术医师对于机器人辅助手术护理专科小组人员的评价及满意程度，对于考核成绩较低及问卷调查评分较低的人员，采取针对性演练的培训方式和优胜劣汰的退出机制，以确保机器人辅助手术护理专科小组人员能够高质量地完成高精尖手术的护理配合。

四、机器人辅助手术专科护理团队的培训教学组织架构

成立机器人辅助手术专科护理团队教学专业组，由手术室总护士长或分管教学/科研的护士长任组长，负责筛选组建机器人辅助手术室护理专科团队教学队伍。教学队伍包括手术室基础带教若干名、带教组长 1 名及机器人辅助手术专科带教 1 名。教学队伍的资质为具有 N4 级手术室护士资质，具有 3 年及以上临床教学经验。教学队伍的师资质量每年进行评价，以保证教学培训质量。与临床各专科医师建立合作关系，负责临床相关教学质量的更新与检查。机器人辅助手术专科护理团队专业教学师资、要求及架构见图 2-3-1。

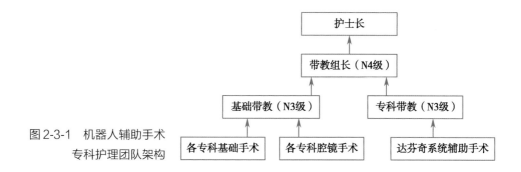

图2-3-1　机器人辅助手术
专科护理团队架构

（宋　辉　霍新水　瞿田星　王　梅　高隽博）

第四节
胸外科机器人辅助手术护理的全面质量管理

一、机器人辅助手术手术室空间布局及设备管理的质量控制

一方面，随着医疗水平的不断发展进步，手术室的设备数量和种类日趋增多；另一方面，随着机器人辅助手术的普及和进步，对手术室的空间布局提出来更高的要求。合理有效的空间布局不仅可以减轻护理工作量，提高手术人员的工作效率，还能够极大地提高外科医师、麻醉医师和手术室护士之间的配合水平。在遵循手术室工效学设计原则和保证手术配合高效性、便捷性的前提下，合理地调整电源、气源、各种信息接口与各类医疗设备的空间布局，以减少设备布局对层流的干扰，对保障手术环境安全、提升医护之间的默契配合、提高医护人员舒适度和满意度起到积极作用。

（一）数字化手术室的基本布局

1. 设备布控　将手术室内的设备包括灯、床、电外科设备、内镜摄像系统整合到数字化手术室的同一界面，进行集中控制。

2. 空间布局　将手术室内的设备包括内镜系统、麻醉机、电外科设备固定在腔镜吊塔上，以减少设备的反复移动和连接，缩短护士准备、整理设备的时间。同时通过监视器吊臂把监视器悬挂于空中，术中可以按医师的要求进行调节，为手术提供方便。

3. 信息共享　将图像存档与传输系统用界面集成，可调阅患者的影像学资料；与医院/临床信息系统集成，可实现患者基本信息的共享。

4. 图文数据传输整合　通过一套集影像、数据管理和视频通信为一体的数字化平台，将手术室内来自不同设备的医疗影像和数据无缝集成后显示在医师需要的监视器上，并通过光纤和网络实现本院各个转播点的音视频传输，通过视频会议系统实现远程异地实时转播。

（二）机器人辅助手术手术室的空间布局

我们以达芬奇系统为例说明机器人辅助手术手术室的空间布局。达芬奇系统主要由控制台系统、操作臂系统和成像系统组成，其中控制台系统主要由计算机系统、手术操作监视器、三维图像观察器、操作手柄、脚踏板及其他输入输出设备组成。

达芬奇系统占用空间大，而且根据肺外科手术的特点，位于无菌区内的床旁器械臂系统需要灵活改变停放位置，这就要求手术室必须拥有足够的活动空间，手术室的面积应$>35m^2$，理想面积为 $50\sim60m^2$。无菌区外的医师控制系统一般需固定于手术室内靠

墙处,使术者能够直接看到患者和助手,便于交流。

(三)机器人辅助手术手术室基础设施的空间布局

机器人辅助手术手术室的电源应有隔离变压器,确保 24 小时通电,手术室至少应有 4 个独立的 16A 中国标准墙壁插座(230V/50Hz)给机器人辅助手术系统专用;手术室温度为 22~30℃,相对湿度为 10%~85%,无凝霜。

为保证机器人辅助手术系统各组成部分能够在日常手术期间流畅工作,还要求手术床、手术无影灯、麻醉吊塔、麻醉药品柜、无菌物品柜等的空间摆放位置必须充分具备协调性;同时由于床旁器械臂系统需能够灵活移动,手术室内四周应尽可能配备足够的电源插座,以满足手术室实际需求。

(四)机器人辅助手术手术室移动设施空间布局

麻醉吊塔是手术室必备的手术条件之一,吊塔上应有 2 个 CO_2 气源插座,一个使用另一个备用。根据床头位置及医师站位来确定麻醉吊塔、外科吊塔、手术无影灯、吊臂显示器、远程转播显示器、全景摄像机等的安装位置。安装吊塔吊臂对手术室的高度有严格要求(高度≥3m),虽对于面积没有严格要求,但因设备比较多,加上达芬奇系统自身体积比较庞大,床旁器械臂系统如果要灵活移动,最好所占面积在 50m² 以上,长宽最佳比例为 1:1。

吊臂显示器安装点的选择应根据医师的习惯而定。一般而言,肺外科手术应在手术床床头两侧各设置一个显示器,以满足手术需求。

床旁器械臂系统应位于无菌区内的患者切口对侧;立体成像系统台车的位置对医师控制系统和机械臂系统的依赖性较小,在预留足够空间的前提下可根据实际手术位置灵活摆放,最佳位置为床旁机器手臂系统同侧下方手术床床尾,以使摄像电缆能够自由移动。

(五)机器人辅助手术手术室信号端口空间布局

位于无菌区外的立体成像系统负责采集并存储摄像头传来的视频信号,通过对视频信号进行处理和融合,将普通平面图像转换成 3D 图像,并将其传输至操作台,供术者使用。

天津医科大学肿瘤医院手术室将达芬奇系统接入到数字化手术室的控制系统中,使系统的视频图像及手术室间的音视频图像能够通过远程医疗视频系统进行实时转播,完成示教、远程沟通等功能。达芬奇系统的视频图像信号可以通过立体成像系统或医师控制系统传出,因此需在医师控制系统靠墙处及外科吊塔处布置信号接口。

布电缆信号线时不得将手术区域完全包围在中央,应留出紧急通道;电缆线不可踩踏、不能硬性直角弯折。

(六)机器人辅助手术手术室设备管理的质量控制

目前,机器人辅助手术设备管理的质量控制,只有设备销售商提供定期的保养和检测,缺乏第三方检测认证的质量控制方法。因此,医院相关部门和手术室必须对其设备管理进行必要的质量控制。天津医科大学肿瘤医院手术室的具体做法如下。

1．由手术室设备专职维护保养工程师每周进行一次全面巡查，手术室机器人辅助手术专科组长和带教老师每日检查各电源线连接情况，进行操纵臂全范围运动检查、视频套件检查、摄像头及光源检查、散热风扇及滤网检查。

2．手术室设备专职维护保养工程师应每月进行一次电气安全测试，其中包括接地电阻测试和漏电流测试。

手术室机器人辅助手术专科团队加强在机器人辅助手术系统使用过程中的质量控制，极大提高了设备的使用效率和安全性。

二、机器人辅助手术器械、内镜及附件的管理

（一）机器人辅助手术器械的管理

以机器人辅助手术系统为代表的微创外科技术给现代外科带来了全新的微创理念和多学科医疗模式的整合，相对于普通外科手术和腔镜外科手术，它的器械臂提供了更加灵巧和全方位的精细操作，具有抓持、电做功、缝合、夹闭血管等功能，但达芬奇系统的手术器械操作方式特异，结构更加精细复杂，种类繁多，价格昂贵，使用寿命均不相同，因此对手术室在器械的购置、准备、使用、清洗及保管等方面提出了更高的要求。

1．机器人辅助手术器械 机器人辅助手术器械从直径上分为 5mm、8mm 和 12mm。每一把器械都有唯一的编号和机身码，以便在后续使用中对器械进行追溯管理。手术器械的结构组成分为 6 部分，即器械壳、轴承、器械腕、端头、器械寿命指示灯、释放按键。按照器械能量设置分为能量器械和非能量器械。

2．机器人辅助手术器械的安全管理

（1）机器人辅助手术器械的入库：机器人辅助手术器械的采购由医院物资科、各临床科室、手术室多部门协作，由手术室统一制定采购方案，包括采购时间、器械名称及数量、耗材名称及数量等，手术室递交采购申请，由物资供应科按照流程审批（图 2-4-1）、采购，同时向供应 - 加工 - 配送（supply-processing-distribution，SPD）系统提交申请，专人管理审核入库，并建立相应的信息档案，以便定期核查。

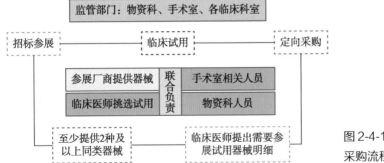

图 2-4-1　机器人辅助手术器械采购流程

（2）机器人辅助手术器械的日常管理：遵循定人、定位、定期、定区的"四定"管理原则，分类存放，基数管理，登记器械编码和机身编码并做好交接记录。

1）定人管理：机器人辅助手术器械的手术室管理工作由机器人辅助手术专科护理团队管理，主要包括消毒灭菌后的器械入库、库房手术器械基数的确定、手术器械采购的数据管理等。

2）定位存放：将各类机器人辅助手术器械按照器械名称制作名牌，贴置于器械架上，固定器械保存筐，机器人辅助手术专科护理团队将灭菌后的器械检查后，按照名称依次摆放至相应的器械筐内。

3）定期检查：机器人辅助手术专科护理团队将定期检查库房内器械的有效期及功能，将近效期器械摆放至器械筐前端，方便近期开展的手术使用，减少因无菌性失效造成的浪费。

4）定区设置：依照机器人辅助手术室的位置，将该区域内的附属房间设置为机器人辅助手术相应的配套房间，如机器人辅助手术器械间、机器人辅助手术配套器械间、机器人辅助手术耗材存放室、机器人辅助手术体位器材室等，以便于手术室人员取用。

（3）机器人辅助手术器械的安全使用：机器人辅助手术器械使用前应检查以下内容。①器械无菌合格性，包装灭菌是否在有效期内；②器械壳、轴承是否有破损，裂痕，缺口等情况；③器械尖端及轴承的完整情况（图2-4-2）；④器械寿命指示灯的显示情况；⑤器械需要同配件一同使用时，应检查配件安装情况及完整性，如剪刀帽的安装情况等。

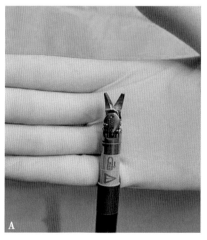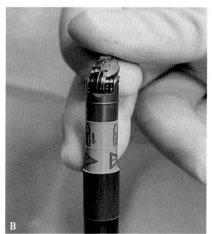

图2-4-2 机器人辅助手术器械完整性检查
A. 器械尖端完整性检查；B. 器械轴承完整性检查。

机器人辅助手术器械使用时应注意：①在安装器械时，应先将器械手腕伸直并适当合上钳口，以确保器械顺利插入套管。②器械接合器械臂无菌转接头成功后，会出现器械识别的提示音，等待提示音出现后再将器械钳端送入患者体内手术部位，如果器械识别提示音持续，证明器械出现识别问题，请根据显示器的提示情况进行处理。③器械送入患者体内到达手术部位后，应及时进行固定，术者使用手动控制器便能激活手术器械，手术器械的寿命也随之减少一次，如术者未使用手动控制器，也就意味着患者体内的手术器械未被激活，其寿命没有减少。④术者使用手动控制器控制手术器械，如发现器械腕活动度差,应保证器械钳未做功的情况下,及时撤出器械,然后重新安装无菌转接头后,再次安装手术器械。⑤术中应注意器械配件的使用情况,如剪刀器械长时间的使用会导致剪刀帽出现破损等,术中发现此类情况应及时安全撤出器械,进行配件的更换后再进行手术。⑥做功器械长时间使用会出现结痂情况,出现此类情况时应安全撤出器械并用灭菌用水浸湿的纱布进行擦拭清洁,禁止术者用两把器械在患者体内进行相互夹持处理。

机器人手术器械使用后应注意:①助手医师安全移出手术器械,器械护士应检查手术器械腕的连接线及器械钳端的完整性。②巡回护士和器械护士双人检查器械寿命指示灯,如寿命耗尽应对器械进行集中销毁。③巡回护士撤除手术器械的配件,擦洗后用装有 15ml 灭菌用水的注射器对手术器械进行预处理(图 2-4-3)。④撤出的器械在转运过程中,为避免碰撞导致器械损伤,应放入转运筐集中送往供应室进行洗、消处理。

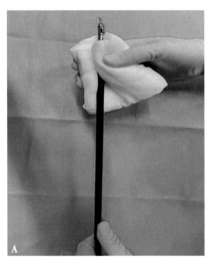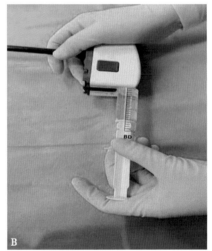

图 2-4-3 机器人辅助手术器械预处理

A. 擦洗使用后的手术器械;B. 用装有 15ml 灭菌用水的注射器对手术器械进行预处理。

(4)机器人手术器械突发情况的应急处理:在器械移出患者体内前,应与术者进行沟通,将准备撤除的器械暴露在视野中,并且确保钳端没有夹持任何组织。术者将器械腕伸直,并打开器械钳端,助手医师挤压器械释放按钮并将器械从套管内向上撤出患者体内。如果系统或器械出现故障,术者或助手医师无法控制器械移动,可使用应急扳手钳释放系统来移除器械,将镜头视野移至故障器械处,在可视化的同时执行以下操作:①术者或巡回护士按下紧急停止按钮;②将应急扳手钳长端插入器械壳体上的夹钳释放安全套中,并与之完全结合;③逆时针转动扳手打开器械夹钳;④在内镜视野下,确认器械钳端没有夹持任何组织;⑤取下应急扳手,挤压器械壳两侧的释放按钮将器械移除;⑥点击触摸屏上恢复故障按键,或根据系统情况进行系统的重新启动。

3. 机器人辅助手术器械的洗消灭菌流程及操作方法 手术室、消毒供应中心针对机器人辅助手术器械采用特殊器械管理流程,以满足大量机器人辅助手术的开展。具体流程如下:①手术室护士在确认机器人辅助手术镜头及器械不再使用后,由器械护士完成手术台上即刻的预处理工作,该项工作完成后,巡回护士通知供应人员进入手术室内,进行即刻镜头及器械的检查、交接、签字,内容包括镜头及器械使用后是否存在问题、是否处于器械失效状态,以及器械的名称和数量等。②供应人员将镜头及器械取走后,按照机器人器械厂商提供的完整清洗流程,完成手术室供应环节的器械处理,由物流人员转运至消毒供应中心,同样进行交接签字。③消毒供应中心人员接收到器械后,按照完整的清洗、包装、灭菌流程及相应的参数,完成消毒供应中心的工作,通知手术室供应人员。④手术室供应人员得到信息后,由物流人员将消毒后的器械转运至手术室,根据当日手术信息,决定手术器械去向,若当日无手术,则直接将器械按照规定摆放至器械相应位置。⑤手术室配合手术的护士于术日晨取用需要的手术器械及内镜头,使用完成后进行手术台上的预处理工作,完成器械的使用闭环。

(1)机器人辅助手术器械预处理流程

1)移出手术器械的附件:清洁手术器械前,应将手术器械钳端的附件移出,以确保充分地清洗和灭菌。

2)双人检查手术器械寿命指示器:检查手术器械壳体上的寿命指示灯,如提示寿命耗尽,应将器械集中销毁处理。

3)擦拭手术器械:使用软布擦拭手术器械上残留的污垢。

4)灌注和浸润:灌注前把器械的鲁尔接头完全接入 1 号主冲洗管口并拧紧,在接口中注入 15ml 以上的 pH 值为中性的酶洁剂。手术器械灌注后把器械置入溶液箱中或喷洗浸润器械表面,并在器械端部包裹一块湿布。

5)手术器械转运:将处理后的器械放入转运盒安全运送到器械消毒供应中心。

(2)机器人辅助手术器械的人工清洗

1)检查手术器械:检查手术器械壳、轴、轴线及冲洗内管的完整性。

2)准备清洗溶液:中性或弱碱性酶液(pH 7~11),最大使用浓度为 1:100 或≤1%,液体的体积能保证完全浸泡整个器械。

3)灌注:按照预处理中的灌注方法再次对手术器械进行处理。

4)浸泡:将手术器械在备好的清洗溶液中浸泡 30 分钟。

5)冲洗:使用高压冷水(温度 10~25℃)对手术器械的表面进行冲洗。

6)喷洗:使用高压冷水对手术器械的表面进行喷洗。

7)刷洗:使用软毛刷清洁手术器械钳端,刷洗过程应轻柔,勿暴力操作,以避免破坏器械腕或钳端的绝缘层,造成器械功能的损坏。

8)漂洗:手术器械漂洗时间不少于 60 秒,应彻底去除肉眼可见的污垢和清洁剂。

9)检查:检查手术器械钳端、轴线、壳体是否存在污垢,如果污垢仍然存在,则重复清洗过程。

10）消毒：按医院消毒供应中心的处置原则进行手术器械消毒。

（3）机器人辅助手术器械的自动清洗：手术器械放入自动清洁机器内，将清洗管连接至手术器械冲洗口上，选择中性至弱碱性清洁剂（pH 7~11），切勿使用酸性（pH<7）或强碱（pH>11）、过氧化氢等清洁剂及漂洗助剂，以免损坏手术器械。

（4）机器人辅助手术器械的超声波清洗

1）灌注前把器械的鲁尔接头完全接入 1 号主冲洗管口并拧紧。

2）在接口中注入 15ml 以上的酸碱度为中性的酶洁剂，把器械放置于超声波浴容器中，进行超声波清洁 15 分钟。

3）清洁后在器械壳体后部将吸引冲洗管件紧密安装于突出的倒钩上，与手术器械进行连接。

4）通过吸引冲洗管件的另一端注入 15ml 的清洁液来灌注吸引冲洗管件，然后把手术器械置于超声波浴中进行超声波清洁 15 分钟。

5）完成超声清洗流程后再次执行人工冲洗、喷洗、刷洗、漂洗的清洗流程，最后进行手术器械的检查和消毒。

（5）机器人辅助手术器械的包装、灭菌

1）干燥处理：将手术器械表面完全擦干，主冲洗口和次冲洗口吹入洁净干燥的空气，待手术器械完全干燥。

2）再次检查：再次检查器械的完整性和清洁程度，如存在污垢，则重复清洁流程。

3）润滑：确保器械干燥，选择蒸气可透、pH 值为中性的润滑剂进行润滑处理。

4）包装：选择符合要求的包装材料进行包装。

5）灭菌：采用预真空蒸气灭菌进行手术器械灭菌。

（二）机器人辅助手术内镜的管理

机器人内镜是机器人辅助手术系统的专用设备，用于观察患者体内的操作情况来配合完成手术的成像系统。以达芬奇系统为例，根据内镜镜头前端的视觉角度分为 0°和 30°两种规格。

1. **内镜的结构**　内镜由端头、轴体、壳体、线路及内镜接头组成，在壳体上有 3 个功能键分别控制内镜的光源、左右视觉调节和照相截图。

2. **内镜的安全使用**　①内镜在使用前应先检查内镜端头及轴体的情况，然后打开内镜的光源，让光源处于自检状态，内镜完成自检后，应妥善安置内镜，防止镜头的碰撞。②助手将内镜与器械臂无菌转接头对接，识别通过后将内镜送入患者体内，然后按住左右视觉调节键，机器臂将进入自动调节状态，此步骤可根据视野更好地调节器械手臂之间的距离。③内镜的视野有时会因血渍或油渍造成视野模糊，在清洗内镜镜面时，我们选择用灭菌注射用水进行清洁，再用纱布从端头镜面向轴体的方向进行擦拭。

3. **内镜的消毒灭菌流程**　内镜的清洁分为人工清洁和自动清洁两种模式。自动清洁模式清洁范围有限，只能处理未配有接头盖的内镜，而人工清洁模式可以完成内镜的全部清洁步骤。在清洁内镜前,应先对内镜进行预处理,以防止内镜血渍干涩影响功能。内镜的清洗结构包括 3 个按钮冲洗口和 3 个冲洗区域,冲洗口负责内镜按键的清洁,冲洗区域负责内镜圆盘和基座的清洁。

（1）内镜的预处理

1）清洁表面:使用喷有消毒剂的软布擦拭镜头端和接头盖的内表面,待完全干燥后,盖紧螺钉,消毒剂不能使用酸性或 pH>11、含有漂白成分、含过氧化物和活性卤素离子的液体。

2）擦拭:使用软布擦拭内镜表面残留的污垢。

3）灌注和湿润:将内镜的冲洗盖打开,露出 3 个按钮冲洗口,把鲁尔接头完全插入每个按钮冲洗口并拧紧,并且在接口中注入 15ml 以上的酸碱度中性的清洁剂,将灌注后的内镜置入溶液箱内或喷洒浸润内镜所有表面,并包裹一块湿纱布保持镜头端部潮湿。

4）包装托盘:内镜有专用的清洗、消毒托盘,在将内镜放入托盘前应检查内镜是否有损毁、表面是否有污垢,然后将内镜放入托盘内,可按照托盘内设计的纹路进行合理的线缆缠绕,也可将内镜的线缆合理地盘绕在托盘纹路的下方,确保线缆和镜头不受挤压后,锁定托盘盖栓。

（2）内镜自动清洁模式:切勿用超声波清洁内镜,超声波震动清洁容易造成内镜内部损坏。在处理内镜端头部位时,应轻柔不能对镜头端施加过大力量,也不能使用尖锐物体或器械进行清洁。具体清洁方法如下。

1）擦拭:使用湿润的软布擦拭内镜表面的残留污垢。

2）检查:检查内镜镜体和线缆的外观是否完整,镜头端的目镜是否牢固、镜片表面是否有划痕或裂痕,检查功能按键和指示灯是否有损坏。

3）检查冲洗的接头套件:确保冲洗的接头套件可正常使用,以确保水能够自由流动。

4）托盘固定:将内镜放入灭菌托盘内,释放内镜的冲洗盖,露出 3 个按钮冲洗口,再将内镜线路按托盘设计纹路进行合理的放置或缠绕,确保线缆和镜头不会受到挤压后锁定盖栓。

5）连接接头套件:托起灭菌托盘中内镜的镜壳,提起冲洗盖,露出按钮冲洗口,将接头套件接入按钮冲洗口;将三角形的接头套件连接内镜冲洗区域的 3 个冲洗口,并确保接头与冲洗口连接牢固;整理好内镜线缆后将灭菌托盘放入消毒器中,将鲁尔接头连接到清洗消毒器,开启自动清洁功能。

6）转运内镜:自动清洁后,移除接头套件后将内镜及灭菌托盘送至清洁区。

（3）内镜人工清洁模式:内镜在人工清洁前需要对镜头进行擦拭、检查、托盘固定的操作流程,然后再进行人工清洁步骤如下。

1）浸泡:将内镜和线缆浸泡 15 分钟。使用清洁溶剂浸泡过的软布擦拭内镜表面和线缆。

2）漂洗：将内镜放入自来水中漂洗镜体和线缆至少 60 秒。

3）使用高压冷水冲洗：使用高压冷水对内镜的按钮冲洗口、冲洗区域进行冲洗，冲洗时间不少于 20 秒，直至水流清洁为止。

4）使用高压冷水喷洗：将内镜放入冷水中，对水中内镜的壳体、基座等部件进行喷洗至少 20 秒。

5）刷洗：使用柔软的毛刷清洁内镜的端头及按键区域，切勿使用高压冲洗，以免造成内镜镜头及按键的损伤。

6）漂洗：使用高纯水漂洗内镜及线缆至少 60 秒，直至可见的污垢完全去除。

7）干燥：使用软布擦拭内镜镜体和线缆，按钮冲洗口和冲洗区域残存的水迹可吹入洁净干燥的空气进行干燥，切勿使用压缩空气。

8）检查：检查内镜清洁程度，如仍残存污垢，则重复整个清洁过程。

9）化学消毒：按照消毒剂的要求将消毒剂涂抹至内镜表面，接触时间不得超过 30 分钟。再使用高纯水进行漂洗，漂洗内镜及线缆的时间不少于 60 秒，然后进行擦拭干燥。此操作步骤可根据医院情况选择处理。

10）转运：将内镜固定或合理地放置于灭菌托盘内，锁定盖栓，再进行转运交接。

（4）内镜灭菌方式

1）检查内镜：再次对内镜镜体和线缆进行检查，并且检查内镜的干燥程度。

2）打包托盘：选择适宜的灭菌包布对托盘进行双层打包。

3）灭菌：按医院灭菌流程进行内镜灭菌。

4）转运：将灭菌后的内镜放入转运箱转运到手术室。

（三）机器人辅助手术附件的管理

1. 机器人辅助手术附件　机器人辅助手术附件是配套机器人辅助手术器械使用的组件。附件可分为一次性使用附件和可重复使用附件。

（1）一次性使用附件的种类：包括变径管、无菌器械臂套、中心立柱无菌套、套管密封件、8mm 和 12mm 无刃闭孔器、尖端盖附件、闭合器接口。一次性使用的附件使用完毕后，应将附件从器械上拆下，按照医疗垃圾废物处理要求进行处理。

（2）可重复使用附件的种类：器械释放套件、器械引导器、套管引导器、钝型闭孔器、8mm 套管、单极导线、双极导线和内镜消毒托盘。

2. 机器人辅助手术附件的管理

（1）机器人辅助手术附件的订购、储存：一次性使用附件的订购、储存应有专人进行管理，统计一定时期的数量需求，通过医院的耗材管理系统提交需求数量，通过医院进行集中采购配送，手术室接收的一次性使用附件存放于智能耗材管理柜，并且订购和消耗的统计票据应建立信息档案，以便定期核查。可重复使用附件的订购可根据各科室的手术需求进行采购，订购数量应在需求的基数上备有相应的替代品，对于单极导线、双极导线此类消耗大、易损坏的附件应加大备货数量，以便出现问题时可及时替换。

（2）机器人辅助手术附件的安全使用

1）一次性使用附件的安全使用

A．尖端盖附件：是与电剪刀器械搭配使用的附件，使用方法是将尖端盖完全覆盖电剪刀前端的橙色区域，然后撤除尖端盖蓝色硅胶部分。在术中尖端盖的作用是减少电剪刀做功端头的外露范围，保证电剪刀在做功时电功率只局限在尖端区域，从而保障手术安全，但在电剪刀被频繁使用时，尖端盖的白色硅胶区域会因电剪刀端头的开合而出现裂开的情况，术中一旦发现应安全撤出手术器械，并更换尖端盖附件。

B．无菌器械臂套：手术开始前应和术者沟通无菌器械臂套的使用数量，并严格把控无菌器械臂套的开启时间，在铺置无菌器械臂套时巡回护士和器械护士应评估患者手推车周围的环境，如人员流动频繁或铺置空间不足时应做到及时协调，避免铺置过程中污染无菌器械臂套。无菌器械臂套全部铺置完成后，巡回护士应再次评估患者手推车对接时间及此时器械臂周围的环境，如对接时间过长或器械臂周围人员流动频繁，器械护士应在无菌器械臂套外加盖双层无菌中单。

C．8mm 套管密封接头：术中使用前后应检查套管密封接头的完整性，术后接头弃入黄色垃圾袋按医疗垃圾进行处理。

2）可重复使用附件的安全使用

A．器械释放套件：器械释放套件只用于处理手术器械因故障无法撤除器械臂的情况，由于此类故障几乎很少出现，也导致器械释放套件很少被使用，因此对于器械释放套件，管理人员应定期检查灭菌有效期，并固定存放在便于拿取的位置，以便术中紧急使用。

B．8mm 套管、套管管芯：巡回护士和供应护士应注意套管和套管管芯的转运过程，以防套管和钝型闭孔器受到外力的挤压、碰撞导致变形，如发现套管有凹陷的情况，应用套管引导器进行测试，以防套管在术中使用时给手术器械造成损伤。

C．单极导线、双极导线：单极导线和双极导线搭配能量手术器械使用，在使用过程中应注意导线的线路管理，避免导线受压、打折、牵拉，影响导线的使用寿命。手术结束后，撤除导线时，应握住连接设备的接头再拔出，切勿拉动导线线路强行拔出接头，以免造成线路内部的断裂。导线撤除后应对导线进行"里外"圈相互的盘形缠绕。

D．内镜消毒托盘：配套内镜使用的附件，分为不锈钢消毒托盘和塑料消毒托盘。由于托盘的体积较大，因此在拿取灭菌的内镜托盘时，应注意托盘外包装的完整性。

（3）机器人手术附件的清洁和维护

1）术后机器人手术附件的预处理：一次性使用的附件应按医疗垃圾进行处理，可重复使用的附件应先使用湿软布擦掉附件上残留的污垢，然后检测附件的性能，如存在缺损、变形等情况应及时进行情况追查，并更换备用附件保证使用基数，检测完成后再把附件放置于酸碱度中性的清洁液中或进行喷洗，将处理后的附件放入转运箱送往消毒供应中心进行再处理。

2）机器人辅助手术附件的洗消处理：转送到消毒供应中心的机器人辅助手术附件，

应根据附件类型的不同选择不同的处理方式。

A. 8mm 套管、钝型闭孔器：检查附件是否拆分完全，性能是否完好，准备清洁消毒溶液，按步骤将附件进行浸泡 10 分钟，漂洗 20 秒，刷洗 60 秒，最后漂洗 10 秒。检查清洁效果，如还有肉眼可见的污染，则重复消毒步骤。完成清洁。

B. 单、双极导线：检查导线线缆的完整性，是否出现明显的导线内部断裂和外部划痕，检查后用事先准备好的溶液擦拭线缆，刷洗 60 秒，最后漂洗 60 秒，检查清洗效果。

C. 内镜消毒托盘：检查消毒托盘的完整性及托盘盖栓的紧密性，检查后用准备好的溶液擦拭，刷洗 2 分钟，漂洗 60 秒，检查清洗效果，将清洗完成的内镜妥善固定在消毒托盘内。

3）机器人辅助手术附件的消毒灭菌：将清洗后的机器人辅助手术附件，选择适宜的包装材料进行包装。8mm 套管、钝型闭孔器、器械释放套件、单双极导线应选择预真空蒸气灭菌；内镜消毒托盘应选择低温等离子灭菌。灭菌完成后与手术室进行交接，手术室将灭菌后的机器人辅助手术附件选择合适的环境存放备用。

4）机器人辅助手术附件的维护管理：灭菌后的机器人辅助手术附件应定基数、定地点由专人进行管理。管理人员在接收转运的灭菌附件时应对包装的完整性及灭菌情况进行核查，并将灭菌附件选择合适的环境存放便于取用。如附件在使用或洗消过程中出现损坏，管理人员应及时给予备用附件补充，并对损坏的附件进行登记，如附件有质量问题应反馈给医院相关部门返厂维修，如附件损坏是人为造成应分析原因，损坏的附件反馈给医院相关部门集中处理，涉及的人员应再次进行规范化操作培训。

三、机器人辅助肺外科手术体位安全管理

机器人辅助手术操作更为精细、精准、灵巧，这使得外科医师可以不断挑战位置更深、难度更大的手术。为充分体现机器人辅助手术系统在手术过程中的优势，患者体位的摆放面临着倾斜角度更大的趋势。手术室护理人员能否借助相关护理手段及工具改善手术体位对患者生理功能的影响，这一问题需要重点关注。机器人辅助手术体位的摆放过程中，手术室护理人员应有计划地制定体位摆放方案，既要方便观察器械臂的移动，又不能造成器械臂对患者的损伤，确保患者的安全和舒适，避免因体位摆放不当而影响手术安全。

（一）机器人辅助肺外科手术体位安置的基本原则

在尽可能降低体位因素影响患者生理功能的前提下，对术野充分暴露，在结合机器人所用特殊器械的基础上，为手术提供尽可能方便的体位，这是体位安置的总原则。

（二）机器人辅助肺外科手术体位安置方法

机器人辅助手术常规采用折刀侧卧位，该体位是在一般侧卧位（图 2-4-4）的基础上将腰部拉伸，使肋间隙充分展开，以便能达到充分暴露手术区域、方便置入机器人辅助手术穿刺器的一种手术体位。由于各医疗机构采用的体位枕规格有差异，折刀侧卧位摆放可分为常规体位枕摆放方法和塑形枕折刀侧卧位摆放方法。

1. 常规体位枕折刀侧卧位摆放方法（图 2-4-5）

（1）患者取健侧卧位，头下置头枕，高度平下侧肩高，使颈椎处于水平位置。

（2）手术部位对准手术床背板与腿板折叠处，腰背部放置腰枕，调节手术床呈"人"字形状，将患者常规侧卧时凹陷的腰部区域逐步展平，使腰部肌肉充分拉伸，使术区充分暴露。

（3）腋下距肩峰 10cm 处垫胸垫。

（4）患者术侧上肢屈曲呈抱球状，远端关节稍低于近端关节；对侧上肢外展于托手板上，维持胸廓自然舒展。肩关节外展或上举不超过 90°，两肩连线和手术床成 90°。

（5）患者腹侧用臀托支撑耻骨联合，背侧用臀托支撑骶尾部（离手术野至少 15cm），共同维持患者处于 90°侧卧位。

（6）安置胸部手术患者双下肢约 45°自然屈曲，前后分开放置，保持两腿呈跑步时姿态屈曲位，两腿之间放下肢支撑垫，约束带固定，松紧适宜。

（7）头侧垫高，防止颈部过度拉伸损伤颈部肌肉。

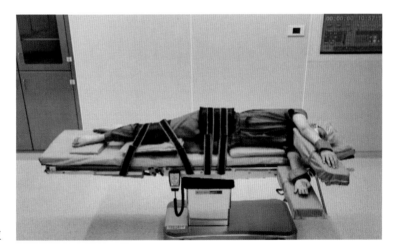

图 2-4-4　一般侧卧位

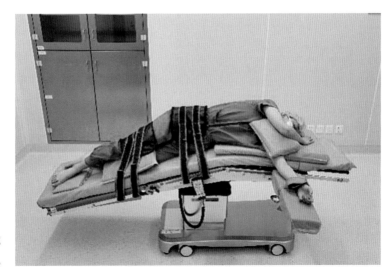

图 2-4-5　常规体位枕
折刀侧卧位摆放方法正面观

2. 塑形枕折刀侧卧位摆放方法（图 2-4-6）

（1）患者转移至手术床前，于手术床单位下放置塑形枕，使用前将塑形枕自然充气，使塑形枕柔软舒适。

（2）患者转移至手术床后，取平卧位，头下置软枕，高度平下颌部，使颈椎处于水平位置。

（3）患者轴线翻身，将下侧的上肢外展放置于托手板上，维持胸廓自然舒展。

（4）将患者身下两侧的塑形枕向患者聚拢，维持住可支撑形态，巡回护士使用负压吸引器将塑形枕内气体抽出，将塑形枕形状固定。

（5）患侧上肢采取抱头姿势。

（6）其他同常规体位摆放方法。

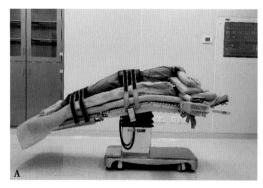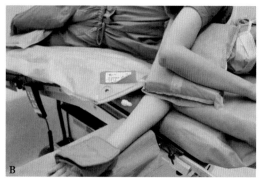

图 2-4-6　塑形枕折刀侧卧位摆放方法
A. 正面观；B. 头侧观。

（三）机器人辅助肺外科手术体位安置注意事项

1. 保证患者体位摆放舒适、合理，充分暴露术野。

2. 侧卧位时患者的口腔分泌物会造成局部环境潮湿，应在头面部受压部位放置吸水性敷料巾。

3. 重点保护以下几个受压部位：耳廓、颜面部、肘部、腕关节、指关节、肩峰部、胸部、女性乳房、肋缘、髋部、男性生殖器、足部、膝外侧及外踝，建议根据病情及手术时间预防性使用敷料保护。

4. 体位安置后，及时评估患者脊柱是否在一条水平线上，脊柱生理弯曲是否变形（图 2-4-7）。

5. 下肢约束带需避开膝外侧，距膝关节上方或下方 5cm 处，避免伤害腓总神经。

6. 术中调节手术床时需密切观察，防止体位移位，导致受压部位改变。

7. 使用塑形枕摆放患者体位时，注意塑形枕的抽气接头安置在接触手术床面，避免该部件位于患者身下，造成潜在压力性损伤的风险。

8. 患者上肢采用抱头姿势时，注意其上臂位置不要接触患者的气管插管，避免气管插管造成患者上臂的压力性损伤，可利用软枕等物品将患者上肢上臂与气管插管隔离开，起到双向保护的作用（避免上臂压力性损伤、避免影响气道通畅）。

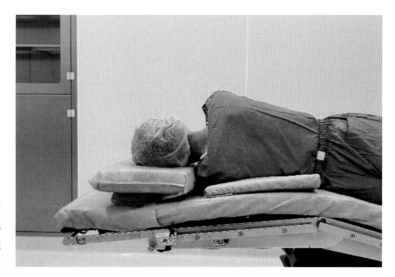

图 2-4-7　机器人辅助肺外科手术侧卧位背面观 **体位安置后应评估患者脊柱生理弯曲是否变形。**

四、机器人辅助肺外科手术体位管理的质量控制

（一）在满足器械臂定泊需求的同时确保患者体位安全

1. 肺外科机器人辅助手术的体位安置，不仅需要满足术野暴露的要求，还应考虑器械臂定泊与患者体位之间的关系，既不影响通道的操作，又不能造成对患者的损伤或对器械臂的损害。

2. 在遵循体位安置原则的基础上妥善安置好患者体位后，再根据器械臂活动的范围及临床手术需要进行体位调整。摇床后，患者的体位会有轻微移动，应检查侧托固定是否牢固，还应检查器械臂是否会对患者造成压迫，及时调整体位。

3. 铺单前需要和术者再次确认体位是否得当，体位确认无误后方可连接器械臂，开始手术。术中巡回护士应加强巡视，密切关注器械臂的活动范围。

（二）确保体位安全的同时预防机器人相关的医疗器械压力性损伤

肺外科机器人辅助手术由于体位复杂，器械臂种类繁多，在实际工作中可能出现一系列非常规受压部位的压力性损伤。如床旁器械臂的垂直作用力使机体承重部位压力增加，受压组织发生缺氧最终形成缺血再灌注损伤导致医疗器械相关压力性损伤。

因此，在实际操作中，除了遵循《手术室护理实践指南》的标准进行常规预防措施外，还应着重关注手术体位与器械臂之间的位置关系，术中体位变换可能增加医疗器械相关性压力性损伤的发生风险。为最大程度地预防医疗器械压力性损伤的发生，应关注以下几方面。

1. 安置患者体位后，检查患者皮肤，避免皮肤受到直接压迫　预防措施包括：内收手臂时，输液三通接头用纱布或者海绵垫等物品包裹保护，避免直接接触皮肤；尿管从患者一侧腋窝下顺延放置；体位架与骨隆突处接触部位采用棉垫等物品保护等，尽量避免器械、体位架等直接对皮肤施压。

2. 体位摆放设施应适宜，有条件可应用专业设计的器具　器械臂一旦与患者对接，

就应避免体位调整,如有改变的必要,应撤除器械臂进行二次对接。因此,术前应与手术医师进行充分协商,计划手术体位,选择适宜的体位支撑工具,尽量避免二次定位对接,缩短手术时间。

3. 加强对高风险位点的保护 其中包括对患者头面部的保护,避免术中器械臂摆动撞击而对患者造成误伤,尤其是像肺部手术这种患者头部在机器人器械臂环抱范围内的手术。在摆放好手术体位后,应充分评估器械臂与头面部的关系,确认器械臂不会对头面部产生伤害。

(三)确保体位安全的同时预防患者发生体位性压力性损伤

由于手术时间较长及体位角度大幅度变化,患者局部皮肤可因长期受压缺血缺氧而发生术中压力性损伤。天津医科大学肿瘤医院目前采用天津市手术患者压力性损伤风险评估量表进行术前评估,根据评估结果筛选压力性损伤高风险患者,采取有针对性的压力性损伤防范措施,具体措施如下:在手术体位摆放之前及手术结束后,巡回护士在患者重点受压部位皮肤喷涂赛肤润1~2滴,并用指尖轻拍1分钟以促进药物吸收。赛肤润作为一种皮肤保护剂,可增加细胞内聚力,改善皮肤微循环、保障受压部位的氧供,增强皮肤对摩擦力及剪切力的抵抗能力,缓解局部皮肤受压后的红肿现象。

需要注意的是,利用约束带约束患者时,应松紧适宜,以能伸入两指为佳,既能对身体起到固定作用,又能避免出现血液循环障碍。

同时可选用海绵垫或高分子凝胶体位垫置于受压部位,通过减少和重新分配压力的特性达到预防压力性损伤的作用。针对患者重点受压部位(图2-4-8)可采用防压贴来减少皮肤承受的压力。同时加用海绵垫、硅胶垫、棉垫等,避免造成关节处的压力性损伤。

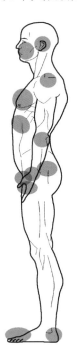

- 耳廓
- 颜面部
- 肘部
- 腕关节
- 指关节
- 肩峰
- 胸部
- 女性乳房
- 肋缘
- 髋部
- 男性生殖器
- 足部
- 跟部

图2-4-8 侧卧位压疮重点部位

(宋 辉 霍新水 瞿田星 王 梅 高隽博)

第五节
机器人辅助手术流程的优化管理

　　机器人辅助手术系统是近几年在我国医疗系统内广泛应用的新型设备,在机器人专用器械的购买、使用、管理等方面,每所医疗机构都有自己的管理办法,并且由于医院性质、运营收费方法、收费标准等的不同,卫生行政机关相关主管部门未制定统一的临床管理标准,并且每所医疗机构之间的管理标准相互之间并不适用。天津医科大学肿瘤医院在不断发展、不断实践的临床机器人辅助手术中,摸索、优化、改进相关流程的标准,在达芬奇系统专用器械、耗材、配套手术器械的购置、使用、管理等方面积累了一定的经验,在一定程度上降低了患者的收费标准,让更多的患者体验到新技术、新设备、新方法带来的优势,进一步推动了机器人辅助手术的发展。

一、机器人辅助手术系统专用器械管理流程优化

　　在医院开展机器人辅助手术初期,由于手术医师及手术室团队均处于学习曲线的磨合时期,因此在机器人辅助手术专用器械的购置、使用方面存在一定程度的浪费。同时,按照购置合同,国内全部医疗机构购置的第一批器械名称、数量均一致。在这些按照标准购置的器械中,一部分器械因为不符合所在医疗机构开展的机器人辅助专科手术的特点,造成了一定的浪费;而另一部分器械的购置量又不足以支撑到下一个购置期,影响了手术的进行;还有部分器械因为使用频率极低,经常在器械包装灭菌期内得不到使用,重复灭菌既损耗了器械,又增加了器械的包装、消毒费用。因此对机器人辅助手术专用器械的购置、使用进行优化符合医院发展中成本管理的要求,医院相应职能部门联合手术室、各临床外科对器械的购置流程和使用流程进行了优化,取得了一定的效果。

　　(一)购置流程优化　　由于机器人辅助手术系统对于不同专科所需的器械不尽相同,不同的手术医师即便做同种手术也有各自的器械使用偏好,而且各相关手术科室之间器械的使用数量及快慢差别较大,导致统一的购置期不能满足不同科室的需求,而借用器械又会引发各相关手术科室之间运营成本的计算问题,增加相应的工作量,因此对于器械购置进行流程优化是十分必要的。

　　1.建立器械信息档案:由于机器人辅助手术专用器械的成本高并且使用次数有限,因此需要对各相关手术科室建立详细的器械使用信息档案辅助管理,信息档案包括开展手术的时间、手术类别、手术序号、患者信息、使用科室、手术医师、器械名称、器械编

号、器械剩余寿命、配合人员信息等。同时按照不同科室、不同手术医师进行分类整理，以便于后期相关数据的查询和统计。

2. 统一申请：医院相关职能部门联合手术室、各相关手术科室，对于器械的申请购置流程进行优化，将器械购置申请的权力从各相关手术科室调整到手术室，手术室根据器械使用档案，合理规划下一个购置周期内购置器械的种类和数量，各相关手术科室不再参与器械的购置，同时器械购置的费用由医院统一垫付，不再按照科室进行区分管理。

3. 计划购置：在一个购置期前，手术室机器人管理小组结合器械信息档案及手术室机器人器械库内现存器械数量，结合上一个购置期内器械使用种类及数量、预估下一个购置期内即将开展的手术种类及数量，制定购置计划，由器械管理员按照需求量的105%进行购置，并递交护士长申请签字。

（二）使用流程优化　以达芬奇系统为例，在其学习曲线内，各相关手术科室的手术医师对于使用器械的种类、数量均处于探索、磨合阶段，不可避免地会造成部分功能重合的器械被同时使用等情况出现，造成了一定程度上的浪费，为减少手术器械的浪费，降低患者的经济支出，手术室达芬奇机器人护士小组与各相关手术科室对于器械的使用流程进行了一定程度的优化，具体方案如下。

1. 精准配置、按需使用：医院开展机器人辅助手术初期，将全部机器人辅助手术器械设计为独立包装，增加了医院在器械的包装和消毒方面的成本，也增加了人力支出，因此手术室达芬奇机器人护士小组联合各相关手术科室医师，在度过学习曲线阶段后建立了信息档案，信息档案的内容包括各相关手术科室医师对于某类手术偏好使用器械的种类及数量等信息。依靠此信息档案，手术室联合消毒供应中心，对各专科机器人辅助手术按照手术类别精准配置机器人辅助手术专用器械套包，包内包含了各相关手术科室医师对于某类手术所需的全部手术器械，实现了对于手术医师、手术类别的精准配置，避免了一台手术需要多个独立包装机器人辅助手术器械所造成的浪费。

2. 设立应急情况器械：任何手术都有潜在可能发生的突发情况，机器人辅助手术也不例外，当出现突发情况，又不需要中转开放手术时，常常需要其他非常规使用的机器人辅助手术器械来协助，此时若另外打开一个机器人辅助手术套包，但只使用其中的一把器械，而其他器械即使在未使用的情况下仍需按照标准流程进行清洗、消毒、灭菌，不可避免地造成了人力、物力、财力的支出，为预防类似情况，手术室联合消毒供应中心，将每种少量部分的机器人辅助手术专用器械仍按照独立包装进行处理，该部分器械同套包器械一样放置于器械库中，需要某类器械时可打开相应的独立包装器械，避免了打开套包所造成的浪费。

二、机器人辅助手术系统专用耗材管理流程优化

由于国家新医疗改革（简称新医改）政策的持续推进，医院必须要提升医用耗材的管理质量与效率水平，降低医用耗材的成本支出，降低相关不良事件的发生风险，为

医院的可持续发展提供保障,在医疗管理技术的快速发展影响下,供应-加工-配送(supply-processing-distribution, SPD)模式已经被逐渐运用到医疗管理中,此种方式是对全院的物资进行全程化、信息化的管理,不仅可以大幅度提升全院的整体运行效率、降低医护人员的负担和医院的运营成本,同时也能让医用耗材的管理变得更加规范和智能,推进医疗卫生的系统化、先进化管理,有利于医院耗材的科学管理与合理使用。达芬奇系统的耗材包括无菌器械臂罩、镜头臂罩、光纤罩、显示器保护罩、套管密封盖、无菌剪刀帽、一次性套管芯等,该部分耗材价值较高,临时停手术、手术中转等因素都会间接造成耗材的浪费,增加手术患者的经济支出。因此,依靠 SPD 模式对于机器人耗材进行管理具有较高的现实意义。2010 年左右,SPD 模式开始进入我国,此种模式适应我国当前的新医改背景,值得在各大医院推广应用。SPD 模式的具体流程见图 2-5-1。

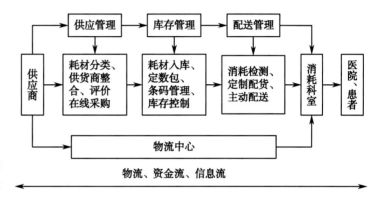

图 2-5-1 供应-加工-配送
模式具体流程

1. 采购计划　管理人员需要根据医院当前患者的需求情况、各科室耗材消耗速度、库存实际情况等制定相应的采购计划,保证采购计划的合理性,对机器人辅助手术耗材等高值耗材可以根据库存情况适当采购,从而在最大程度上提升医用耗材的使用效率,减少浪费。

2. 跟踪管理　当采购计划通过审核之后,需要让供应商了解相关的采购计划,采购人员还要对采购信息进行跟踪,确保供应商清楚相关采购计划,并预估耗材的送货时间与到达时间,如果在规定时间内验收货物完毕,就说明采购计划顺利完成。

3. 评价体系、供应商选择　相关管理人员需要运用 SPD 模式引入第三方服务商,构建相应的平台(供应商可以使用该平台,但是平台不参与销售业务,只负责信息 / 物流 / 管理服务)来对供应商进行筛选,供应商、医院均接受平台管理,并享受平台提供的服务,通过供应商及客户评价体系保证服务质量,优胜劣汰,按提供的服务市场化收费。

4. 验收　运用 SPD 系统创建入库扫码功能:当供应商确认采购信息后就会生成相应的订单条码,采购人员在验收货物时,可以根据订单、订单条码来核对货物,避免货物数量不准确的情况出现,同时还可以优化货物验收流程,降低货物损失。此外,对二级消耗点进行定数包、定数、套包管理,通过条形码技术的应用,实现高低值耗材全面追溯管理。院内 SPD 服务中心、各二级消耗点内的医用物资在医护人员未扫码消耗之前物权属于供应商,经过扫码且物权发生转移后才计入科室成本,医院月底与供应商实现消耗后结算,实现医院医用物资零库存、零资金占用。

5. 存放　按照质控管理要求,在临床科室建立独立标准的机器人辅助手术耗材存放室,规范物资的储存区域。同时,科室实现定数管理,一级库自动向其进行补货。二级库库位库存、定数包批号有效期实时查询,科室扫码出库后计入科室成本。智能感知物品存取实行全院高值耗材智能化管理,结合定数管理、权限管理、条码绑定追溯管理,确保高值耗材 100% 智能柜取用,避免替代使用、遗漏计费。对接院内手术排程系统,根据次日手术的情况,完成术中需要使用的耗材的分拣、套包加工。巡回护士术前取用术式套包、术后扫码套包箱一键计费。

(宋　辉　霍新水　瞿田星　王　梅　高隽博)

参考文献

[1] 谢申菊,王成,汪鹏飞.达芬奇机器人辅助手术系统的临床使用与管理[J].中国医学装备,2016,13(01):44-47.

[2] 唐朝贤,龚靖淋,王亚晖,等.达芬奇机器人甲状腺外科手术的现状及前景[J].川北医学院学报,2018,33(03):468-472.

[3] 胡英杰,刘晓芯.达芬奇机器人手术与胸腔镜手术治疗前纵膈肿瘤的疗效研究[J].海军医学杂志,2021,42(01):64-67+89.

[4] 曾玉,徐英,黄淑珍,等.达芬奇机器人手术开展初期管理实践[J].全科护理,2018,16(35):4420-4422.

[5] 陈美云,张晓霞,柯晓郑,等.达芬奇机器人手术室的全面质量管理[J].福建医药杂志,2021,43(03):137-139.

[6] 郭丹,吕丛海.用于手术室护理的达芬奇机器人自动控制系统设计[J].自动化与仪器仪表,2022(04):251-254.

[7] 曾建.达芬奇手术机器人复合手术室布局设计[J].中国医疗设备,2016,31(03):121-122,113.

[8] 吕小慧,陈必良.达芬奇机器人手术系统在妇科手术中的应用[J].机器人外科学杂志(中英文),2020,1(01):57-60,18.

[9] 胡桑,贺佟秀,田恬,等.达芬奇机器人手术器械规范化管理研究[J].当代护士(下旬刊),2021,28(12):164-165.

[10] 徐英.达芬奇机器人手术器械管理策略[J].全科护理,2017,15(26):3288-3289.

[11] 王莉,宋辉.前馈控制在机器人辅助肺癌手术体位安全管理中的应用[J].天津护理,2019,27(01):88-89.

[12] 吴莹.记忆海绵体位垫在侧卧位手术中预防压力性损伤的效果研究[D].南昌大学,2020.

[13] 张雄.医疗费用控制下 A 医院医用耗材精细化管理研究[D].云南师范大学,2020.

第三章　机器人辅助手术设备、器械及耗材介绍

第一节

机器人辅助手术系统的关键核心技术

机器人辅助手术系统有 5 个关键核心技术。

1. 可自由运动的手臂腕部（endowrist） 机械手臂的腕部能够提供 7 个自由度，可以完成人手无法实现的动作，触及范围更广。系统具有振动消除系统和动作定标系统，可保证器械臂在狭小的手术视野内进行精确的操作。此外，器械臂还能完成一些人手无法完成的极为精细的动作，手术切口也可以开得很小，从而缩短患者术后恢复的时间。同时还可以提高手术效率，节约费用。

2. 三维高清影像技术 三维影像平台内装有外科手术机器人的核心处理器及图像处理设备。以达芬奇系统为例，其内镜可以形成三维立体图像，手术视野图像被放大 10～15 倍，提供真实比例的全景三维图像。

3. 主控台的人机交互设计 主控台的设计充分考虑人机交互，提供了自然的手-眼位置，舒服的坐姿降低了手术医师的疲劳感，可保证长时间手术的正常进行，内置的麦克风能够让术中的沟通更加有效率。术者坐在控制台中，位于手术无菌区之外，用双手控制两个主控制器，用脚控制脚踏板。控制系统中的运动比例缩放功能可将医师手部的自然颤抖或无意识的移动减小到最低程度。

4. 远程直觉式运动 医师可远离患者实现眼手协调、手-器械尖端实时同步操作，有助于医师复制或借鉴开放手术经验，以及进行远程手术。

5. 振动消除和运动缩放功能 可以滤除外科医师术中操作时的细微震颤，大大提高了手术操作的安全性。

这 5 大技术优势是依靠机器人辅助手术设备和器械来实现的。

（陈玉龙　徐　锋　郭永宽　张　然）

第二节
机器人辅助手术设备

目前应用最为普遍的机器人辅助手术系统是直觉外科公司的达芬奇系统。该手术操作系统自2000年由美国FDA批准上市以来不断更新迭代，目前仍在临床应用的主要有达芬奇 S、Si、X、Xi 等多孔操作系统及达芬奇 SP 单孔操作系统。以下内容主要介绍目前最新的达芬奇 Xi 系统及设备。此系统包含一个医师控制台、一个患者手术平台和一个影像处理平台，并与内镜、达芬奇器械臂器械和附件配合使用（图3-2-1）。

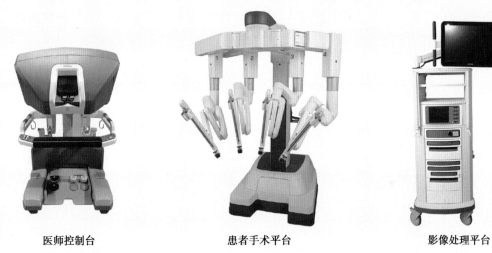

医师控制台　　　　　　　患者手术平台　　　　　　影像处理平台

图 3-2-1　达芬奇 Xi 操作系统的主要组件

一、医师控制台

外科医师坐在医师控制台旁，通过使用两个手动控制器（主控制器）和一套脚踏板来控制器械和内镜的所有动作。医师在三维观察窗上观察内镜图像，该观察窗提供患者解剖部位和仪器的视图，以及图标和其他用户界面功能（图3-2-2）。

1. 三维观察窗　高清立体观察窗由两个独立的液晶显示（liquid crystal display，LCD）显示器组成。

2. 手动控制器（主控制器）　两个手动控制器位于手术部位的三维放大图像下面。查看手术部位时，医师抓持手动控制器。在三维观察窗下可以看到，随着医师双手在手动控制器上的操作，器械末端出现在视野中。

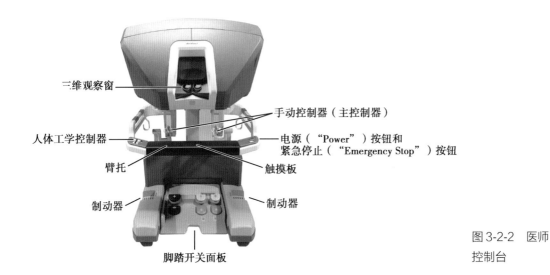

三维观察窗

手动控制器（主控制器）

人体工学控制器

电源（"Power"）按钮和
紧急停止（"Emergency Stop"）按钮

臂托

触摸板

制动器

制动器

脚踏开关面板

图 3-2-2　医师
控制台

3. 臂托　包含一块触摸板用户界面、用于调整医师控制台人体工学的控制器件及"Power"（电源）和"Emergency Stop"（紧急停止）按钮。

4. 脚踏开关面板　含有脚踏板，用于激活各种系统模式（如内镜控制器），以及激活各种器械功能（如单极和双极电刀）。

5. 制动器　医师控制台的基座上有两个制动器。

二、患者手术平台

患者手术平台位于手术床旁，包含根据目标患者解剖部位定位的 4 条器械臂（又称为"臂"）。内镜可附接到任何器械臂上，并提供患者解剖部位的高清三维视图。吊杆是一个可调旋转支撑结构，将器械臂移至适于目标解剖部位和患者体位的位置。中心柱向上或向下移动吊杆，以调整系统的高度。患者侧助手在手术期间附接和拆除内镜、器械臂器械（图 3-2-3）。

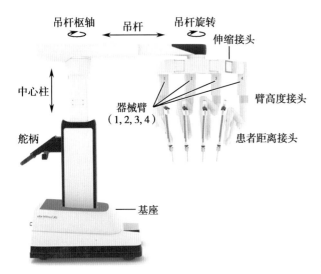

吊杆枢轴

吊杆

吊杆旋转

伸缩接头

中心柱

器械臂
（1, 2, 3, 4）

臂高度接头

舵柄

患者距离接头

基座

图 3-2-3　患者手术平台

1. 吊杆　吊杆是器械臂的可调整旋转支撑结构。

2. 吊杆枢轴　沿柱体对准和延伸吊杆。

3. 吊杆旋转　控制吊杆器械臂群的旋转。

4. 伸缩接头　支持调整臂间距的接头。

5. 臂高度接头　支持个别调整臂高度的接头。

6. 患者距离接头　支持调整器械臂以增加患者距离的接头。

7. 中心柱　在中心柱上可向上或向下移动吊杆。

8. 基座　包含一个用于定位和运输的机动患者手术平台驱动装置、患者手术平台电子设备和接头面板。

9. 器械臂　患者手术平台器械臂（又称为"臂"）共 4 条，用于固定并移动内镜和器械。远端则附接到套管。臂含有设置接头，这些接头使用户在设置期间能够将臂连接至套管。臂控制器（图 3-2-4）包含：①器械离合：医师发起动作，从而在手术部位中前进或收回内镜或器械端头。医师发起有关远端中心的臂动作。②患者距离：用于调整臂角度。③端口离合：用于对臂进行重新定位，以解决和避免手术期间潜在的臂互相干扰的情况。还用于升降吊杆、将各臂聚集或隔开（像风扇一样）或减少端口部位的张力。④吊杆旋转：用于旋转吊杆（器械臂群）。

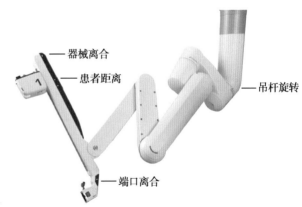

图 3-2-4　臂件上用于发起动作的按钮

三、舵柄

舵柄包含带手术平台驱动装置启用开关的手把、一块触摸板、两根操纵杆（吊杆位置控制器和吊杆高度控制器）、电源和紧急停止按钮、一个线缆托架一个电池指示灯。手把和手术平台驱动装置启用开关用于在手术室内操纵患者手术平台。触摸板可提供系统消息和引导菜单选项，操纵杆包含吊杆位置控制器和吊杆高度控制器，以对器械臂、吊杆和中立柱进行手动定向（图 3-2-5）。

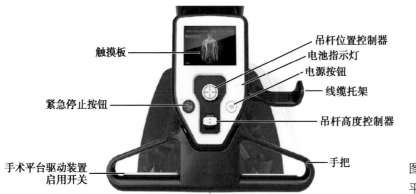

触摸板

紧急停止按钮

手术平台驱动装置
启用开关

吊杆位置控制器
电池指示灯
电源按钮
线缆托架
吊杆高度控制器

手把

图 3-2-5　患者手术
平台舵柄

四、影像处理平台

　　影像处理平台包含支持性电子设备,例如供内镜和主要电子及软件处理器使用的
光源和视频图像处理设备。影像处理平台还有一块触摸屏,可用于查看内镜图像和调
整系统设置(图 3-2-6)。

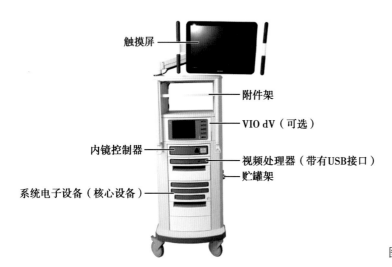

触摸屏

附件架

VIO dV(可选)

内镜控制器

视频处理器(带有USB接口)
贮罐架

系统电子设备(核心设备)

图 3-2-6　影像处理平台

　　1. 触摸屏　触摸屏监视器提供患者侧的手术部位视图与一套用于内镜和视频配置
的控制器。

　　2. 附件架　用于放置附件设备(如注气器)的置物架。

　　3. VIO dV　用于激活器械的兼容式高频电刀,可与机器人辅助手术器械和腹腔镜
器械配合使用。

　　4. 内镜控制器　包含一个可为手术部位提供照明的高强度光源和用于处理内镜所
输出视频图像的电子设备。

　　5. 视频处理器　接收并处理源自内镜的视频输入,并通过系统电子设备发送至触
摸屏和三维观察窗。

　　6. 系统电子设备(核心设备)　包含用于进行视频图像高级处理、系统控制算法和

高频电刀控制（当医师使用器械功能脚踏板时）的电子设备。

7. 贮罐架　两个贮罐架为注气器的使用提供支持。为容纳不同大小的贮罐，贮罐架配有调整带。贮罐架可支持两个重量≤50磅（22.32kg）的贮罐。

五、内镜和器械

内镜从手术部位获取到高清（high definition，HD）的三维（three dimension，3D）视频。HD视频由影像处理平台中的系统电子设备处理并显示于医师控制台3D观察窗和影像处理平台触摸屏。8mm内镜（图3-2-7）配备直（0°）镜头或有角度（30°）镜头。对于30°内镜，医师控制台触摸板和影像处理平台触摸屏能够无需将内镜从患者体内移除即可在向上或向下的角度定位中切换。内镜由端头、轴、基座、壳体、线缆和接头组成。有些内镜配有接头盖。如果配有接头盖，接头盖在术前必须移除，且必须在再处理前重新盖回去。

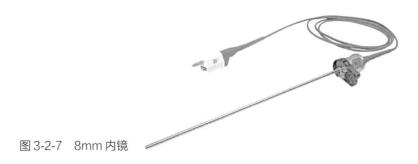

图3-2-7　8mm内镜

六、音频系统

音频系统包含一套在患者手术平台和医师控制台均有安装的麦克风和扬声器，用于手术室人员和医师控制台操作员之间的语音沟通。此外，音频系统还可发出许多不同的声音（比如错误警告音）和语音通知消息。

（陈玉龙　徐　锋　郭永宽　张　然）

机器人辅助手术操作器械及耗材

机器人辅助手术器械的设计旨在为外科医师提供自然的动作灵活度和动作范围。通过它们,医师可在微创手术中实现更加精准的操作。常用的手术操作器械包括以下几种。

1. **电钩**　电钩(permanent cautery hook)是胸外科手术中应用最广泛的主操作器械(图 3-3-1)。它通过电极尖端产生的高频高压电流在与肌体接触时对组织进行加热,实现对肌体组织的分离和凝固,从而起到切割和止血的作用。它的特点是灵活、精巧、凝血效果好、操作效率高。它可进行挑、拨、推、拉、勾、提、断等动作,在胸外科手术中被用于解剖胸膜和血管鞘膜、胸膜粘连烙断、清扫淋巴结、小血管凝闭离断、止血等操作。电钩也有一定的缺点,如它有热传导作用,在神经周围进行解剖时需慎用,以防造成神经热损伤。另外,它在胸腔内使用时容易产生烟雾,对手术视野会造成不利影响,特别是在狭小空间操作时烟雾对视野的影响尤其明显。

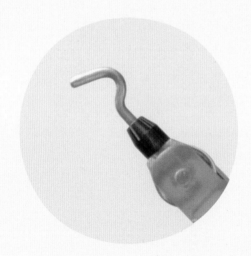

图 3-3-1　电钩

2. **马里兰钳**　马里兰钳(Maryland bipolar forceps)为弯曲弧形、单孔锯齿样,钳口在尖端处彼此接触,能进行抓持、牵拉、游离、双极能量凝闭血管和离断操作,可用于束状组织结构的锐性游离(图 3-3-2)。在肺手术中,马里兰钳可用于血管鞘膜游离、纵隔胸膜游离、淋巴结清扫、肺血管游离、血管吊带放置甚至简单缝合等精细操作,其优点是锐性解剖、止血效果好,精巧灵活,安全性高,缺点是切割速度稍慢。

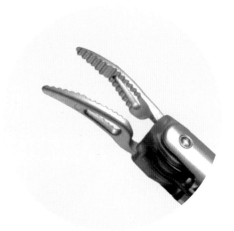

图 3-3-2　马里兰钳

3. 单极手术弯剪　单极手术弯剪[monopolar curved scissors(hot shears)]为弯曲切削刃设计,能进行切割、锐性分离、电切电凝等操作(图 3-3-3)。在胸腔手术中可用于精细解剖操作,如离断气管、清扫纵隔淋巴结、胸腔粘连的游离处理等。具有类似电刀的功能,同时又有剪刀的功能,在肺手术中属于常用器械。

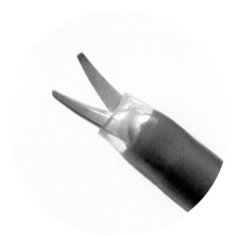

图 3-3-3　单极手术弯剪

4. 电铲　机器人手术器械中的电铲(permanent cautery spatula)相当于开放手术中的电刀(图 3-3-4)。可以用来解剖胸膜和血管鞘膜、凝闭小血管、点状止血、清扫淋巴结、切除肺组织等。胸部肿瘤手术中是否使用电铲作为主要操作器械因人而异。擅长用电铲的医师通过精巧的切凝、推、拨等操作,锐性解剖各种组织结构,小步快进,可提高切除效率,缩短手术时间。然而对于初学者来说,电铲的使用难度大,容易误伤血管,使用时需要慎重。

5. 有孔双极钳　有孔双极钳(fenestrated bipolar forceps)也叫强力抓钳,有孔双极钳的钳口为单孔锯齿样设计,可用于抓持、牵拉、游离、协助术野暴露,必要时也可使用双极能量凝闭血管止血(图 3-3-5)。在肺手术中,可提拉组织协助暴露,也可用其双极电凝功能凝闭细小血管;在游离血管鞘膜时可提拉鞘膜,也可行鞘膜内游离;在隧道法游离发育不全的肺裂时,可钝性游离、前后贯穿肺裂;在淋巴结清扫时可轻轻提拉淋巴脂肪组织方便清扫,遇到营养血管出血时可实施血管凝闭。

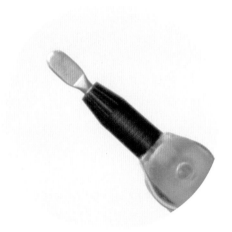

图3-3-4　电铲

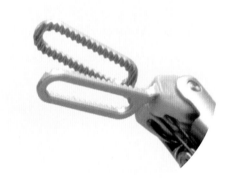

图3-3-5　有孔双极钳

　　6. 心包抓钳　心包抓钳(cadiere forceps)的钳口为单孔锯齿样,中等抓持力,在各种类型的手术中用于抓持、牵拉、游离和协助术野暴露(图3-3-6)。在肺手术中可提拉组织协助暴露;在游离血管鞘膜时可提拉鞘膜,也可行鞘膜内游离;在隧道法游离发育不全的肺裂时,可钝性游离、前后贯穿肺裂;在淋巴结清扫时可轻轻提拉淋巴脂肪组织方便清扫。

　　7. 端头向上有孔抓持器　为方便叙述后文将端头向上有孔抓持器(tip-up fenestrated grasper)都简称为 Tip-Up,其钳口稍长,端头上弯,为双孔锯齿样,常用于抓持、推开和分离组织(图3-3-7)。在肺手术中,一般放置于背部操作孔位置,可夹持小纱布卷协助暴露,减少助手的操作,同时可以替代部分心包抓钳的功能。

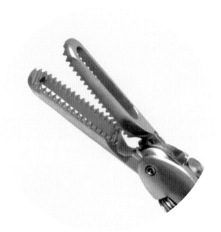

图 3-3-6　心包抓钳

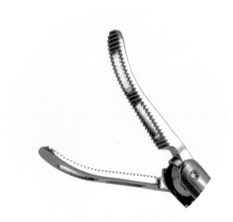

图 3-3-7　端头向上有孔抓持器

8. 持针钳　可根据拟缝合的不同组织、不同需求选择不同大小型号的持针钳（needle drivers）。大号持针钳（图 3-3-8）和超大号持针钳（图 3-3-9）抓取面和咬合力相对较大，可以更加牢固地抓取针和缝合线。

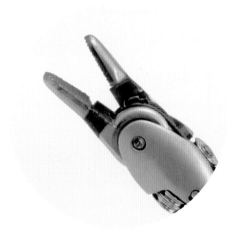

图 3-3-8　大号持针钳

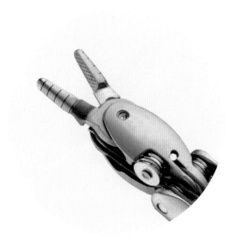

图 3-3-9　超大号持针钳

9. SureForm 切割吻合器　SureForm 切割吻合器于 2022 年在我国已经有多款型号上市（图 3-3-10）。SureForm 切割吻合器在肺切除手术中，可以用于离断肺组织、血管、气管等。具有以下特点：①操作简单：提供给术者更简单的操作流程，无需助手辅助。②适合各种角度：可以放置于任何操作臂，且角度多变，可以适应不同的操作要求，那些以往很难通过的血管，通过调整钳口的角度，很容易通过。③自检探查：在击发过程开始之前，以及击发过程中，通过每秒超过 1 000 次的自检探查，自动监测钳口内组织厚度和压力。④自动调整：以实现更优的吻合线。⑤精确算法：可以使 SureForm 切割吻合器在击发过程中暂停以便更好地压榨组织从而继续进行吻合。⑥精准压力：考虑到多个变量因素，专注为目标组织提供精准的压力。避免由于过大的钳口压力对组织造成撕裂或损伤。⑦建议合适钉仓：建议匹配适合组织厚度的钉仓，同时确保在不同厚度的组织下呈现出一致的吻合效果。

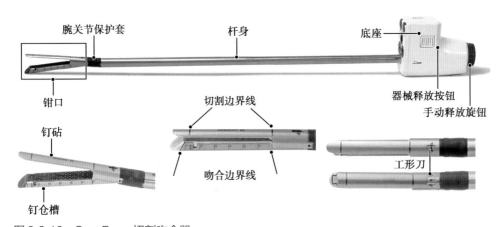

图 3-3-10　SureForm 切割吻合器

10. 双极血管闭合系统　双极血管闭合系统（vessel sealer extend）是一款具有全腕关节的高级双极能量器械，可以切割闭合≤7mm 的血管及组织束（图 3-3-11）。该系统将多种功能集于一身，可用于手术的任何阶段，提高手术效率。具有以下特点：①纤细的钳口，更加易于对组织的凝闭、分离。②表面纹理设计增大抓持力度，节省抓钳的使用。③60°全腕关节设计，可以用任意角度触及血管及目标组织。④90°垂直闭合血管，切割凝闭安全有效。

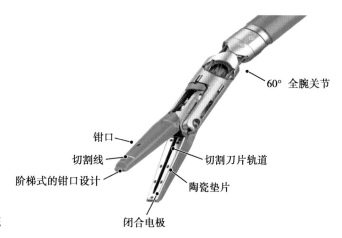

　60°全腕关节

钳口

切割线　　　　　　　切割刀片轨道

阶梯式的钳口设计　　　陶瓷垫片

闭合电极

图 3-3-11　双极血管闭合系统

（陈玉龙　徐　锋　郭永宽　张　然）

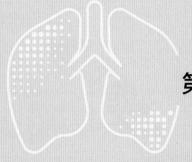

第四章　孔道建立的原则及布局

第一节
孔道建立布局原则

孔道建立在机器人辅助手术中极其重要，是后续手术成功的基础所在。原则上，机器人镜头和操作臂的孔道位置应位于胸腔中部略偏下，沿肋骨走行，呈"插口袋"方向。因为胸腔有肋骨包裹，只能通过肋间隙进入，过低位置的孔道会造成戳卡下压或上撬肋骨，造成肋间神经、血管被过度挤压损伤出血，严重的会造成肋骨骨折。分析打孔位置过低的原因，主要是因为胸廓虽然有天然的空间，但是有些患者胸廓空间不大，如果从下部向上看，可以获得相对广大的视野显露，但是仰视的视野对肺门结构尤其是上部肺门的多角度精细放大视野多有欠缺，同时操作臂位置过低也不利于精细的器械解剖和操作，还会严重干扰助手在辅助操作孔的工作、影响其安全，因此不建议操作臂孔道位置过低。

理想的打孔位置所达到的效果是：最小的肋间压迫，最大的操作空间，不干扰助手，打孔过程全程可视化。本书所介绍的孔道建立流程是在应用人工气胸四臂技术的基础上，综合过去国内外专家经验，吸取笔者多年的术中经验总结的一种方法。人工气胸可以使胸廓容积扩大、膈肌下移，打孔位置不需要过低一样可以获得广阔清晰的视野，同时也使辅助操作孔可以安全地使用相对低的肋间，保护助手安全。

（尤　健　陈玉龙　陈　辉）

第二节
体位及打孔位置的选择

机器人辅助肺手术的体位摆放十分重要。文中所述体位和打孔位置,适合肺手术的各种术式,包括肺叶手术、袖状手术和肺段亚肺段手术。

1. **体位** 患者取 90° 侧卧折刀位,略微前俯,折刀点大约在剑突水平,胸下垫塑形垫固定体位,不用托手架,患侧上肢抱头,手放在气管插管下,患侧腋下垫软垫。不用托手架和麻醉帘可以完全不影响机器人器械臂活动。适当折刀位可避免镜头臂对髋骨的压迫,增大肋间隙。如果做上肺叶手术,患者上部抬高 15°,如果做中、下肺叶手术,可以使患者胸部平行于地面,这样有利于利用重力打开叶间裂(图 4-2-1、图 4-2-2)。

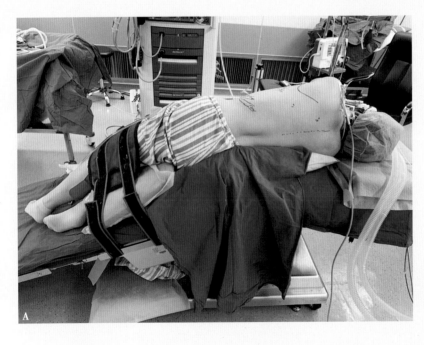

图 4-2-1 左肺手术
体位
A. 后面观。

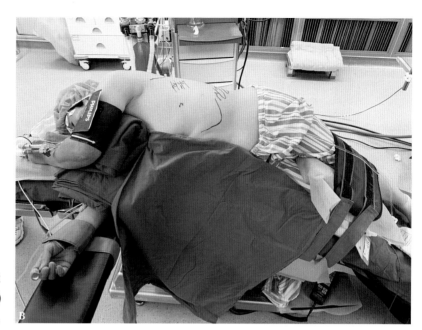

图 4-2-1 左肺手术
体位(续)
B. 前面观。

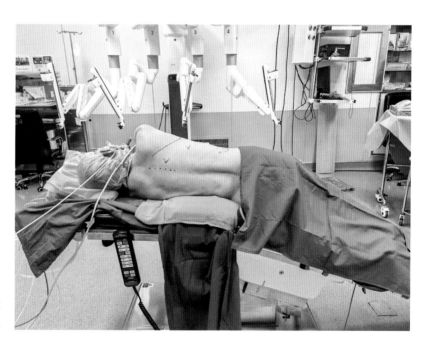

图 4-2-2 右肺手术
体位后面观

2. 打孔位置 ①镜孔(8mm):绝大多数选在腋中线前(髂前上棘沿线略偏后)第6 或 7 肋间;②前部操作孔(8mm):多选在腋前线第 4 肋间,尽量远离下部的辅助操作孔;③后部操作孔(8mm):根据患者体型及左右肺不同多选在肩胛下角线稍偏后与镜孔同一肋间或下移 1 个肋间,原则上确保后部操作孔的位置低于斜裂;④背部操作孔(8mm):位于脊柱旁线,大约在棘突旁开 4cm 第 4 肋间,根据不同的胸廓形状可上下调整 1 个肋间;⑤辅助操作孔(12mm):通常位于第 10 肋间(11 肋上缘),如患者先天第 11 肋过短,或者进行下肺切除时可适当上移至第 9 肋间(图 4-2-3、图 4-2-4)。

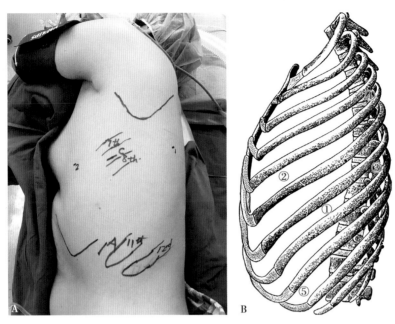

图 4-2-3　左肺手术打孔位置

A. 实例；**B.** 示意。

①- 镜孔（8mm）；②- 前部操作孔（8mm）；③- 后部操作孔（8mm）；④- 背部操作孔
（8mm）；⑤- 辅助操作孔（12mm）。

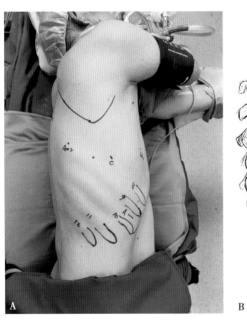

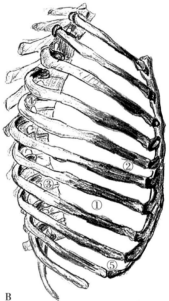

图 4-2-4　右肺手术打孔位置

A. 实例；**B.** 示意。

①- 镜孔（8mm）；②- 前部操作孔（8mm）；③- 后部操作孔（8mm）；④- 背部操作孔
（8mm）；⑤- 辅助操作孔（12mm）。

（尤　健　陈玉龙　陈　辉）

第三节
孔道建立流程

所有孔道的建立，只切开皮肤组织，分离皮下组织及肋间肌，用戳卡钝性于肌间插入胸腔即可。镜孔，前部操作孔和后部操作孔在建立前推荐用罗哌卡因进行肋间神经阻滞麻醉，背部操作孔用椎旁神经阻滞进行麻醉。

1. 首先建立镜孔（8mm），绝大多数选在腋中线前（髂前上棘沿线略偏后）第7肋间，机器人镜头30°向上，镜孔进胸检查无广泛胸膜粘连、无打孔戳卡肺损伤后，从镜孔建立人工气胸，压力5～8mmHg，流量12～15L/min。

2. 机器人镜头30°向上，由镜孔向足侧观察可以清晰地看到膈肌和膈肌返折，可视下于肋弓膈肌返折处建立辅助操作孔（12mm），通常位于第10肋间（11肋上缘），如患者先天第11肋过短，或者行下肺切除术时可适当上移至第9肋间。将机器人镜头和气胸管移至辅助操作孔，在全可视下建立其他操作孔（图4-3-1）。

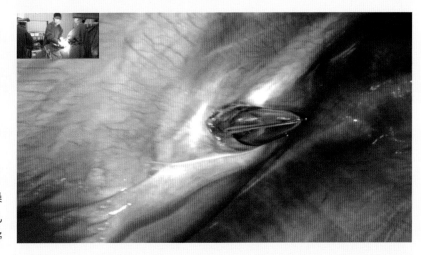

图4-3-1　辅助操作孔（12mm）打孔位置胸内视野

3. 背部操作孔（8mm）位于脊柱旁线，大约棘突旁开4cm第4肋间，根据不同胸廓形状进行上下调整（图4-3-2）。

4. 后部操作孔（8mm）根据患者体型及左右肺不同多选在肩胛下角线稍偏后与镜孔同一肋间或下移1个肋间，原则上确保后部操作孔位置低于斜裂（图4-3-3）。

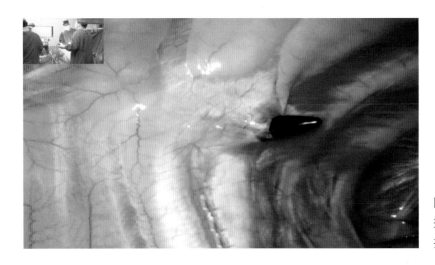

图 4-3-2　背部
操作孔（8mm）
打孔位置胸内视野

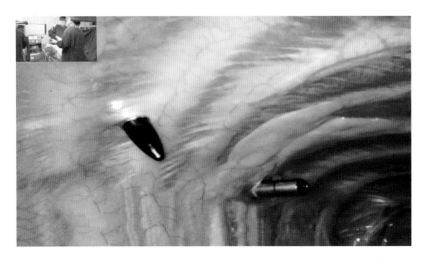

图 4-3-3　后部
操作孔（8mm）
打孔位置胸内视野

5. 前部操作孔（8mm）多选在腋前线第 4 肋间，尽量远离下部的辅助操作孔（图 4-3-4）。

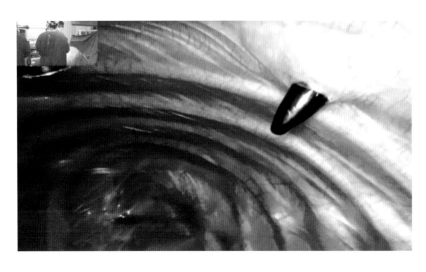

图 4-3-4　前部
操作孔（8mm）
打孔位置胸内视野

6. 打孔完毕，接入机器人器械臂，根据术者习惯插入机器人器械。机器人镜头再次由辅助操作孔进入可以看到全部胸腔，调整戳卡深度，各器械臂就位（图 4-3-5）。

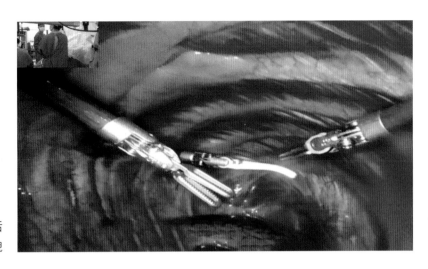

图 4-3-5　置入器械后
胸内视野胸腔全貌

　　如上描述的打孔位置和方法，适用于本书阐述的所有肺叶、肺段亚肺段和袖状切除吻合术。打孔的位置上下最多 1 个肋间的调整，可以适合所有的胸廓形状，极度短粗体型可上移 1 个肋间，极度瘦长体型可以下移 1 个肋间。绝大多数情况无需调整（视频 1）。

视频 1
孔道建立流程

（尤　健　陈玉龙　陈　辉）

第五章　机器人辅助胸外科
手术的麻醉

第一节
机器人辅助胸外科手术对患者生理功能的影响

机器人辅助胸外科手术是新一代微创手术模式，相比于电视胸腔镜辅助胸外科手术模式，它提供更加自然灵巧和全方位的精细操作，具有减轻疼痛、减少炎症反应、降低肺功能受损程度、缩短住院时间等优点，并且使远程手术操作成为可能，因此越来越多的胸外科手术采用机器人辅助手术的方式进行。机器人辅助胸外科手术操作中采用二氧化碳（carbon dioxide，CO_2）人工气胸、单肺通气、特殊体位等操作均有助于获得最佳的手术视野和操作空间，但同时也对患者的生理功能产生影响。

一、二氧化碳气胸

与胸腔镜手术不同，全孔道机器人辅助胸外科手术过程中需向胸腔持续注入 CO_2，控制其流速，形成稳定的胸膜腔内持续正压，使膈肌下移及肺萎陷，从而暴露术野，潜在并发症包括气道压升高、纵隔移位引起的血流动力学不稳定、呼吸功能抑制、血氧饱和度下降等。同时，长时间手术操作会引起血液中 CO_2 含量升高，单肺通气也可引起体内 CO_2 蓄积。因此，术中维持胸腔压力及严格控制 CO_2 流速非常重要。

（一）二氧化碳气胸对循环功能的影响

人工气胸建立后，由于胸内正压持续存在抵消对侧通气压力及腹压、促进肺萎陷和膈肌下陷，从而充分暴露术野，但同时 CO_2 气胸使纵隔移位、压迫心脏大血管，阻碍静脉血回流，使心脏舒缩功能降低，表现为平均动脉压、心脏指数、每搏量和左心室做功指数降低，中心静脉压升高；还可引起低氧性肺血管收缩等变化，表现为肺动脉压和肺动脉楔压升高。CO_2 气胸对循环功能影响的严重程度与气胸压力、充气速度、机体代偿能力等因素有关。目前认为，胸腔 CO_2 充气压力 <8mmHg、充气流速 <2L/min 对循环系统影响较小，多数患者可以耐受。

CO_2 气胸期间患者心率保持稳定或增加。心率增加的原因之一是动脉血二氧化碳分压增加引起的应激反应，也可能是血压下降引起的代偿反应。当 CO_2 充气速度过快、充气压力过高时会出现 CO_2 气胸的严重并发症，即急性心血管虚脱，表现为低血压、血氧饱和度下降、心率减慢甚至心脏停搏。其可能的发生机制为当胸腔内充气速度过快，胸腔内压短时间内剧增时引起严重的心包外压塞、纵隔显著偏移和静脉回流迅速下降，交感神经系统不能及时代偿，最终导致心血管虚脱。值得注意的是，通过提高胸腔内注入 CO_2 的速度或压力的方式并不能达到加快肺萎陷速度的效果，反而有可能增加急性心血管虚脱的风险。

（二）二氧化碳气胸对呼吸功能的影响

CO_2 气胸通过增加气道压、降低肺动态容量和肺顺应性、降低氧合及由于 CO_2 吸收引起的高碳酸血症等方面抑制呼吸功能。CO_2 气胸期间患者平均气道压和气道峰压显著升高，并且与气胸压力值呈正相关。此外，气道压升高与肺容积减少相关。CO_2 气胸使肺组织塌陷，在暴露术野的同时影响肺通气血流比，肺内血分流增加，虽然肺内血分流能被低氧性肺血管收缩有效代偿，但在麻醉状态下，吸入性麻醉药物如七氟醚抑制低氧性肺血管收缩，因而加重肺内血分流，易出现高碳酸血症、低氧血症。肺动态顺应性在 CO_2 气胸期间明显降低，与气胸压力值呈负相关，CO_2 气胸结束后，肺组织的顺应性立即恢复至气胸前状态。CO_2 气胸引起高碳酸血症是由于胸膜对 CO_2 的吸收（吸收增加）和肺通气、换气能力下降（排出减少）导致，其中胸膜对 CO_2 的吸收是主要原因。有研究发现，CO_2 气胸期间患者动脉血二氧化碳分压与呼气末二氧化碳分压差值从 5mmHg 增加至 7～16mmHg。手术过程中采用快通气频率及小潮气量引起的轻度呼吸性酸中毒被称为"允许性高碳酸血症"。允许性高碳酸血症对机体的影响尚存在争议，有研究显示，快通气频率及小潮气量的保护性机械通气策略可降低通气相关肺损伤，但对于存在颅内压升高风险的患者，高碳酸血症引起的脑血管舒张可能会产生灾难性的后果。

（三）二氧化碳气胸对其他功能的影响

CO_2 气胸理论上可导致腔静脉回流受限和血管内皮损伤，从而影响患者的凝血功能，但目前就 CO_2 气胸对凝血功能的影响尚无明确结论。CO_2 气胸可通过改变动脉血氧分压、动脉血二氧化碳分压和平均动脉压对神经系统造成影响。动物试验发现，CO_2 气胸压力为 10mmHg 时会导致血流动力学不稳定和脑灌注降低，当 CO_2 气胸压力为 5mmHg 时，这些指标保持稳定，提示胸腔内压力过高造成的血流动力学抑制效应会超过高碳酸血症引起的脑血管扩张效应，表现为脑灌注降低。

二、单肺通气

在机器人辅助胸外科手术中，采用术侧肺隔离、健侧单肺通气可提供最佳的解剖结构和肺裂术野，同时防止液性分泌物流入健侧，这一非生理性通气方式对患者有诸多影响，甚至造成通气相关肺损伤。

单肺通气对通气侧肺的影响主要是机械牵张性肺损伤，包括机械正压通气、反复肺萎陷和复张、手术操作对肺组织的牵拉。肺泡上皮及血管内皮受到牵拉，在细胞应变力的作用下内皮细胞基底膜破裂，渗出大量液体导致气道压升高，产生压力 - 容积性肺损伤；单肺通气对萎陷肺的影响包括肺泡通气面积减少 40%～60%，萎陷肺泡在机械通气期间随吸气、呼气承受机械应力并与周围肺泡间产生剪切力，进一步造成萎陷肺损伤；同时流经萎陷肺的血流无携氧直接进入体循环中，由于麻醉状态下低氧性肺血管收缩反应减弱，使静脉血掺杂明显增多，血氧饱和度降低；随着两侧胸膜腔存在压力差，使吸气时纵隔移向健侧,呼气时纵隔返回术侧,从而出现纵隔摆动;如未进行控制呼吸,两侧胸膜腔存在压力差时,患者吸气时患侧肺内一部分气体吸入健侧肺,呼气时进入健侧肺的气体返回患侧肺中,使一部分气体成为反常气流,随呼吸来往于两肺之间,成为摆动气,麻醉状态下行气管插管及控制呼吸后,可有效控制摆动气。由上述原因导致的一系列细胞因子、炎性介质、氧化应激的级联反应,加剧了肺损伤的发生。

三、体位影响

在进行机器人辅助肺手术时,患者的体位为术侧上半身抬高且适当弯曲的侧卧位。侧卧位能减少会厌在重力作用下向咽后壁的移动,使咽部横截面积增大,从而改善上呼吸道梗阻;头高脚低位使腹腔内容物和膈肌下移,胸腔容积增大;全身麻醉双肺通气下,体位由平卧位变为侧卧位时肺顺应性降低,气道压力升高,并且气管受压易出现移位,需再次确认气管插管位置及通气效果;长时间手术时患者保持相同体位,使呼吸道分泌物及肺内渗出液受重力作用易坠积在下垂的肺区域;侧卧位对于循环的影响相对较小,并且有研究表明开胸手术左侧卧位与右侧卧位对循环功能和血容量状态的影响无显著区别;机器人辅助前纵隔手术时患者体位为平卧位,较接近人体自然状态。

随着机器人辅助胸外科手术的应用越来越多,纳入手术的高龄及合并各种心脑血管疾病的患者也日益增加,充分理解机器人辅助手术中 CO_2 气胸、单肺通气、体位变化等各种因素对生理的影响有利于更好地评估患者术前状态,维持患者术中生命体征平稳,改善患者术后恢复,提高患者手术舒适度和满意度。

(尹毅青　王　靖　王凯元　张霄蓓　李　媛　苑亚静)

第二节
机器人辅助胸外科手术术前评估

胸外科手术术前的全面评估非常重要,旨在对患者围手术期风险进行分级,提供管理依据,减少并发症并改善预后。机器人辅助胸外科手术术前评估与开胸手术或腔镜手术相同,麻醉医师应在术前对患者的病史、体格检查、实验室检查及各种辅助检查进行全面的系统回顾及评估,重点关注循环系统、呼吸系统、神经系统、泌尿系统及内分泌系统等功能变化。

一、循环系统评估

肺癌患者因吸烟易患动脉粥样硬化性心血管疾病,潜在冠心病的患病率约为11%~17%,肺切除术也常被认为存在中等程度的围手术期缺血风险。此外,机器人辅助手术中器械操作及胸腔内气压对心脏和大血管皆有直接压迫和牵拉,常引起血流动力学波动,进一步增加围手术期心血管风险(如心肌缺血、心室颤动、肺水肿,或原发性心搏骤停等)。评估时应完善病史、体格检查、心电图(包括24小时动态心电图)及超声心动图等检查并评估患者活动耐量,必要时通过冠状动脉CT或冠状动脉造影评估冠状动脉疾病风险。识别重度高血压、心力衰竭及严重瓣膜疾病患者,并控制病情。积极治疗对血流动力学有影响的高危心律失常如室性心律失常、快速性心律失常、Ⅱ度Ⅱ型及以上传导阻滞及新近发生的心律失常。维持酸碱及电解质稳定,对于镁储备量低的患者,应及时补充镁剂。

二、肺功能评估

肺功能检查可反应肺的呼吸力学与容量,是肺部手术必备检查。肺通气功能及换气功能可作为术后预测指标。一般认为术前第1秒用力呼气量(forced expiratory volume in one second,FEV_1)和肺一氧化碳弥散量(diffusion capacity of carbon monoxide of lung,DLCO)如均大于60%~80%预计值,行预期手术风险较小。预测术后第1秒用力呼气量(postoperative forced expiratory volume in one second,$ppoFEV_1$)及预测术后肺一氧化碳弥散量(postoperative diffusion capacity of carbon monoxide of lung,ppoDLCO)也是推荐的肺癌术前筛选标准。其计算方法如下:$ppoFEV_1$/ppoDLCO=FEV_1/DLCO×(1- 功能性肺组织去除量的百分比)。临床中常以$ppoFEV_1$<40%预计值作为评估手术高风险的阈值。若$ppoFEV_1$及ppoDLCO在30%~60%,应进一步行运动试验来评估患

者的心肺交互功能。6 分钟步行距离与 6 分钟上下楼梯实验是评估运动能力和心肺储备的最简单的方法，一般来说，6 分钟步行距离超过 450m 或者能轻松爬 2～3 层楼梯则提示患者心肺功能良好，可耐受手术，且患者死亡率和并发症发生率低。心肺运动试验（cardiopulmonary exercise testing，CPET）和测定每分钟最大氧耗量是评估心肺交互功能的金标准。每分钟最大氧耗量>20ml/kg 的患者围手术期死亡率及并发症发生率无明显升高，但每分钟最大氧耗量<10ml/kg 的患者围手术期风险增加。与此同时，传统上认为动脉血氧分压（arterial partial pressure of oxygen，PaO_2）<60mmHg，或动脉血二氧化碳分压（arterial partial pressure of carbon dioxide，$PaCO_2$）>45mmHg 的患者不能耐受肺切除术。

三、气道评估

气道评估的重点为发现潜在的困难气道及肺隔离困难。麻醉医师应亲自进行体格检查并阅读术前胸部 X 线片及 CT 影像。胸科困难气道按解剖部位可分为上气道异常和下气道异常两类。

1. 上气道异常　包括颈部活动受限、甲颏间距减小、张口受限、上门齿前突合并下颌骨回缩、颈部放疗史、舌及下颌手术史、口腔及咽喉部占位、声门受压狭窄或移位等。

2. 下气道异常　包括气管或支气管解剖位置异常、气管下段及隆突处肿瘤压迫、胸降主动脉瘤、右位主动脉弓合并憩室压迫气管、先天性气管支气管畸形（气管型支气管等）、现存的气管造口、气管食管瘘及支气管胸膜瘘等。

通过评估，识别困难气道，为制定诱导方案及选择合适的肺隔离工具提供参考。

四、新辅助治疗的影响

新辅助治疗如化疗、放疗、靶向治疗及免疫治疗，已经广泛应用到肺癌的术前治疗中，可降低肿瘤病理分期，有利于开展后续手术治疗，并提高病理完全缓解率。然而，研究表明化疗药物、放疗及免疫治疗具有不同程度的脏器损害等副作用，尤其是在联合治疗时。心脏损害是最常见的不良反应，主要包括心肌损害及心力衰竭、冠状动脉心脏病、心律失常、心包炎症及肺动脉高压等。此外，还应密切关注肾上腺功能、甲状腺功能及肺功能的变化。术前应详细询问病史，重点掌握患者既往病史、新辅助治疗方案、用药类别、周期等信息，及时发现潜在的脏器损害及功能不全，完善麻醉前评估方案。完善包括十二导联心电图、超声心动图、心脏核磁、肾上腺功能、甲状腺功能及心肌损伤标志物在内的各项检查。对于高危患者，可通过多学科会诊（multi-disciplinary team，MDT）的方式，指导术前药物治疗，以达到手术标准。

此外，呼吸系统还应评估慢性阻塞性肺疾病、肺大疱、重症肌无力及气道高反应性疾病；神经系统评估应重点关注脑血管病变及颅内占位性病变；其他系统还应评估糖尿病、肾功能不全、甲状腺功能亢进及甲状腺功能减退、肥胖、上呼吸道感染史及过敏史等。及时识别并纠正各种脏器功能不全，为制定麻醉手术管理方案、保证围手术期安全提供依据。

（尹毅青　王　靖　王凯元　张霄蓓　李　媛　范亚静）

第三节
机器人辅助胸外科手术麻醉管理及围手术期镇痛

作为胸外科手术的一种特殊形式,机器人辅助胸外科手术的麻醉因其庞大的机器人系统、患者的特殊体位等因素,对麻醉的管理和围手术期镇痛的要求具有其一定的特殊性。

一、麻醉方法

机器人辅助胸外科手术的麻醉以气管内插管全身麻醉为主。

1. 麻醉诱导　可根据患者情况选择静脉诱导、吸入诱导及静吸复合诱导的方法。麻醉维持也可采用静脉、吸入及静吸复合的方法,常使用肌肉松弛药以保证充分的肌肉松弛。全身麻醉联合胸段硬膜外阻滞麻醉或者椎旁神经阻滞麻醉与全身麻醉配合不仅有利于加强镇痛作用、减少术中麻醉药的用量,还有利于术后镇痛,促进患者的恢复,且有文献报道椎管内麻醉可改善肿瘤患者的预后。

2. 麻醉维持　全凭静脉或者静吸复合麻醉均可;由于机器人辅助胸外科手术的创伤与操作刺激远低于开胸手术,故麻醉深度适中即可,不必太深,以 Bis 监测数值为准。

3. 肺隔离技术　肺隔离技术应根据具体情况来选择。在绝大多数情况下,无论是左侧肺还是右侧肺的手术均可使用左支双腔管来完成,但一般建议常规选择非手术侧双腔管。导管位置不佳会导致肺萎陷不良,手术操作困难,应在手术铺单前,用支气管镜确认导管的最佳位置。机器人辅助胸外科手术中手术区域的牵拉移动较普通开胸手术或胸腔镜手术小,故确定双腔管位置正确后,其导管移位发生率并不高。支气管封堵器也是可选工具之一,移位率相对高于双腔管,可能需要反复确认球囊位置,对于机器人辅助胸外科手术可能会增加麻醉管理的困难,因此将其列入第二选择。近年来可视双腔管及可视气管导管联合支气管封堵器的运用为机器人辅助胸外科手术中的气道管理提供了极大便利,可以持续监测导管位置,尤其适合麻醉医师在头部区域操作受限的手术中应用。

二、术中监护

(一)循环监测

由于心电图电极位置必须让位于胸壁孔道开口处,因此,需要更加注意心电图波形的动态变化。心电图可发现心率、心律及 ST-T 的改变。有创动脉压监测应作为机器人辅助胸外科手术所必备的监测。胸外科手术围麻醉期心搏骤停的发生率约为 0.08%，多发生在肺门周围操作期间，而此时恰逢使用电凝或心电图波形受到干扰，从动脉压力波形改变的瞬间观察到血流动力学上的改变，此时可让术者暂停手术，及时开展心脏复苏措施，且心脏复苏期间有创动脉压监测还可以直接观察到心脏按压的效果，对后续的治疗有明显的指导意义。此外，有创动脉压监测便于单肺通气期间血气分析血样的获取。中心静脉压监测常作为临床液体管理的主要监测方法。呼气末二氧化碳（end tidal carbon dioxide，$ETCO_2$）则是肺血流量减少极为敏感的指标，术中应同步监测有创动脉压与 $ETCO_2$，如果血压下降在前，$ETCO_2$ 随后下降，则肺血流的下降就是全身血流下降的一部分；若术中 $ETCO_2$ 突然下降，随之血压下降，则要考虑肺栓塞的可能。动态观察动脉血二氧化碳与 $ETCO_2$ 的差值，借此了解肺通气的有效性。此外，我们也应重视最简单有效又常被我们忽略的监测手段——肺部听诊，在机器人辅助胸外科手术的麻醉前、中、后都应重视肺部的听诊。

由于机器人系统体积庞大，麻醉机、监护仪的摆放位置常须让位于床旁器械臂和视频系统，麻醉医师能接触到患者的空间极为有限，这使得监护仪和管线的放置要求十分严格。推荐使用足够长的麻醉管路、监护导线及动脉、静脉延长线，并且换能器的位置应远离患者。静脉和动脉通路的位置需要确保麻醉医师能够进入，同时要注意避免绊倒风险。在患者头端放置透明洞巾可以直观地显示气道、血管通路及患者皮肤颜色。

（二）肌肉松弛监测

机器人辅助胸外科手术中患者体动或咳嗽有导致组织撕裂或损伤的风险，需通过充分肌肉松弛（简称肌松）来避免。机器人辅助手术组织张力或运动反馈与真实手感有较大差距，手术医师可能在患者咳嗽、体动时无法及时令机器人手臂松开被钳住的组织，这样可能会导致组织损伤和严重出血。因此，建议术中进行肌松监测，并考虑连续输注合适的肌肉松弛药（如顺式阿曲库铵），或罗库溴铵联合舒更葡糖钠组合，以达到机器人辅助胸外科手术深肌松、快恢复的要求。

（三）容量管理

胸外科手术的液体治疗仍然是一个颇具争议的问题，应根据患者的实际情况进行分析。一般遵循相对限制的液体管理原则（术中约 1ml/kg·h）进行管理，旨在最大限度地减少毛细血管静水压和肺间质及肺泡水肿。微创手术失血量通常很小，但由于纵隔血管受压、CO_2 气胸等原因可能会导致静脉回流减少，引起血流动力学不稳定，故可能需要在限制性液体策略的情况下使用血管收缩药。需常规准备大口径静脉通路，体温监测和输液加温也都是必要的。而面对出血风险增加的患者，应考虑强制使用两个大口径的静脉通路。由于患者体位原因，中央静脉置管在机器人辅助胸外科手术中应用较少。但面对那些静脉注射具有挑战性，或心脏功能较差，可能需要血管升压药的患者仍应考虑进行中央静脉置管。

（四）患者体位

患者体位对于实现最佳的器械臂入路和术中操作异常重要。在机器人辅助肺切除术中，患者处于屈曲侧卧位，有利于胸腔中部肋间隙的打开，体位垫在患者体位摆放过程中起到有效的保护和支持作用；臀部束带有利于固定并保持患者体位。注意使用凝胶垫或泡沫垫保护受压点。注意手臂的摆放位置，以免过度伸展或压力导致臂丛神经损伤。患者头部保持稍抬起的姿势，以避免头部充血和上呼吸道梗阻。

（五）疼痛管理

与开胸手术或腔镜手术相比，机器人辅助胸外科手术中阿片类药物的使用剂量有所减少，术中可使用瑞芬太尼来抑制手术应激，避免大剂量长效阿片类药物的镇静作用。减轻术后疼痛有助于患者更快地恢复、活动和出院。在手术结束时可以拔管，在术后麻醉恢复室经过一段时间的恢复后，根据实际情况将患者转移回病房。

机器人辅助胸外科手术因其手术创伤小，故急性疼痛发生的概率较开胸手术低，但是患者对微创手术的期待，以及对术后快速恢复的要求，使其对术后镇痛的要求更高。可采用多模式镇痛的方式，联合外周区域神经阻滞技术、手术切口的局部麻醉药物浸润等方法治疗围手术期疼痛。机器人辅助胸外科手术可在麻醉诱导前、后或手术结束后行椎旁神经阻滞，也可于术中在镜头下完成椎旁或肋间神经阻滞，术后辅以阿片类药物为主的患者静脉自控镇痛泵（patient controlled intravenous analgesia, PCIA）多模式镇痛，镇痛药予以 3 天常规量。有研究表明，椎旁神经阻滞和肋间神经阻滞不仅可以显著降低机器人辅助胸外科手术患者术后阿片类药物的用量，同时在术后镇痛和肺保护方面也发挥着重要作用。也有研究表明，在超声引导下的前锯肌平面阻滞和竖脊肌平面阻滞也可控制术后疼痛并改善胸部手术的预后。总之，围手术期的镇痛方式选择应结合所在中心特色及患者具体情况进行个体化选择。

机器人辅助胸外科手术围手术期麻醉和镇痛管理的核心在于结合机器人辅助手术的特点和特殊要求，给予患者个体化的麻醉和镇痛方案，以帮助患者减少术后并发症、缩短住院周期、降低术后疼痛，最终达到提高患者满意度的目的。

（尹毅青　王　靖　王凯元　张霄蓓　李　媛　范亚静）

第四节
机器人辅助胸外科手术单肺通气的实施

机器人辅助胸外科手术的麻醉与胸腔镜辅助胸外科手术的麻醉类似,麻醉诱导、维持、肺隔离及术后镇痛都可以直接应用于机器人辅助胸外科手术的过程中。为了给胸部手术操作提供最佳术野,避免手术侧肺的分泌物或渗出物流入健侧通气肺,胸部手术通常采用单肺通气(one-lung ventilation, OLV)来隔离双侧肺。

OLV 是指胸外科手术患者经支气管导管只利用一侧肺(非手术侧)进行通气的方法。OLV 可使手术区域肺萎陷,不仅有利于明确病变范围,创造清晰而稳定的手术视野,还有利于减轻非切除部分肺的机械性损伤。

目前,OLV 的应用范围已经大大扩展,通常把 OLV 的适应证分为相对适应证和绝对适应证。相对适应证指为方便手术操作而选择 OLV 的情况,包括全肺切除术、肺叶切除术、肺楔形切除术、支气管手术、食管手术、降主动脉重建术等胸内手术,胸腔镜下非体外循环下冠脉搭桥和胸椎手术,巨大右半肝手术,后腹膜巨大肿瘤切除术,后腹膜腔镜手术等。绝对适应证是指在需要保证通气的同时,又能防止两侧肺间的交叉感染等选择 OLV 的情况,包括湿肺、大咯血、支气管胸膜瘘、单侧支气管肺灌洗、中央型肺癌等。此外,OLV 还可用于单侧肺再灌注损伤(肺移植或肺动脉内膜切除取栓术后)或单侧肺创伤患者,为其提供不同的通气模式。

一、单肺通气的器械要求

实现单肺通气,需要选用双腔支气管导管、支气管封堵管(与普通气管导管并用)、单腔支气管导管或 Univent 支气管封堵导管。

1. **双腔支气管导管**　双腔支气管导管可以很方便地实现任一侧肺通气,或从单肺通气转为双肺通气,易于同时吸引任一侧肺的分泌物,定期向非通气侧肺吹入氧气。但是,双腔支气管导管的外径比支气管封堵管及单腔支气管导管的外径大,当气管主支气管存在解剖上的变异时较难定位。双腔支气管导管的规格视生产厂家的不同而异,成人一般有 35~41F 可供选择,男性一般用 37~39F,女性一般用 35~37F,针对特殊体型的患者选用 41F(图 5-4-1、图 5-4-2)。

2. **支气管封堵管**　支气管封堵管是一条空心管(图 5-4-3),通过该空心管可进行高频喷射通气,或吹入氧气,或进行吸引。支气管封堵管的一个不利之处是套囊不易长久固定,在机械通气期间,易滑出到气管内。另外,肺手术中易形成封堵套囊下血块,堵塞下一级支气管,而封堵套囊上方容易积聚分泌物。因此,应用支气管封堵管时应注意以下几个问题:①术前使用阿托品;②封堵套囊尽量不涂液状石蜡;③套囊放气时应先吸痰;④气管导管斜面不要正对封堵套囊,否则通气气压易导致套囊移位。

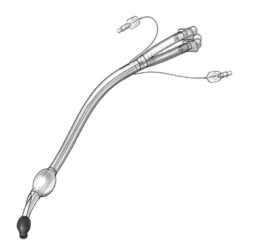

图 5-4-1　左侧双腔支气管导管

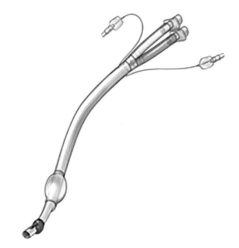

图 5-4-2　右侧双腔支气管导管

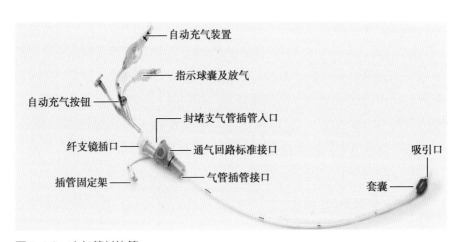

图 5-4-3　支气管封堵管

　　3. 单腔支气管导管　左单腔支气管导管实用性较强,导管的弧度与咽喉和左主支气管的弧度较为一致,插管容易成功。右单腔支气管导管比左单腔支气管导管多了一个上叶通气小孔。单腔支气管导管的大小是以内径(mm)来命名的,其外径比与其相当的气管导管略大一点。单腔支气管导管进入支气管恰当位置后,立即对气管套囊充气,而支气管套囊暂时不用充气,支气管与导管套囊之间存在的空隙使双肺均可得到通气。当需要单肺通气时,对支气管套囊充气及对气管套囊放气,使无通气侧肺发生萎陷。

　　4. Univent 支气管封堵导管　Univent 支气管封堵导管(图 5-4-4)是另一种用于单肺通气的导管,它由一根气管导管和附于其上的支气管封堵管组成。这是一种带有一条小腔道的硅胶气管导管,通过导管上的小腔道可以灵活地控制支气管封堵管的进出及定位于左主支气管或右主支气管,如结合使用纤维支气管镜,对封堵管的定位就变得十分简单,使用这种联合导管进行单肺通气时,气道阻力也会较低。

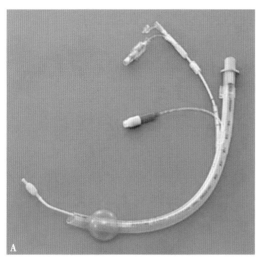
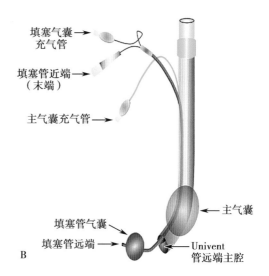

图 5-4-4　Univent 支气管封堵导管

A. 实物；B. 示意。

二、双腔管定位

(一) 选择左、右侧双腔支气管导管

一般来说,根据健侧肺的支气管内径选择支气管导管能使麻醉过程中单肺通气更安全,因为这样能更好地进行肺隔离并防止误吸。虽然肺下叶切除手术可以行同侧(手术侧)肺插管,但是由于在开胸之前不能确定患者是否需要扩大切除范围甚至行全肺切除术,这样会使患侧的支气管插管情况变得被动。肿瘤、感染、炎症引起支气管狭窄或扭曲等病理情况均会影响左、右导管及其大小的选择;偶尔解剖变异如先天性支气管狭窄、支气管成角过大、左右侧支气管上叶支气管开口过早也会影响导管的选择。我们经常发现有些患者右肺上叶支气管开口太靠近隆突甚至有个别开口于隆突以上,这些解剖变异可在胸部 X 线片、胸部 CT 或在术前纤维支气管镜检查时发现。因此,插管过程中许多麻醉医师更倾向于使用左侧支气管导管,因为左侧支气管导管比右侧更容易固定且不易阻塞上叶支气管开口,亦可以避开右肺上叶支气管开口变异的情况。

(二) 选择双腔支气管导管大小

一般来讲,尽可能选用较大的导管,这样可减小气道压力,减轻导管扭曲并提高肺隔离的成功率。成年男性一般使用中大号(37F 或 39F)的双腔导管,身材矮小的男性和一般身高的女性需要中号(37F)双腔导管或小号(35F)双腔导管。

(三) 检查双腔支气管导管的插管位置

1. 左双腔导管

(1) 从气管腔(右侧腔)进行检查:将纤维支气管镜送入气管腔,通过气管侧开口直视导管情况,理想的位置应该是导管的气管开口端在隆突上 1～2cm,支气管气囊(蓝色)上端埋在隆突水平稍下方。如果从气管开口端未窥见隆突,有 3 种可能,①导管的气管腔部分或完全进入左主支气管(插管过深);②支气管腔远端未进入左主支气管或部分进入左主支气管而蓝色气囊跨骑于隆突上(插管过浅);③左双腔导管的左侧腔完全或部分进入右主支气管。

(2)从左双腔导管的左侧腔(支气管侧)进行检查:纤维支气管镜越出左侧管腔开口,应该看到次级隆突,从左侧腔开口到左肺上叶开口的距离约 2cm,如果>2cm,支气管套囊上缘有可能高出隆突,从而影响右主支气管的通气。另外,左侧腔过浅有可能使支气管导管滑出主支气管,此时纤维支气管镜将出现隆突视野。而左侧管腔开口在左主支气管最大的深度以不超越左肺上叶开口为界,否则会影响左肺上叶的通气,而且有可能使右侧腔(气管侧)开口部分或全部进入左主支气管。如果以左侧腔开口到左肺上叶开口的距离作为判断导管深度的标准,那么这段距离必须落在 0～2cm 范围内,右侧气管腔开口的位置允许在该范围内调整(图 5-4-5)。

2. 右双腔导管

(1)从左侧腔(气管侧)进行检查:将纤维支气管镜送入左侧腔,通过左侧腔开口观看导管位置,如果导管到位,应看到隆突及左主支气管开口,右侧管远端进入右主支气管,支气管套囊位于隆突下方。如果导管过深,纤维支气管镜可见到左侧腔开口紧贴隆突或部分伸入右主支气管,此时纤维支气管镜无法推进。如果导管过浅,在左侧腔开口处只见到气管侧壁,继续送入纤维支气管镜可以看到隆突及导管的右侧腔套囊(蓝色),此时的套囊可能部分伸入右主支气管或根本没有进入右主支气管,根据导管错位情况,在镜下做适当调整(图 5-4-5)。

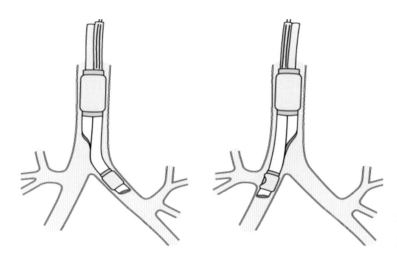

图 5-4-5　左双腔导管及右双腔导管纤维支气管镜定位后的准确位置示意

(2)从右侧腔(支气管侧)进行检查:可选取导管的右肺上叶通气孔或右侧腔远端开口进行检查。右双腔导管的错位情况,通过上述对左侧腔的检查和调整,应该可以得到基本纠正,这时应重点调整导管上的右肺上叶通气孔与右肺上叶开口位置,如果导管位置正确,通气孔和右肺上叶开口正好重叠,没有支气管黏膜覆盖通气孔。如果通气孔被部分支气管黏膜覆盖,应调整双腔管(稍作前移或退后),使通气孔与右肺上叶开口重叠。

纤维支气管镜定位后,采用某些方法可以减少双腔导管再移位的机会:①记录上切齿水平的导管刻度,并用胶布固定好导管,避免手术期间该数值的改变。②头部保持略微前倾位置,任何时候头部过伸将增加导管移位的概率。③改变体位时,用手保护好导管,并使头颈保持正常生理位置。

三、单肺通气时低氧血症的防治

OLV 管理最根本的一个要求是要考虑单肺通气期间肺的通气血流分布,而单肺通气期最易导致全身性低氧血症,对于这种情况,我们可以选择合适的吸入氧浓度、潮气量、通气模式等麻醉技术来避免或减少单肺通气对机体带来的危害。

(一)吸入氧浓度

一般认为,增加吸入氧浓度(fraction of inspired oxygen,FiO_2)可以预防或纠正低氧血症,但 FiO_2 过高易造成吸收性肺泡萎陷,增加术后肺部并发症的发生率。在维持充分氧合的前提下,机械通气过程中及肺复张后应避免纯氧通气及不必要的高 FiO_2。可调整 $FiO_2<0.4$,并尽可能降至最低水平。

术中注意监测脉搏氧饱和度,急性呼吸窘迫综合征(acute respiratory distress syndrome,ARDS)患者尽量维持经皮动脉血氧饱和度(percutaneous arterial oxygen saturation,SpO_2)在 88%～95% 范围内,一旦出现持续性低氧血症,可通过增加 FiO_2,调节呼气末正压通气(positive end-expiratory pressure,PEEP)及吸呼比等增加机体氧合,避免严重不良事件的发生。

(二)潮气量

通过小潮气量来降低肺通气驱动压力是肺保护性通气策略的基础。传统机械通气潮气量通常为 10～15ml/kg,远高于机体常态潮气量,会导致肺组织过度充气、肺泡过度扩张和压力过高,从而易出现压力-容量性和炎症性肺损伤。因而推荐使用 6～8ml/kg(理想体重)潮气量。2019 欧美多中心指南高级别推荐建议 ARDS 患者潮气量≤6ml/kg或尽量使吸气平台压不超过 30～35cmH₂O。长时间小潮气量通气可能导致 CO_2 蓄积,继而引起高碳酸血症。《围术期肺保护性通气策略临床应用专家共识》(2020 版)指出:一定范围的高碳酸血症,即允许性高碳酸血症(permissive hypercapnia,PHC),可减少缺血再灌注损伤,降低氧化应激反应,增加心排出量,提高血氧分压,减轻肺内分流,起到肺保护的作用。

但 PHC 应维持一定限度,否则容易导致内环境紊乱,多数研究认为应控制 $PaCO_2$上升速度<10mmHg/h、$PaCO_2<65$mmHg、pH>7.20。因此,在临床麻醉管理中,需综合考虑各种因素,力争发挥最佳保护效果。

(三)通气方式

1. **间歇正压通气**　一般情况下采用间歇正压通气可以满足大部分胸外科手术的

需要。推荐单肺通气的参数值范围：VT 8～10ml/kg，RR 12～15 次 /min，FiO$_2$ 90%，I/E 1∶1.5。

2. 对通气侧肺应用呼气末正压通气　选择通气侧肺应用呼气末正压通气（positive end-expi-ration pressure，PEEP）是纠正低氧血症的方法之一。通气侧肺通气血流不匹配很可能是由于低通气量引起肺不张所致，而单肺通气对通气侧肺应用 PEEP 有利于改善低氧血症，其主要机理是可以恢复功能残气量，改善肺顺应性和减少肺内分流。但一般情况下并不需要对通气侧肺应用 PEEP，但在 FiO$_2$=50% 时，PaO$_2$<80mmHg 或术前存在功能残气量降低或通气肺存在区域性肺不张时，通气侧肺可采用 PEEP。大量证据表明：通过滴定法选择最佳 PEEP，同时联合小潮气量通气策略和手法肺复张，对 ARDS 及肥胖患者有明显肺保护作用，且能减轻循环抑制。确定最佳 PEEP 的常用方法如下。

（1）最佳氧合法：开始设置 3～5cmH$_2$O 的 PEEP，根据氧合情况每次增加 2～3cmH$_2$O，在 FiO$_2$≤0.6 时能满足 PaO$_2$≥60mmHg 或 PaO$_2$/FiO$_2$≥300mmHg 为最佳 PEEP。

（2）P-V 曲线法：在 P-V 曲线吸气支的低位拐点上 2cmH$_2$O 作为最佳 PEEP。

（3）最佳顺应性法：手法肺复张后，从高值逐渐降低 PEEP，确定可获得最佳肺顺应性的 PEEP 值。

（4）临床经验判断法：采用容量控制通气时，加 PEEP 后气道压不升反降，则说明塌陷肺泡被打开，单位肺泡压力降低；采用压力控制通气时，加 PEEP 后潮气量不减反增，则说明此压力下更多肺泡被打开参与通气，达到最佳 PEEP 值。

（5）跨肺压法：测定食管内压力得到胸膜腔压力，当呼气末气道压≥食管压，跨肺压为 0cmH$_2$O 时，为最佳 PEEP。

（6）电阻抗成像法：可直观清晰地反映肺通气情况，准确可靠，但需使用特殊设备。

3. 持续气道正压通气　对无通气侧肺应用 5～10cmH$_2$O 的持续气道正压通气（continuous positive airway pressure，CPAP）有助于改善氧合。CPAP 可使无通气侧肺部分分流量得到氧合。对无通气侧肺应用 CPAP 可达到两个目的：①提高动脉血氧分压；②减少无通气侧肺的分流量。对无通气侧肺应用 2～5cmH$_2$O 的 CPAP 能有效纠正低氧血症。

4. 高频通气　高频通气可改善低氧血症且对手术操作影响不大，故许多麻醉医师在单肺麻醉时常规使用高频通气。对无通气侧肺应用高频通气可达到两个目的：提高动脉血氧分压及利于无通气侧肺排出 CO$_2$。

5. 间歇双肺通气　假如其他措施均不能改善低氧血症，那么就要间歇应用双肺通气以提高 SpO$_2$，这个过程需要外科医师的配合，因为当麻醉医师难以保持正常动脉氧合时，外科医师的手术操作也将十分困难。

（四）呼吸频率与吸气 / 呼气比值

为保证氧合可在降低潮气量后逐渐增加呼吸频率至 15～20 次 /min，最大可至 35 次 /min，但仍需警惕出现严重的高碳酸血症，尽量维持 PaCO$_2$≤65mmHg 和 pH≥7.20。延长吸气时间能降低气道峰压，提高肺顺应性，如 ARDS 患者可适当延长呼吸频率与吸气/呼气比值(I:E)(1:1.5~1:1.0)。

(五)常见问题的识别和处理

1. **手术侧肺仍有通气** 这个情形最常见于夹错 Y 形气管导管端。假如导管连接正确但非通气侧肺仍有通气,此时应考虑支气管套囊充盈不足或破裂。若不存在以上两个原因,则应检查导管的位置,因为其支气管端可能还在气管内或进入另一侧支气管内。必要时可借助纤维支气管镜检查导管位置。

2. **手术侧肺没有通气也没有萎陷** 这种情况有患者方面的原因,也有导管方面的原因,不论是哪种原因,非通气侧肺气道肯定存在不同程度的闭塞。

(1)患者因素:伴有哮喘或肺气肿的患者,其肺萎陷需要 5~15 分钟。另外,也有可能是支气管内有阻塞性病变而阻碍了肺快速萎陷,因此只有当肺泡内气体吸收后该肺才可萎陷。若肺发生炎症或感染,肺组织与胸壁粘连,可导致肺部分萎陷或完全不能萎陷。

(2)导管因素:如果导管插入过浅,支气管套囊横跨于隆突上而阻塞了非通气侧肺支气管导管开口,结果影响肺萎陷;假如到位导管的支气管套囊过度充气,也可阻塞非通气侧肺支气管导管开口。解决方法是借用纤维支气管镜在直视下确定套囊位置和充盈程度。

3. **呼气末二氧化碳分压(partial pressure of end-tidal carbon dioxide, $ETCO_2$)低而血气分析示高碳酸血症**

(1)当通气侧肺通气良好,非通气侧肺完全萎陷时,出现这种情况可能是由于呼气潮气量不足或气道高阻力引起的。

(2)$ETCO_2$ 显著降低可能是因为呼气时间过短,CO_2 不能完全排出。最简单的解决方法是延长呼气时间和降低呼吸频率,但这样难免会降低分钟通气量,为了保证分钟通气量则需要增大潮气量,如果通气侧肺顺应性低,则会导致已经升高的气道阻力进一步上升。

(3)支气管套囊漏气也可能会造成 $ETCO_2$ 降低,因此通过气囊充气或调整导管位置可排除这方面原因。

$ETCO_2$ 显著降低有时要考虑结果的准确性及影响因素,其不一定能够真正反映肺泡 CO_2 的浓度。

4. **顽固性低氧血症** 低氧血症是单肺通气的一个常见并发症,出现低氧血症应及时处理。有时 SpO_2 监测不够准确,则应行血气分析检查。在某些情况下较容易预料到低氧血症的发生,比如术前或双肺通气时 SpO_2 低,术前用力呼气量低于正常。另外,右侧开胸比左侧开胸更容易发生低氧血症。

单肺通气时低氧血症的处理策略:①把 FiO_2 调到 100%,检查吸入的气体是否为纯氧及麻醉机运作是否正常。②检查呼吸回路和双腔导管连接口,以明确导管是否脱出或漏气,连接是否松脱;检查预设的分钟通气量是否不足。③听诊检查通气侧肺以确保通气量是否足够;用吸痰管吸引痰液和手术污物。④根据血压、脉搏来估计心输出量和循环血容量情况。必须记住在肺门附近手术操作会影响静脉回流或直接压迫心脏。若发现心输出量减少,应适当增加循环血容量,以保持左心室充盈情况或适当应用强心药物。由于胸外科手术的体位很难进行肺动脉导管插管,因此若难以估计心输出量的情况,可借助经食道超声来评价左心室充盈情况和心肌收缩力。⑤若排除单肺通气持续低氧血症与低心输出量、机械故障及管理技术相关,则应考虑可能是由于无通气侧肺分流量大或通气侧肺通气血流明显不匹配所造成。

单肺麻醉出现低氧血症的机制是多方面的,首先麻醉医师应选用合适的气管导管,在纤维支气管镜下进行精准定位,由于通气血流再分布导致的低氧血症,应选择合适的吸入氧浓度、潮气量、通气模式等麻醉技术及时作出调整,并让外科医师了解具体情况,尽早进行双肺通气或肺动脉阻断,以免使患者发生永久性脑和心脏损害。患者若术前合并有心肌梗死和循环衰竭,麻醉手术应推迟。

(尹毅青　王　靖　王凯元　张霄蓓　李　媛　苑亚静)

第五节

机器人辅助胸外科手术相关并发症及处理

机器人辅助胸外科手术中并发症不多见，但对患者的预后可能有重要影响，故深入认识和积极预防至关重要。

一、体位不当并发症

在进行机器人辅助胸外科手术时，必须预防和识别潜在的由于体位不当引起的并发症，例如挤压伤或神经损伤。特别要注意抬起的手臂或头部，以防止器械臂对其造成挤压伤。

二、气道损伤并发症

气管支气管撕裂伤与插管、经皮气管切开术或硬质支气管镜检查有关；撕裂通常是纵向的，位于气管后壁。插管后气管撕裂伤是一个罕见但持续存在的难题，其发病率有所增加，既往约0.005%，目前接近0.48%。

高危因素：机械因素，包括插管创伤、套囊压力过大和剧烈咳嗽等；解剖因素，包括肥胖、老年和女性等危险因素；套囊过度充气和插管突然移动是两个最常见的原因，插管本身引起的直接撕裂很少见。气管插管套囊压力应在15～22mmHg，充气不足会造成误吸和渗漏；过度充气则会造成气管壁缺血、狭窄和气管食管瘘等相关并发症。此外，过度充气的套囊在气管中移动时，也更容易导致气管损伤。

临床表现及诊断：临床表现与气管损伤的部位及程度密切相关，包括皮下气肿、纵隔气肿、气胸、呼吸窘迫和咯血，通常出现在手术期间或术后立即出现，有时几个小时后会发生迟发性皮下气肿。纤维支气管镜检查被认为是确认诊断和确定病变确切位置和范围的最佳方法。应在观察到不明原因的皮下气肿后立即进行，这可能提示存在气管撕裂伤。

处理：保守治疗或手术治疗是基于临床表现和内镜检查结果而决定的。

1. 对于合并气胸、需要机械通气、进行性皮下气肿、撕裂长度>2cm、食管与纵隔损伤、纵隔积液和纵隔炎，或有大气道压迫的呼吸衰竭患者，提倡手术治疗，从而解决与气管撕裂伤相关的严重漏气，改善通气，预防纵隔炎，降低保守治疗时潜在的长期气道狭窄。

2. 对于生命体征稳定、有自主呼吸、轻微非进行性皮下气肿且无大气道压迫或感染体征的患者，考虑保守治疗。

三、低氧并发症

单肺通气期间的低氧血症是术中需要关注的。在围手术期，要分析血氧饱和度下降的原因并关注由此导致的组织缺氧。低氧血症是动脉血中氧含量低的结果，但不一定与靶器官组织中的氧合相关。靶器官组织中的氧合取决于血红蛋白、血氧饱和度和心输出量。除了提高吸氧浓度以外，增加心输出量也可能会改善外周血氧饱和度。有数据统计，当心输出量和血红蛋白正常时，人体对短暂的轻度（85%～90%）低氧血症具有良好的耐受性。单肺通气时选择低潮气量、低气道压力与个体化 PEEP 值具有肺保护作用，可降低呼吸系统并发症的发生。

四、出血并发症

肺门和纵隔血管以及主动脉损伤可能导致致命的出血性并发症。病例报道机器人辅助胸外科手术的患者可能发生危及生命的出血性并发症。在机器人辅助肺叶手术，尤其左肺手术时可能造成其他器官损伤（如脾）。当患者术中或术后出现血容量减少，术野虽无明显出血，膈肌上没有明显病变，也应考虑腹腔内失血，及时处理。相关病例已有报道。

大多数出血在外科积极止血如夹闭肺血管及修补血管等措施能迅速控制。在面对大出血等紧急情况时，手术和麻醉团队之间的密切合作，从血流动力学角度立即处理至关重要。除积极扩容，补液治疗，可早期应用血管活性药或正性肌力药。如有必要使用血管加压药物，首选去甲肾上腺素或血管升压素，也可使用其他药物，如多巴胺或间羟胺。

五、心律失常并发症

机器人辅助胸外科手术患者术后发生心房颤动（atrial fibrillation，AF）很常见，可能与不良预后有关。有统计显示，术中 AF 的总发病率为 1.2%，另外高龄、男性和手术切除的程度仍是术中 AF 发生的独立危险因素。与肺段切除术相比，肺叶切除术有更高的术中 AF 发生率。麻醉医师应识别高危患者并采取预防措施，以尽量减少术中 AF 的发生率和不良预后。

处理：加强术中心电图监测，正确诊断各种类型的心律失常，尽可能找出心律失常的发生原因或诱因。术中常规监测有创血压，及时反映心律失常时血流动力学的剧烈改变。如心律失常性质较为严重，伴有血流动力学改变，必须立即处理。若血流动力学稳定，则可以加强监测，查明原因或诱因后再来处理。对 AF 的治疗：控制心室律，新发者采用电复律避免后遗症。2020 年，欧洲心脏病学会（European Society of Cardiology，ESC）联合欧洲心胸外科协会（European Association for Cardio-Thoracic Surgery，EACTS）共同颁布了《2020ESC/EACTS 心房颤动诊断及管理指南》，提出了 AF 患者管理的"ABC"整体路径,"A"指抗凝/避免脑卒中(anticoagulation/avoid stroke);"B"指更好的症状管理(better symptom management),"C"指心血管合并症的优化(cardiovascular and comorbidity optimization)。

六、心搏骤停并发症

心搏骤停的病因常分为"6H5T"。6H 是指低血容量症(hypovolaemia)、低氧血症(hypoxemia)、酸中毒(acidosis,此处的 H 代表氢离子)、高钾血症(hyperkalemia)或低钾血症(hypokalemia)、低血糖症(hypoglycemia)、体温过低(hypothermia);5T 是指药物过量或中毒(toxins/tablets)、心脏压塞(cardiac tamponade)、张力性气胸(tension pneumothorax)、冠状动脉栓塞(coronary thrombosis),肺栓塞(pulmonary thrombosis)和创伤(trauma)。术中患者的缺血缺氧,呼吸和循环抑制最容易诱发心搏骤停。而机器人辅助胸外科手术的术中操作压迫心脏本身或者大血管,可能会导致心脏泵血功能下降。胸腔镜肺及纵隔手术中,胸膜腔内 CO_2 正压,会压迫气管或者导致导管移位,造成呼吸及血流动力学波动,严重者可能导致心动过缓甚至心搏骤停。有病例报道胸腔镜胸腺切除术中,左肺单肺通气,在手术初期突然出现低血压和心脏停搏,原因可能是胸腔内压升高直接刺激迷走神经,导致心动过缓和心脏停搏,而严重低血压刺激压力感受器,导致副交感神经兴奋,也会导致心动过缓和心脏停搏。

在心搏骤停的危急情况下,应迅速解除机器人对接,移除器械臂,准备心肺复苏。大部分心搏骤停只要能及时发现、及时处理,多能即刻复苏,对术后拔除气管导管及恢复无不良影响。同时术中要加强心电监测,有创动脉压及中心静脉压等监测。

总而言之,遇到紧急情况如气道损伤、大出血、严重心律失常、心搏骤停等并发症时,麻醉医师应与手术医师密切沟通,及时积极处理。同时,作为一个团队,对这些紧急情况多进行演练和模拟,将有助于正确处理危急并发症的发生。

(尹毅青　王　靖　王凯元　张霄蓓　李　媛　苑亚静)

参考文献

[1] UPHAM T C, ONAITIS M W.Video-assisted thoracoscopic surgery versus robot-assisted thoracoscopic surgery versus thoracotomy for early-stage lung cancer[J]. J Thora-c Cardiovasc Surg, 2018, 156(1): 365-368.

[2] HARRIS R J D, BENVENISTE G, PFITZNER J.Cardiovascular collapse caused by carbon dioxide insufflation during one-lung anaesthesia for thoracoscopic dorsal sympathectomy[J]. A-naesth Intensive Care, 2002, 30(1): 86-89.

[3] LIN M, SHEN Y XI, FENG M X, et al.Is two lung ventilation with artificial pneumothorax a better choice than one lung ventilation in minimally invasive esophagect-omy?[J]. J Thorac Dis, 2019, 11 (Suppl 5): S707-S712.

[4] OHTSUKA T, IMANAKA K, ENDOH M, et al.Hemodynamic effects of carbon dioxide insufflation under single-lung ventilation during thoracoscopy[J]. Ann Thorac Surg, 1999, 68(1): 29-32;

discussion 32-33.

[5] CHENG Q H，ZHANG J L，WANG H W，et al.Effect of Acute Hypercapnia on Outcomes and Predictive Risk Factors for Complications among Patients Receiving Bronchoscopic Interventions under General Anesthesia[J]. PLoS One，2015，10（7）：e0130771.

[6] DUNN P F.Physiology of the lateral decubitus position and one-lung ventilation[J]. Int Anesthesiol Clin，2000，38（1）：25-53.

[7] BYHAHN C，MIERDL S，MEININGER D，et al.Hemodynamics and gas exchange during carbon dioxide insufflation for totally endoscopic coronary artery bypass grafting[J]. Ann Thorac Surg，2001，71（5）：1496-1501；discussion 1501-1492.

[8] ZHANG Q，CAI J Q，XIANG L，et al.Modified submucosal tunneling endoscopic resection for submucosal tumors in the esophagus and gastric fundus near the cardia[J]. Endoscopy，2017，49（8）：784-791.

[9] STOLWIJK L J，VAN DER ZEE DAVID C，TYTGAT S，et al.Brain Oxygenation During Thoracoscopic Repair of Long Gap Esophageal Atresia[J]. World J Surg，2017，41（5）：1384-1392.

[10] STOLWIJK L J，TYTGAT S H A J，KEUNEN K，et al.The effects of CO_2-insufflation with 5 and 10mmHg during thoracoscopy on cerebral oxygenation and hemodynamics in piglets：an animal experimental study[J]. Surg Endosc，2015，29（9）：2781-2788.

[11] MATTHAY M A，BHATTACHARYA S，GAVER D，et al.Ventilator-induced lung injury：in vivo and in vitro mechanisms[J]. Am J Physiol Lung Cell Mol Physiol，2002，283（4）：L678-L682.

[12] COBELENS P M，VAN PUTTE B P，KAVELAARS A，et al.Inflammatory consequences of lung ischemia-reperfusion injury and low-pressure ventilation[J]. J Surg Res，2009，153（2）：295-301.

[13] FUNAKOSHI T，ISHIBE Y，OKAZAKI N，et al.Effect of re-expansion after short-period lung collapse on pulmonary capillary permeability and pro-inflammatory cytokine gene expression in isolated rabbit lungs[J]. Br J Anaesth，2004，92（4）：558-63.

[14] MISTHOS P，KATSARAGAKIS S，MILINGOS N，et al.Postresectional pulmonary oxidative stress in lung cancer patients. The role of one-lung ventilation[J]. Eur J Cardiothorac Surg，2005，27（3）：379-382；discussion 382-373.

[15] ISONO S，TANAKA A，NISHINO T.Lateral position decreases collapsibility of the passive pharynx in patients with obstructive sleep apnea[J]. Anesthesiology，2002，97（4）：780-785.

[16] 刘伟，苏跃，耿万明，等. 不同体位对全麻患者双肺或单肺通气时呼吸力学的影响[J]. 中华麻醉学杂志，2006（03）：221-223.

[17] 庄心良，曾因明，陈伯銮. 现代麻醉学[M]. 3 版. 北京：人民卫生出版社，2003.

[18] 唐亮，裴毅敏，李士通. 侧卧位开胸手术对每搏量变异度的影响[J]. 上海医学，2009，32（11）：959-962.

[19] MCCALL P，STEVEN M，SHELLEY B.Anaesthesia for video-assisted and robotic thoracic surgery[J]. BJA Educ，2019，19（12）：405-411.

[20] 姜格宁，张雷，朱余明，等. 肺切除手术患者术前肺功能评估肺科共识[J]. 临床医学研究与实践，2020，5（01）：201.

[21] 中国肿瘤心脏病患者新辅助化疗后麻醉管理专家共识（2021 版）[J]. 中国肿瘤临床，2022，49（15）：757-763.

[22] GROENEWOLD M D，OLTHOF C G，BOSCH D J.Anaesthesia after neoadjuvant chemotherapy，immunotherapy or radiotherapy[J]. BJA Educ，2022，22（1）：12-19.

[23] 张霄蓓，郑瑛，王凯元，等. 围手术期麻醉对肿瘤患者预后影响的研究进展[J]. 中国肿瘤临床，2020，47（19）：990-994.

[24] LI Q，ZHANG X，XU M，et al.A retrospective analysis of 62，571 cases of perioperative adverse events in thoracic surgery at a tertiary care teaching hospital in a developing country[J]. Journal of Cardiothoracic Surgery，2019，14（1）：98.

[25] JENS L，PETER S.Lung Injury After One-Lung Ventilation：A Review of the Pathophysiologic Mechanisms Affecting the Ventilated and the Collapsed Lung[J]. Anesthesia and analgesia，2015，121（2）：302-318.

[26] MATYAL R，MONTEALEGRE-GALLEGOS M，SHNIDER M，et al.Preemptive ultrasound-guided paravertebral block and immediate postoperative lung function[J]. Gen ThoracCardiovasc Surg，2015，63（1）：43-48.

[27] LIU X C，SONG T T，XU H Y，et al.The serratus anterior plane block for analgesia after thoracic surgery：A meta-analysis of randomized controlled trails[J]. Medicine，2020，99（21）：e20286.

[28] HUANG J，LIU J C.Ultrasound-guided erector spinae plane block for postoperative analgesia：a meta-analysis of randomized controlled trials[J]. BMC anesthesiology，2020，20（1）：83.

[29] 中华医学会麻醉学分会"围术期肺保护性通气策略临床应用专家共识"工作小组. 围术期肺保护性通气策略临床应用专家共识[J]. 中华麻醉学杂志，2020，（5）：513-519.

[30] GOLDENSTEIN T P，ELIAS M R，CARMO D F D P L，et al.Parathyroidectomy improves survival in patients with severe hyperparathyroidism：a comparative study[J]. PLoS ONE，2013，8（8）：1-8.

[31] CAMPOS JAVIER H.An update on robotic thoracic surgery and anesthesia[J]. Curr Opin Anaesthesiol，2010，23（1）：1-6.

[32] EDUARDO M，JAVIER B，ANGELES M B，et al.Tracheal rupture after endotracheal intubation：a literature systematic review[J]. European journal of cardio-thoracic surgery，2009，35（6）：1056-1062.

[33] JOÃO B，PAULO G，ALESSANDRO M，et al.Pneumomediastinum in COVID-19 disease：Outcomes and relation to the Macklin effect[J] Asian cardiovascular & thoracic annals，2021，29（6）：541-548.

[34] MARTY-ANÉ C，PICARD E，JONQUET O，et al.Membranous tracheal rupture after endotracheal intubation[J]. The Annals of Thoracic Surgery，1995，60（5）：1367-1371.

[35] GREWAL II SINGH，DANGAYACH N S，AHMAD U，et al.Treatment of Tracheob-ronchial Injuries：A Contemporary Review[J]. Chest，2019，155（3）：595-604.

[36] ABOU-ARAB O，HUETTE P，BERNA P，et al.Tracheal trauma after difficult airway management in morbidly obese patients with COVID-19[J]. Br J Anaesth，2020，125（1）：e168-e170.

[37] JOUGON J，BALLESTER M，CHOUKROUN E，et al.Conservative treatment for postintubation tracheobronchial rupture[J]. The Annals of Thoracic Surgery，2000，69（1）：216-220.

[38] SAMIR J，MOEZ K E，GÉRALD C，et al.Endotracheal tube cuff pressure in intensive care unit：the need for pressure monitoring[J]. Intensive care medicine，2007，33（5）：917-918.

[39] LEVIN A I，COETZEE J F.Arterial oxygenation during one-lung anesthesia[J]. Anesthesia and analgesia，2005，100（1）：12-14.

[40] HILLEGERSBERG R VAN，BOONE J，DRAAISMA W A，et al.First experience with robot-assisted

thoracoscopic esophagolymphadenectomy for esophageal cancer[J]. Surgical endoscopy, 2006, 20 (9): 1435-1439.

[41] BINIAM K, STEPHEN C, DALILAH F, et al.Use of lung-protective strategies during one-lung ventilation surgery: a multi-institutional survey[J]. Annals of translational medicine, 2018, 6 (13): 269.

[42] MONICA C, DOMENICO G, ALESSANDRO B, et al.Ten Years' Experience in Robotic-Assisted Thoracic Surgery for Early Stage Lung Cancer[J]. The Thoracic and cardiovascular surgeon, 2019, 67 (7): 564-572.

[43] BEATRICE M, CRISTINA C Z, GAETANO R, et al.Intraoperative Catastrophes during Robotic Lung Resection: A Single-Center Experience and Review of the Literature[J]. Life, 2023, 13 (1): 215.

[44] FLORES M R, IHEKWEAZU U, DYCOCO J, et al.Video-assisted thoracoscopic surgery (VATS) lobectomy: Catastrophic intraoperative complications[J]. The Journal of Thoracic and Cardiovascular Surgery, 2011, 142 (6): 1412-1417.

[45] DANIEL B D, PATRICK B, JACQUES D, et al.Comparison of dopamine and norepinephrine in the treatment of shock[J]. The New England journal of medicine, 2010, 362 (9): 779-891.

[46] CHAOYANG T, QI Z, YUAN L, et al.Risk factors and outcomes of intraoperative atrial fibrillation in patients undergoing thoracoscopic anatomic lung surgery[J]. Annals of translational medicine, 2021, 9 (7): 543.

[47] O'SULLIVAN K E, KREADEN U S, HEBERT A E, et al.A systematic review of robotic versus open and video assisted thoracoscopic surgery (VATS) approaches for thymectomy[J]. Annals of cardiothoracic surgery, 2019, 8 (2): 174-193.

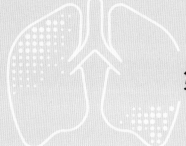

第六章　肺解剖

　　得益于超清放大的三维视野，机器人辅助肺手术中肺门部和肺内的解剖结构分毫毕现，同时因为有人工气胸的加持，肺的萎陷效果更好，手术野的暴露明显好于普通胸腔镜手术。但是，如果肺叶手术中遇到肺裂发育不全、肺段手术中遇到支气管、动脉和静脉的解剖变异，则会大大增加手术难度。术中为了更好地辨认解剖结构，难免需要多次牵拉翻动肺，但是因为胸廓"肋骨笼"的特点，在机器人辅助肺手术中又应该尽量减少翻动牵拉肺以减轻戳卡对肋骨及肋间神经、血管的压迫。因而，熟悉肺叶和肺段的三维形态、结构及毗邻关系，掌握支气管、血管、淋巴结等解剖特点，对于提高机器人辅助肺手术的安全性、发挥机器人辅助手术的最大优势具有重要意义。

　　本章关于肺段及其支气管的解剖学命名规则参照国家卫生健康委员会"十三五"规划教材、全国高等学校教材——《系统解剖学》(第9版)及全国科学技术名词审定委员会规范名词。肺段和亚段的动脉、静脉命名规则则采取目前本领域内对于肺段和亚段动、静脉的惯用命名规则。

第一节
肺段和亚段解剖学命名

右肺及左肺肺段和亚段示意详见图 6-1-1 及图 6-1-2。

一、右肺上叶的肺段

1. 尖段（SⅠ） 又分为：尖亚段（SⅠa）；前亚段（SⅠb）。
2. 后段（SⅡ） 又分为：后亚段（SⅡa）；外亚段（SⅡb）。
3. 前段（SⅢ） 又分为：外亚段（SⅢa）；内亚段（SⅢb）。

二、右肺中叶的肺段

1. 外侧段（SⅣ） 又分为：外亚段（SⅣa）；内亚段（SⅣb）。
2. 内侧段（SⅤ） 又分为：外亚段（SⅤa）；内亚段（SⅤb）。

三、左肺上叶的肺段

1. 固有段（SⅠ+SⅡ+SⅢ）

（1）尖后段（SⅠ+SⅡ）：又分为尖亚段（SⅠ+SⅡa）、后亚段（SⅠ+SⅡb）和外亚段（SⅠ+SⅡc）。

（2）前段（SⅢ）：又分为：外亚段（SⅢa）、内亚段（SⅢb）和上亚段（SⅢc）。

2. 舌段（SⅣ+SⅤ）

（1）上舌段（SⅣ）：又分为外亚段（SⅣa）和前亚段（SⅣb）。

（2）下舌段（SⅤ）：又分为上亚段（SⅤa）和下亚段（SⅤb）。

四、左/右肺下叶的肺段

1. 上段（SⅥ） 又分为：上亚段（SⅥa）；外亚段（SⅥb）；内亚段（SⅥc）。
2. 内侧底段（SⅦ） 又分为：前亚段（SⅦa）；后亚段（SⅦb）。
3. 前底段（SⅧ） 又分为：外亚段（SⅧa）；内亚段（SⅧb）。
4. 外侧底段（SⅨ） 又分为：外亚段（SⅨa）；内亚段（SⅨb）。
5. 后底段（SⅩ） 又分为：后亚段（SⅩa）；外亚段（SⅩb）；内亚段（SⅩc）。

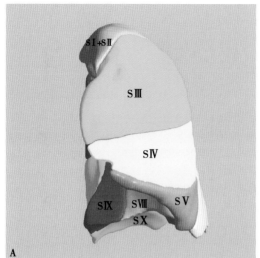
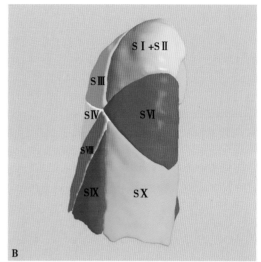
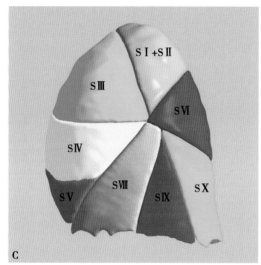
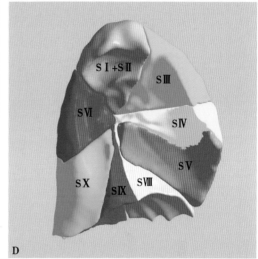
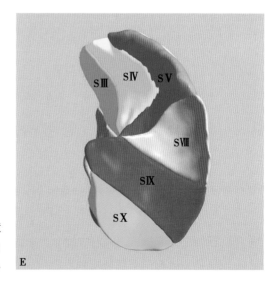

图 6-1-1 左肺肺段示意

A. 正面观；B. 后面观；C. 肋面观；D. 纵隔面观；

E. 膈面观。

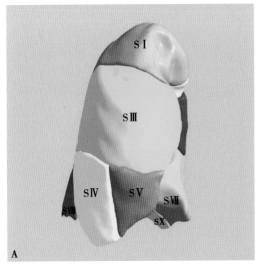

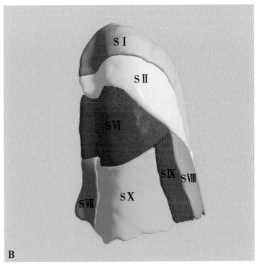

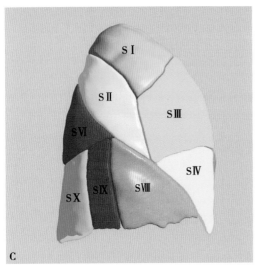

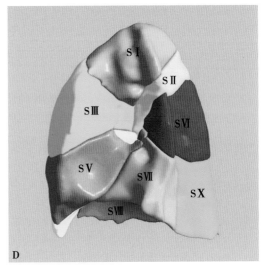

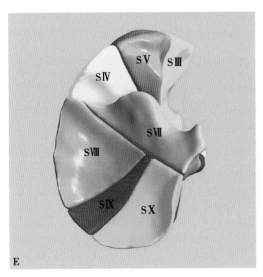

图 6-1-2　右肺肺段示意

A. 正面观；B. 后面观；C. 肋面观；D. 纵隔面观；

E. 膈面观。

（郭永宽　徐海迪　陈　辉　陈玉龙　张　然　李百玮）

第二节

肺段和亚段支气管解剖学命名

右肺及左肺肺段和亚段支气管示意详见图 6-2-1 及图 6-2-2。

一、右肺上叶的支气管

1. 尖段支气管（BⅠ） 又分为：尖亚段支气管（BⅠa）；前亚段支气管（BⅠb）。
2. 后段支气管（BⅡ） 又分为：后亚段支气管（BⅡa）；外亚段支气管（BⅡb）。
3. 前段支气管（BⅢ） 又分为：外亚段支气管（BⅢa）；内亚段支气管（BⅢb）。

二、右肺中叶的支气管

1. 外侧段支气管（BⅣ） 又分为：外亚段支气管（BⅣa）；内亚段支气管（BⅣb）。
2. 内侧段支气管（BⅤ） 又分为：外亚段支气管（BⅤa）；内亚段支气管（BⅤb）。

三、左肺上叶的支气管

1. 固有段支气管（BⅠ+BⅡ+BⅢ）

（1）尖后段支气管（BⅠ+BⅡ）：又分为尖亚段支气管（BⅠ+BⅡa）、后亚段支气管（BⅠ+BⅡb）和外亚段支气管（BⅠ+BⅡc）。

（2）前段支气管（BⅢ）：又分为外亚段支气管（BⅢa）、内亚段支气管（BⅢb）和上亚段支气管（BⅢc）。

2. 舌段支气管（BⅣ+BⅤ）

（1）上舌段支气管（BⅣ）：又分为外亚段支气管（BⅣa）和前亚段支气管（BⅣb）。

（2）下舌段支气管（BⅤ）：又分为上亚段支气管（BⅤa）和下亚段支气管（BⅤb）。

四、左/右肺下叶的支气管

1. 上段支气管（BⅥ） 又分为：上亚段支气管（BⅥa）；外亚段支气管（BⅥb）；内亚段支气管（BⅥc）。
2. 内侧底段支气管（BⅦ） 又分为：前亚段支气管（BⅦa）；后亚段支气管（BⅦb）。
3. 前底段支气管（BⅧ） 又分为：外亚段支气管（BⅧa）；内亚段支气管（BⅧb）。
4. 外侧底段支气管（BⅨ） 又分为：外亚段支气管（BⅨa）；内亚段支气管（BⅨb）。

5. 后底段支气管（BⅩ）　又分为：后亚段支气管（BⅩa）；外亚段支气管（BⅩb）；内亚段支气管（BⅩc）。

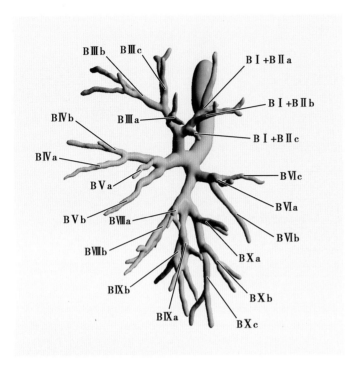

图 6-2-1　左肺支气管示意
（肋面观）

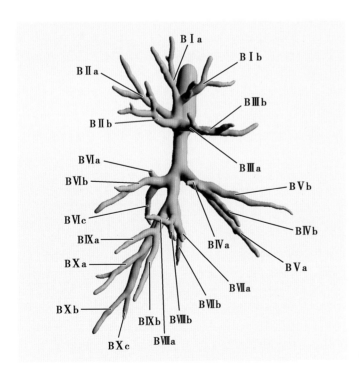

图 6-2-2　右肺支气管示意
（肋面观）

（郭永宽　徐海迪　陈　辉　陈玉龙　张　然　李百玮）

第三节
肺段和亚段动脉解剖学命名

右肺及左肺肺段和亚段动脉示意详见图 6-3-1 及图 6-3-2。

一、右肺上叶的动脉

1. 尖段动脉（A^1） 又分为：尖亚段动脉（A^1a）；前亚段动脉（A^1b）。
2. 后段动脉（A^2） 又分为：后亚段动脉（A^2a）；外亚段动脉（A^2b）。
3. 前段动脉（A^3） 又分为：外亚段动脉（A^3a）；内亚段动脉（A^3b）。

二、右肺中叶的动脉

1. 外侧段动脉（A^4） 又分为：外亚段动脉（A^4a）；内亚段动脉（A^4b）。
2. 内侧段动脉（A^5） 又分为：外亚段动脉（A^5a）；内亚段动脉（A^5b）。

三、左肺上叶的动脉

1. 尖后段动脉（A^{1+2}） 又分为：尖亚段动脉（$A^{1+2}a$）；后亚段动脉（$A^{1+2}b$）；外亚段动脉（$A^{1+2}c$）。
2. 前段动脉（A^3） 又分为：外亚段动脉（A^3a）；内亚段动脉（A^3b）；上亚段动脉（A^3c）。
3. 上舌段动脉（A^4） 又分为：外亚段动脉（A^4a）；前亚段动脉（A^4b）。
4. 下舌段动脉（A^5） 又分为：上亚段动脉（A^5a）；下亚段动脉（A^5b）。

四、左/右肺下叶的动脉

1. 上段动脉（A^6） 又分为：上亚段动脉（A^6a）；外亚段动脉（A^6b）；内亚段动脉（A^6c）。
2. 内侧底段动脉（A^7） 又分为：前亚段动脉（A^7a）；后亚段动脉（A^7b）。
3. 前底段动脉（A^8） 又分为：外亚段动脉（A^8a）；内亚段动脉（A^8b）。
4. 外侧底段动脉（A^9） 又分为：外亚段动脉（A^9a）；内亚段动脉（A^9b）。
5. 后底段动脉（A^{10}） 又分为：后亚段动脉（$A^{10}a$）；外亚段动脉（$A^{10}b$）；内亚段动脉（$A^{10}c$）。

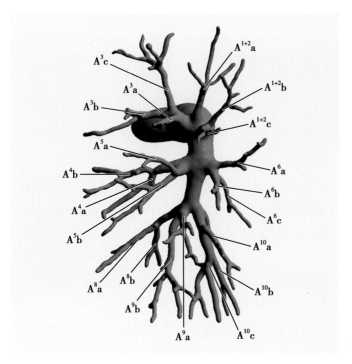

图 6-3-1　左肺动脉示意
（肋面观）

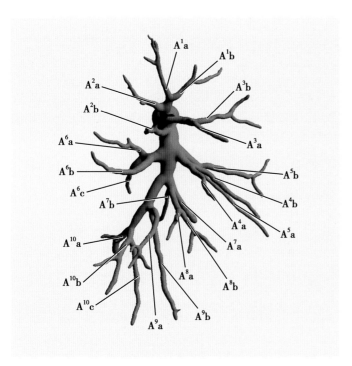

图 6-3-2　右肺动脉示意
（肋面观）

（郭永宽　徐海迪　陈　辉　陈玉龙　张　然　李百玮）

第四节
肺段和段间静脉解剖命名

右肺及左肺肺段和段间静脉详见图 6-4-1 和图 6-4-2。

一、右肺上叶的静脉

1. 尖段静脉（V^1）　走行于 SⅠa 和 SⅠb 之间的为 V^1a；走行于 SⅠb 和 SⅢb 之间的为 V^1b。

2. 后段静脉（V^2）　走行于 SⅠa 和 SⅡa 之间的为 V^2a；走行于 SⅡa 和 SⅡb 之间的为 V^2b；走行于 SⅡb 和 SⅢa 之间的为 V^2c；走行于 SⅡa 下方的为 V^2t。

3. 前段静脉（V^3）　走行于 SⅢa 和 SⅢb 之间的为 V^3a；走行于 SⅢb 下方的为 V^3b；走行于 SⅢb 内的为 V^3c。

4. 中心静脉　V^2a+V^2b+V^2c（+V^3a）。

二、右肺中叶的静脉

1. 外侧段静脉（V^4）　走行于 SⅣa 和 SⅣb 之间的为 V^4a；走行于 SⅣb 和 SⅤb 之间的为 V^4b。

2. 内侧段静脉（V^5）　走行于 SⅤa 和 SⅤb 之间的为 V^5a；走行于 SⅤb 下方的为 V^5b。

三、左肺上叶的静脉

1. 尖后段静脉（V^{1+2}）　走行于 SⅠ+SⅡa 和 SⅢc 之间的为 V^{1+2}a；走行于 SⅠ+SⅡa 和 SⅠ+SⅡb 之间的为 V^{1+2}b；走行于 SⅠ+SⅡb 和 SⅠ+SⅡc 之间的为 V^{1+2}c；走行于 SⅠ+SⅡc 和 SⅢa 之间的为 V^{1+2}d。

2. 前段静脉（V^3）　走行于 SⅢa 和 SⅢb 之间的为 V^3a；走行于 SⅢb 和 SⅣb 之间的为 V^3b；走行于 SⅢb 和 SⅢc 之间的为 V^3c。

3. 上舌段静脉（V^4）　走行于 SⅣa 和 SⅣb 之间的为 V^4a；走行于 SⅣb 和 SⅤa 之间的为 V^4b。

4. 下舌段静脉（V^5）　走行于 SⅤa 和 SⅤb 之间的为 V^5a；走行于 SⅤb 下方的为 V^5b。

四、左/右肺下叶的静脉

1. 上段静脉（V^6）　走行于 SⅥa 和 SⅦb+SⅥc 之间的为 V^6a；走行于 SⅥb 和 SⅥc 及 SⅥ 和 SⅧ+SⅨ 之间的为 V^6b；走行于 SⅥc 和 SⅩa（或右肺的 SⅦa 之间的）的为 V^6c。

2. 内侧底段静脉（V^7）　走行于 S Ⅶ a 和 S Ⅶ b 之间的为 V^7a；走行于 S Ⅶ b 和 S Ⅷ b 之间的为 V^7b。

3. 前底段静脉（V^8）　走行于 S Ⅷ a 和 S Ⅷ b 之间的为 V^8a；走行于 S Ⅷ b 和 S Ⅸ b 之间的为 V^8b。

4. 外侧底段静脉（V^9）　走行于 S Ⅸ a 和 S Ⅸ b 之间的为 V^9a；走行于 S Ⅸ b 和 S Ⅹ b 之间的为 V^9b。

5. 后底段静脉（V^{10}）　走行于 S Ⅹ a 和 S Ⅹ c 之间的为 $V^{10}a$；走行于 S Ⅹ b 和 S Ⅹ c 之间的为 $V^{10}b$；走行于 S Ⅹ c 内的为 $V^{10}c$。

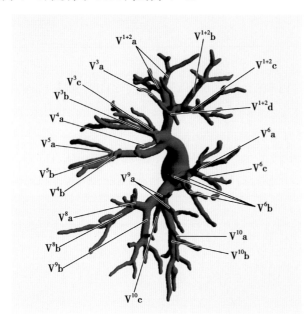

图 6-4-1　左肺静脉示意
（肋面观）

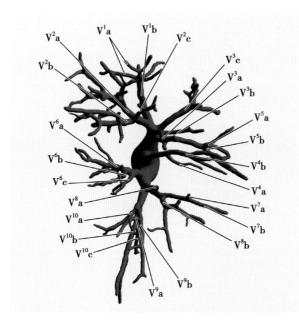

图 6-4-2　右肺静脉示意
（肋面观）

（郭永宽　徐海迪　陈　辉　陈玉龙　张　然　李百玮）

第五节

纵隔淋巴结解剖位置详解

国际肺癌联盟（International Association for the Study of Lung Cancer，IASLC）2009年在肺癌分期项目中提出的纵隔淋巴结命名和分区界限建议见图6-5-1及表6-5-1。

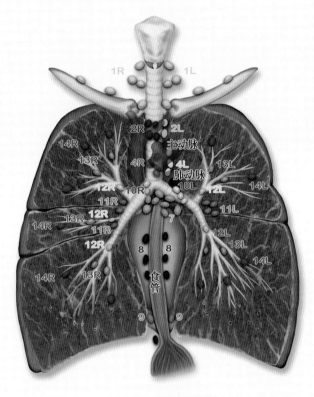

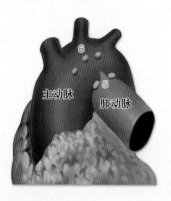

锁骨上淋巴结

锁骨上区	1组（包括1R组和1L组）下颈椎，锁骨上和胸骨切迹淋巴结

上纵隔淋巴结

	2R组上气管旁（右）
	2L组上气管旁（左）
上纵隔区	3a组血管前
	3p组气管后
	4R组下气管旁（右）
	4L组下气管旁（左）

主动脉淋巴结

主动脉–肺动脉区	5组主动脉下
	6组主动脉旁（升主动脉或膈神经）

下纵隔淋巴结

隆突下区	7组隆突下
下纵隔区	8组食管旁（隆突以下）
	9组肺韧带

图 6-5-1　纵隔淋巴结地图

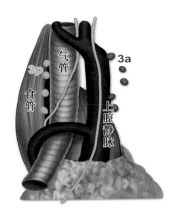

N1淋巴结

肺门/肺叶间区	10组（包括10R组和10L组）肺门
	11组（包括11R组和11L组）肺叶间
周围区	12组（包括12R组和12L组）肺叶
	13组（包括13R组和13L组）肺段
	14组（包括14R组和14L组）肺亚段

图6-5-1 纵隔淋巴结地图（续）

表6-5-1 纵隔淋巴结分组解剖界限详解

分区	分组	上界	下界	其他界限说明
锁骨上区	1组（包括1R组和1L组）下颈椎，锁骨上和胸骨切迹淋巴结	环状软骨下缘	双侧锁骨和胸骨柄上缘	1R和1L之间的界限：气管的中线
上纵隔淋巴结	2R组上气管旁（右）	右肺和胸膜腔的顶端，纵隔上缘	无名静脉末端与气管的交叉点水平	气管的左外侧边缘
	2L组上气管旁（左）	左肺和胸膜腔的顶端，纵隔上缘	主动脉弓上缘	气管的左外侧边缘
	3a组血管前	胸顶（左右两侧）	隆突水平	左右两侧以气管中线为界；前缘：胸骨后缘；后缘：右侧为上腔静脉前缘，左侧为左侧颈总动脉
	3p组气管后	胸顶（左右两侧）	隆突水平	前缘：气管后壁
	4R组下气管旁（右）	无名静脉末端与气管交叉水平	奇静脉下缘	气管的左外侧边缘
	4L组下气管旁（左）	主动脉弓上缘	左肺动脉上缘	气管的左外侧边缘；动脉韧带内侧
主动脉淋巴结	5组主动脉下（主-肺动脉窗）	主动脉弓下缘	左肺动脉上缘	动脉韧带的外侧
	6组主动脉旁（升主动脉或膈神经）	主动脉弓上缘	主动脉弓下缘	升主动脉和主动脉弓前、外侧的淋巴结
下纵隔淋巴结	7组隆突下	气管隆突	左侧为下叶支气管的上缘，右侧为中间支气管的下缘	外侧缘：右主支气管、中间支气管和左主支气管的内侧缘
	8组食管旁（隆突以下）	左侧为下叶支气管的上缘，右侧为中间支气管的下缘	膈肌	左右侧食管旁淋巴结以食管中线为界
	9组肺韧带	肺下静脉	膈肌	

续表

分区	分组	上界	下界	其他界限说明
N1 淋巴结	10 组（包括 10R 组和 10L 组）肺门	右侧为奇静脉下缘，左侧为肺动脉上缘	双侧肺叶间区域	包括：紧邻主支气管和紧邻肺门血管、肺静脉的近端、肺动脉主干的淋巴结；隆突上方：气管中线为界；隆突下方：左右主支气管的内侧边缘为界
	11 组（包括 11R 组和 11L 组）肺叶间	在各肺叶支气管起始处之间		内侧边界：主支气管的外侧
	12 组（包括 12R 组和 12L 组）肺叶	毗邻肺叶支气管		
	13 组（包括 13R 组和 13L 组）肺段	毗邻肺段支气管		
	14 组（包括 14R 组和 14L 组）肺亚段	毗邻肺段支气管		

（郭永宽　徐海迪　陈　辉　陈玉龙　张　然　李百玮）

参考文献

[1]　丁文龙, 刘学政. 系统解剖学[M]. 9 版. 北京: 人民卫生出版社, 2018.

[2]　陈亮, 朱全. 全胸腔镜解剖性肺段切除手术图谱[M]. 南京: 东南大学出版社, 2015.

[3]　野守裕明, 冈田守人. 肺癌解剖性肺段切除图谱[M]. 葛棣, 译. 天津: 天津科技翻译出版有限公司, 2017.

[4]　NOMORI H. OKADA M. Illustrated Textbook of Anatomical Pulmonary Segmentectomy[M]. Heidelberg: Springer, 2012.

[5]　RUSCH V W, ASAMURA H, WATANABE H, et al. The IASLC lung cancer staging project: a proposal for a new international lymph node map in the forthcoming seventh edition of the TNM classification for lung cancer[J]. J Thorac Oncol. 2009, 4(5): 568-577.

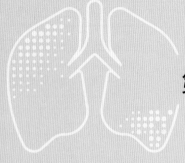

第七章　机器人辅助肺叶切除术

第一节
机器人辅助肺叶切除术的术前准备

肺叶切除术是胸外科最主要的标准术式。肺叶切除术在绝大多数情况下属于肺癌根治术的一部分。完整标准的肺癌根治术包括肺叶切除术和纵隔淋巴结系统清扫术。纵隔淋巴结应该是完整的整块（en-block）清扫，包括完整的淋巴结和周围软组织。本节将详细介绍 5 种标准机器人辅助肺叶切除术流程，并配以高清全程手术视频，视频优先选择了肺裂融合和伴炎性粘连淋巴结的病例。

一、麻醉选择

全身麻醉，双腔气管插管。不推荐应用封堵管技术，因为封堵气囊位于手术侧主支气管，术中会因为推挡肺叶造成封堵气囊脱位，而且气囊会使主支气管膨隆，干扰上部肺门或者隆突下的操作。

二、患者体位

机器人辅助肺叶切除术的体位摆放十分重要。患者取 90° 侧卧折刀位，略微前俯，折刀点大约在剑突水平，胸下垫塑形垫固定体位，不用托手架，患侧上肢抱头，手放在气管插管下，患侧腋下垫软垫。不用托手架和麻醉帘可以完全不影响器械臂活动。适当折刀位避免镜头器械臂对髋骨的压迫，增大肋间隙。如果做上肺手术，患者上部抬高 15°，如果做中下肺手术，可以使患者的胸部平行于地面，这样利于利用重力打开叶间裂。

手术野常规消毒铺巾，术前打孔采用常规罗哌卡因肋间及椎旁阻滞麻醉，减少穿刺器对肋间神经的压迫损伤，减轻术后伤口疼痛。

助手始终站在患者腹侧，器械护士站在助手对侧，这样不会对助手的操作造成干扰。

三、器械选择

多选用 30° 镜头，术中多应用 30° 向下，需要注意的是：如果镜孔位置过低，术中观察胸腔顶部的时候，镜头臂会向下过低，造成髋部压迫并使肋骨过度受压甚至造成骨折。解决办法：①避免选择镜孔的肋间过低；②更换 0° 镜头；③抬高身体上部。

四臂技术机器人手臂器械常规应用的有三把：背部操作孔应用端头向上的有孔抓

持器；后部操作孔应用心包抓钳；前部操作孔应用马里兰钳。如碰上胸腔广泛粘连和淋巴结炎性反应过重、血运丰富等情况，可以使用单极电钩（monopolar hook），其在大范围解离粘连和烧灼淋巴结滋养血管方面快捷高效。对有些较细的血管和少量残余肺裂的处理可以使用中号或大号锁扣夹。

（尤　健　苏延军　徐　锋　鲁　蒙）

第二节
机器人辅助右肺上叶切除术

一、病例介绍

【一般情况】

患者女性，57岁。主因"查体发现右上肺结节2个月"入院。

【既往史】

既往癫痫病史30年余；无烟酒史。

【辅助检查】

胸部CT检查提示：右肺上叶胸膜下不规则结节影，大小约1.6cm×1.0cm（图7-2-1）。

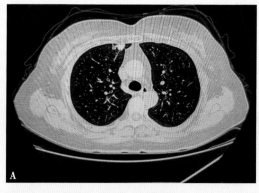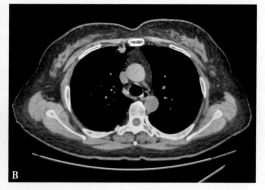

图7-2-1　右肺上叶肿物CT影像

A. 肺窗；B. 纵隔窗。

【手术方式】

全孔道人工气胸下四臂技术机器人辅助右肺上叶切除术（视频2）＋纵隔淋巴结清扫术。

视频2
全孔道人工气胸下四臂技术机器人辅助
右肺上叶切除术

【术后病理】

（右肺上叶）浸润性腺癌，腺泡状 40%，附壁状 40%，微乳头状 20%，紧贴脏胸膜，支气管断端（−），区域淋巴结未见癌转移，分组如下：2 组 0/4、4 组 0/2、7 组 0/1、9 组 0/1、10 组 0/4、11 组 0/4。

二、手术步骤

1. 解剖　解剖首先从斜裂后部开始，用背部操作孔的 Tip-Up 夹持纱布卷向头侧推开右肺上叶，后部操作孔的心包抓钳和前部操作孔的马里兰钳相互配合，从斜裂后部最薄弱处开始解剖叶间肺门（图 7-2-2A）。

技巧：

刚进入胸腔时，由于有些情况下肺萎陷需要时间，因此不建议应用器械进行大幅翻动，从斜裂后部开始解剖翻动幅度最小。

2. 显露肺叶间的肺动脉　显露肺叶间的肺动脉（图 7-2-2B）。

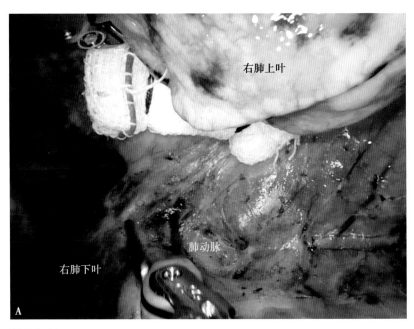

图 7-2-2A

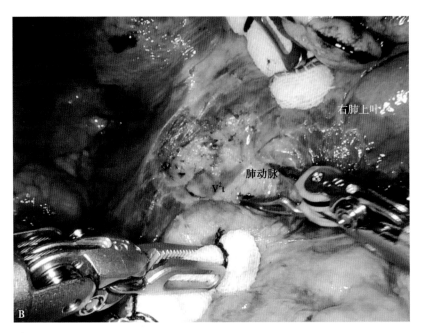

图 7-2-2B

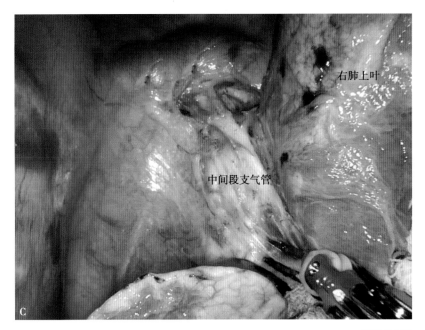

图 7-2-2C

3. 解剖右肺上叶支气管和中间段支气管分叉处 用背部操作孔的 Tip-Up 夹持纱布卷向前方推开右肺上叶，用马里兰钳和心包抓钳配合解剖右肺上叶支气管与中间段支气管分叉处（图 7-2-2C）。

技巧：
注意提前烧灼支气管动脉，保持术野干净。

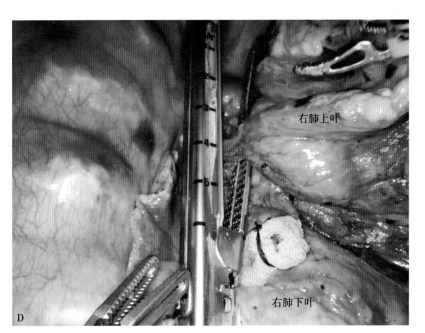

图 7-2-2D

4. 分离后部发育不全的斜裂 松开 Tip-Up 后，马里兰钳可以很容易地贯通发育不全的后部斜裂，从辅助操作孔置入切割缝合器，闭合分离后部斜裂（图 7-2-2D）。

5. 同时清扫右肺上叶支气管和中间段支气管分叉处淋巴结（图 7-2-2E）。

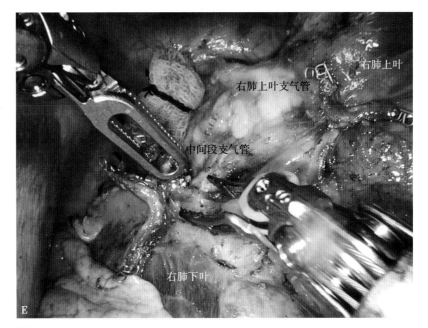

图 7-2-2E

6. 解剖出右肺后段动脉（A²） 沿肺动脉细致解剖出 A²（图 7-2-2F）。

注意：
A² 周围多有淋巴结环绕或有右肺上叶中心静脉分支黏附于动脉表面，需要细致分离。

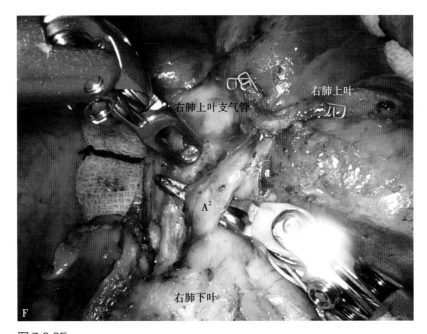

图 7-2-2F

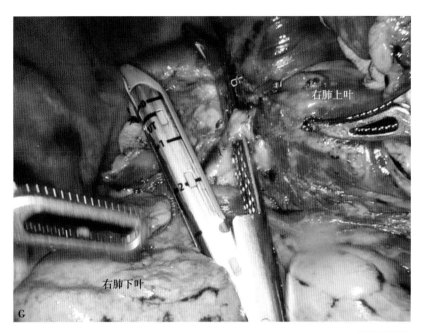

图 7-2-2G

7. 闭合离断 A²
从辅助操作孔置入切割缝合器闭合离断 A²（图 7-2-2G）。

技巧：
可以选择马里兰钳与心包抓钳配合，用 4 号丝线结扎离断；也可以选择机器人锁扣夹进行结扎离断。

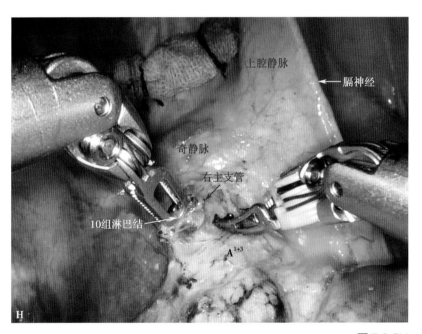

图 7-2-2H

8. 解剖上部肺门结构 用 Tip-Up 夹持纱布卷向足侧推开右肺上叶，解剖上部肺门，暴露右主支气管，右肺尖前段动脉（A^{1+3}）（图 7-2-2H）。

9. 解剖显露前部肺门结构　调整 Tip-Up 的位置，向后下方拉开右肺上叶暴露前部肺门，解剖出右上肺静脉和右肺中叶的静脉（图 7-2-2I）。

注意：
　　尽量分离开右上肺静脉上缘和肺动脉干交角。

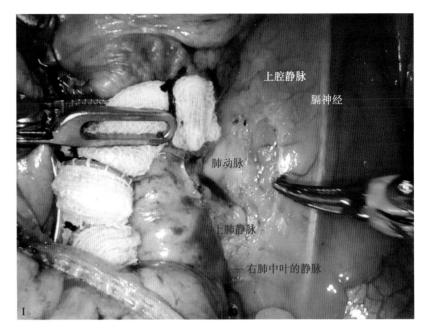

图 7-2-2I

10. 解剖右上肺静脉和右肺中叶的静脉的分叉处（图 7-2-2J）。

技巧：
　　辨认中心静脉走行有助于辨认右肺中叶的静脉，避免误断。

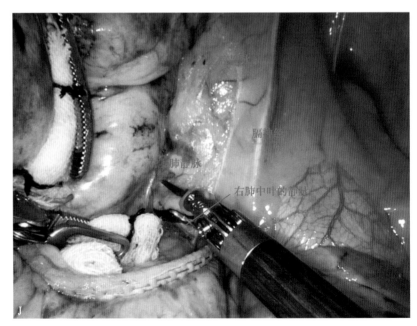

图 7-2-2J

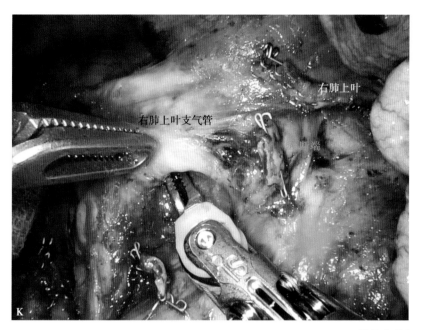

图 7-2-2K

11. 解剖右肺上叶支气管并贯通　用 Tip-Up 夹持纱布卷向前方推开上叶，用马里兰钳解剖右肺上叶支气管并贯通（图 7-2-2K）。

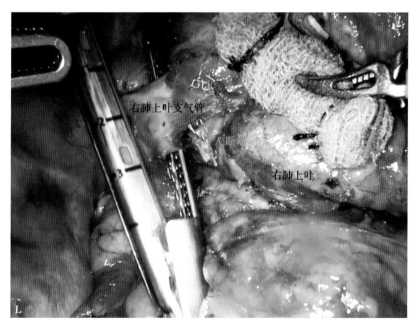

图 7-2-2L

12. 闭合切断右肺上叶支气管　从辅助操作孔置入切割缝合器闭合切断右肺上叶支气管（图 7-2-2L）。

技巧：

　　注意解剖右肺上叶支气管时要尽量紧贴支气管壁，可以使用心包抓钳夹持支气管，以利于暴露。如果右肺上叶支气管与前方肺动脉干过于黏连固定，可以先行用马里兰钳切断右肺上叶支气管，这样有利于暴露前方的肺动脉，有利于安全解剖分离。

13. 清扫 A^{1+3} 和右肺上叶静脉周围淋巴结　用 Tip-Up 推开或夹持提起右肺上叶支气管断端,清扫肺动脉和静脉表面附着淋巴结(图 7-2-2M)。

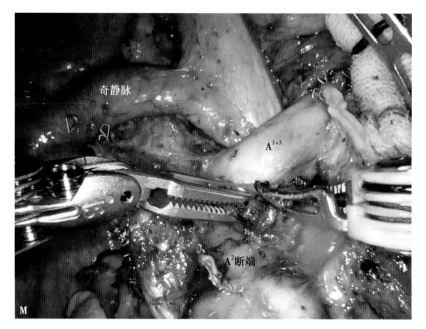

图 7-2-2M

14. 闭合切断 A^{1+3}　完全显露 A^{1+3},从辅助操作孔置入切割缝合器行闭合切断(图 7-2-2N)。

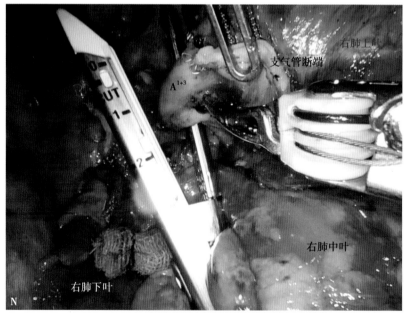

图 7-2-2N

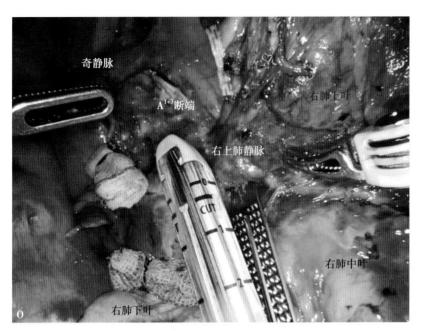

图 7-2-2O

15. 闭合切断右上肺静脉　完全显露右肺上叶的静脉，再次从辅助操作孔置入切割缝合器行闭合切断（图 7-2-2O）。

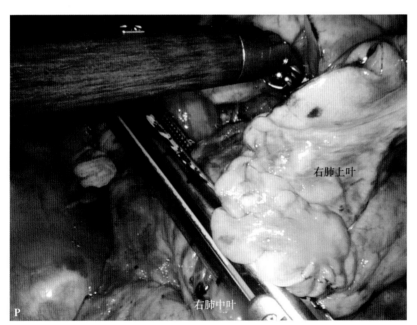

图 7-2-2P

16. 闭合切断发育不全的水平裂　同样从辅助操作孔置入切割缝合器闭合切断剩余发育不全的水平裂（图 7-2-2P）。

17. 标本装袋 将切除的右肺上叶标本装入标本袋,封闭袋口,拉到助手辅助操作孔旁(图 7-2-2Q)。

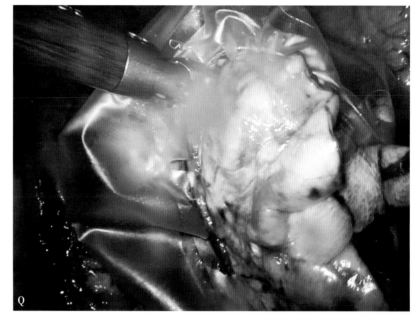

图 7-2-2Q

18. 结束手术 停止人工气胸,胸腔注入温水,水试验无漏气,撤除器械,留置胸腔引流管,关闭各孔道(图 7-2-2R)。

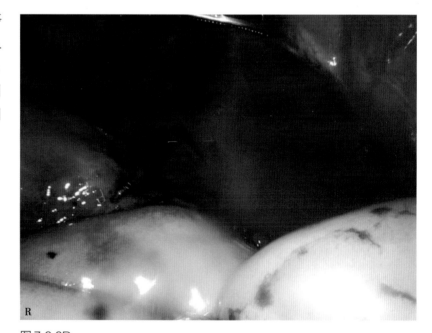

图 7-2-2R

图 7-2-2 全孔道人工气胸下四臂技术机器人辅助右肺上叶切除术

(尤 健 苏延军 徐 锋 鲁 蒙)

第三节
机器人辅助右肺中叶切除术

一、病例介绍

【一般情况】

患者女性，47岁。主因"查体发现右肺中叶结节2个月"入院。

【既往史】

既往体健，无烟酒史。

【辅助检查】

胸部CT提示：右肺中叶可见不规则结节，边缘毛糙，大小约 1.3cm×1.1cm，增强后可见不均匀强化，与邻近叶间胸膜紧密相贴，内可见血管穿行，考虑肺癌可能性大（图7-3-1）。

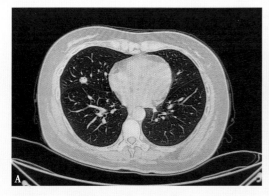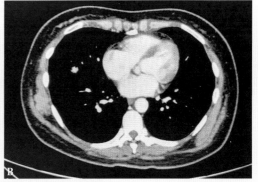

图7-3-1　右肺中叶肿物CT影像
A. 肺窗；B. 纵隔窗。

【手术方式】

全孔道人工气胸下四臂技术机器人辅助右肺中叶切除术（视频3）+纵隔淋巴结清扫术。

 视频3
全孔道人工气胸下四臂技术机器人辅助
右肺中叶切除术

【术后病理】

(右肺中叶)浸润性腺癌，腺泡状 55%，附壁状 40%，微乳头状 5%，贴近脏胸膜，可见肿瘤经气道播散现象，支气管断端(−)，区域淋巴结未见癌转移，分组如下：2 组 0/1、4 组 0/1、5 组 0/1、7 组 0/1、10 组 0/3、11 组 0/2。

二、手术步骤

1. 解剖右肺斜裂前部　机器人辅助手术的首要原则是尽量减少肺叶的翻动，根据右肺中叶的解剖特点，首先由右肺斜裂前部开始解剖(图 7-3-2A)。

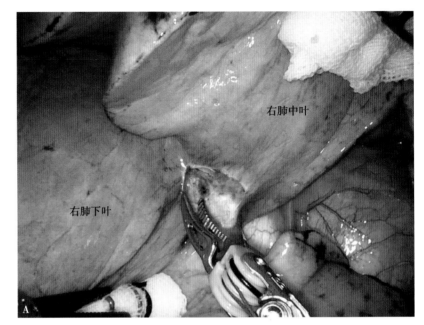

图 7-3-2A

2. 解剖显露右肺下叶动脉和右肺中叶动脉(A^{4+5})走行　用 Tip-Up 夹持小纱布卷向头侧推开右肺中叶暴露右肺斜裂前部，用马里兰钳细致解剖出右肺下叶动脉和 A^{4+5} 走行。本例患者是右肺外侧段动脉(A^4)与内侧段动脉(A^5)共干(图 7-3-2B)。

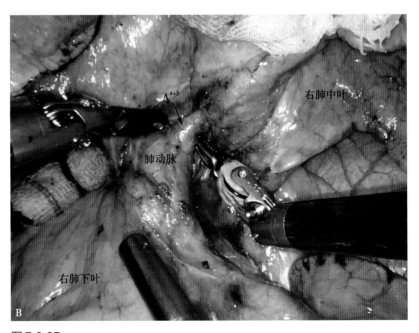

图 7-3-2B

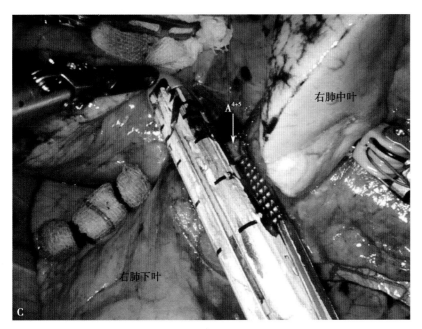

图 7-3-2C

3. 切断 A^{4+5} 游离暴露 A^{4+5}，助手从辅助操作孔置入切割缝合器切断（图 7-3-2C），也可以用马里兰钳配合心包抓钳并用 4 号丝线结扎切断，使用机器人锁扣夹夹毕也是一种可供选择的安全处理方式。

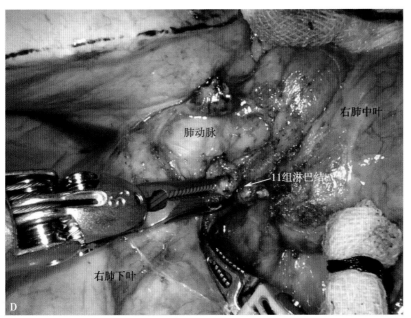

图 7-3-2D

4. 分离右肺斜裂前部，清扫 11 组淋巴结 松开 Tip-Up，辅助操作孔进切割缝合器尽量靠根部打开发育不全的右肺斜裂前部，根部剩余右肺斜裂可以锁扣夹配合心包抓钳和马里兰钳彻底分离，同时彻底清扫 11 组淋巴结（图 7-3-2D）。

5. 切断右肺中叶的静脉（V^{4+5}）　调整 Tip-Up 夹持纱布卷向后上推拉右肺中叶，暴露并游离右肺中叶的静脉，用锁扣夹或者器械臂配合 4 号丝线结扎法切断 V^{4+5}（图 7-3-2E）。

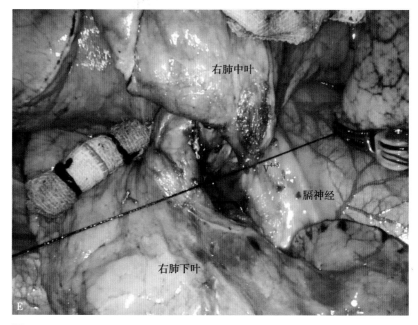

图 7-3-2E

6. 闭合切断右肺中叶支气管　清扫右肺中叶支气管周围淋巴结，并充分游离右肺中叶支气管，助手从辅助操作孔置入切割缝合器闭合切断右肺中叶支气管（图 7-3-2F）。

技巧：

如角度不佳或者右肺中叶支气管周围淋巴结固定，可以选择用马里兰钳预先切断右肺中叶支气管，然后从辅助操作孔置入切割缝合器闭合切断。

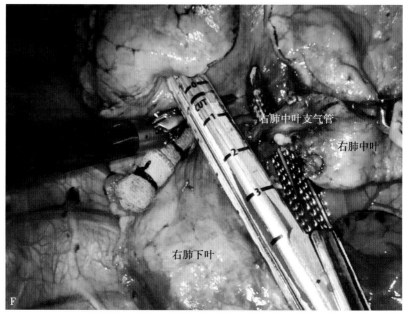

图 7-3-2F

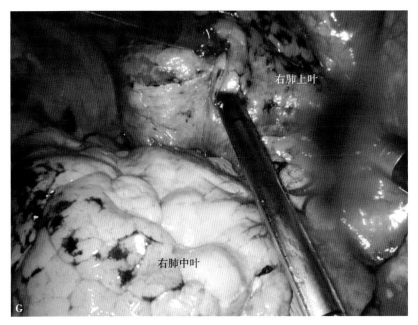

右肺上叶

右肺中叶

图 7-3-2G

7. 闭合切断发育不全的水平裂 发育不全的水平裂,向膈肌方向适当牵拉,助手从辅助操作孔置入切割缝合器闭合切断水平裂(图 7-3-2G)。

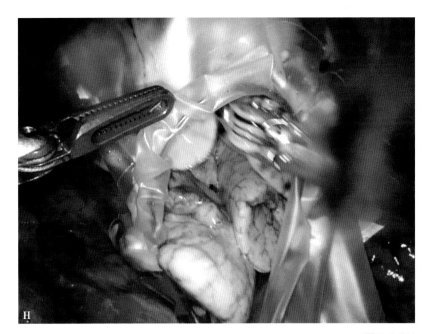

图 7-3-2H

8. 标本装袋 将切除的右肺中叶标本装入标本袋,封闭袋口,拉到助手辅助操作孔旁(图 7-3-2H)。

9. 结束手术　停止人工气胸，胸腔注入温水，水试验无漏气，撤除器械，留置胸腔引流管，关闭各孔道（图7-3-2I）。

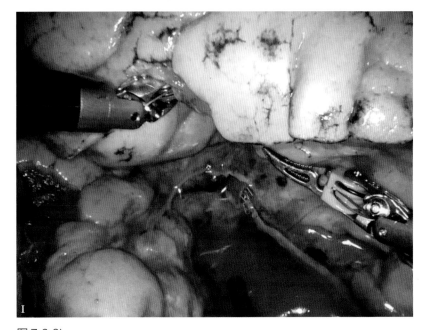

图 7-3-2I

图 7-3-2　全孔道人工气胸下四臂技术机器人辅助右肺中叶切除术

（尤　健　苏延军　徐　锋　鲁　蒙）

第四节
机器人辅助右肺下叶切除术

一、病例介绍

【一般情况】

患者男性,64岁。主因"轻度憋喘1月余,发现右肺占位10天"入院。

【既往史】

既往左手机械性外伤史20年余;吸烟史40年余,10支/天。

【辅助检查】

胸部CT提示:右肺下叶前底段亚实性密度肿物影,其内可见含气支气管影,病灶范围约2.7cm×2.2cm,周围多发条索及胸膜牵拉,考虑为周围型肺癌(图7-4-1)。

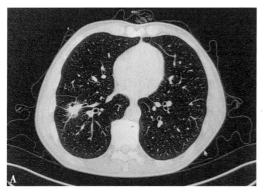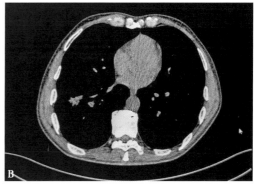

图7-4-1 右肺下叶肿物CT影像

A. 肺窗;B. 纵隔窗。

【手术方式】

全孔道人工气胸下四臂技术机器人辅助右肺下叶切除术(视频4)+纵隔淋巴结清扫术。

视频4
全孔道人工气胸下四臂技术机器人辅助
右肺下叶切除术

【术后病理】

（右肺下叶）浸润性腺癌，腺泡型 40%，实体型 60%，支气管断端（-），区域淋巴结未见癌转移，分组如下：2 组 0/2，4 组 0/3，7 组 0/5，8 组 0/3，10 组 0/6，11 组 0/2。

二、手术步骤

本例患者的特点在于肺裂融合，从叶裂解剖肺动脉困难。

1. 解剖　从右肺斜裂最薄弱处开始解剖（图 7-4-2A）。

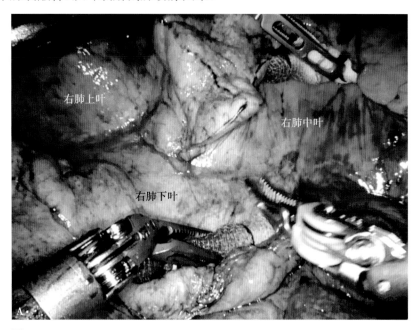

图 7-4-2A

2. 分离融合的右肺斜裂　从背部操作孔置入 Tip-Up 夹持小纱布卷向头侧推开右肺中叶暴露斜裂，用马里兰钳细致解剖，尽量分离发育不全的右肺斜裂（图 7-4-2B）。

技巧：
如分离困难则不必解剖出右肺下叶动脉，肺裂可以留待最后处理。

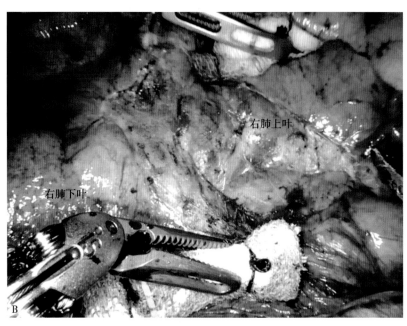

图 7-4-2B

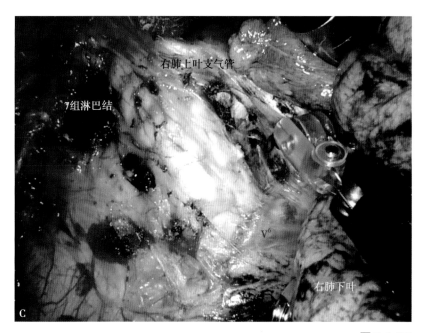

右肺上叶支气管

7组淋巴结

V⁶

右肺下叶

C

3. 解剖中间段支气管　调整 Tip-Up 位置,向前方推开右肺下叶,暴露后方肺门,用马里兰钳打开纵隔胸膜,解剖中间段支气管,并于右肺下叶支气管表面分离斜裂,暴露肺动脉(图 7-4-2C)。

图 7-4-2C

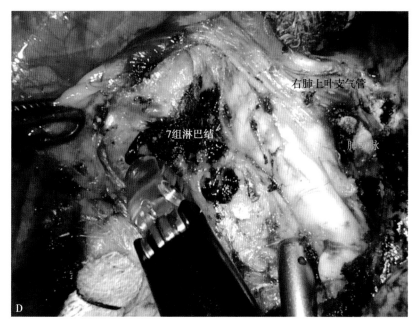

右肺上叶支气管

7组淋巴结

肺动脉

D

4. 清扫隆突下淋巴结(7 组淋巴结)(图 7-4-2D)。

图 7-4-2D

5. 夹闭较粗大滋养血管 如遇较粗大滋养血管,可以选择用钛夹夹闭处理(图 7-4-2E)。

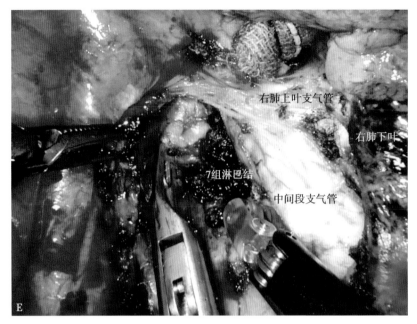

图 7-4-2E

6. 切断肺韧带 用 Tip-Up 夹持纱布卷向头侧推开右肺下叶,用电钩切断肺韧带,并清扫 9 组淋巴结(图 7-4-2F)。

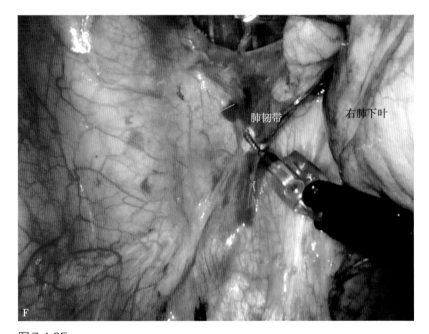

图 7-4-2F

7. 切断右下肺静脉　充分游离右肺下叶的静脉后，从辅助操作孔置入切割缝合器切断右下肺静脉（图7-4-2G）。

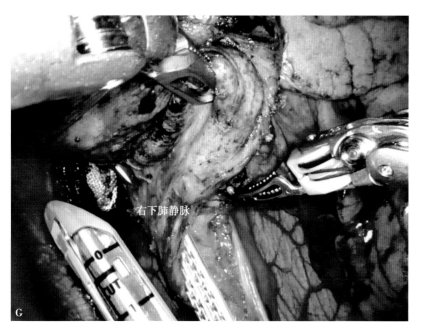

右下肺静脉

图 7-4-2G

8. 解离右肺下叶支气管，显露右肺中叶支气管　调整 Tip-Up 向头侧推开右肺下叶，暴露并游离右肺下叶支气管，清扫支气管周围淋巴结（图 7-4-2H）。

注意：
　　一定要解剖出右肺中叶支气管，以便正确辨认右肺下叶支气管切断平面。

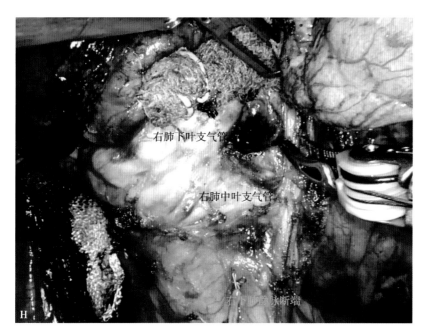

右肺下叶支气管

右肺中叶支气管

右下肺静脉断端

图 7-4-2H

9. 切断右肺下叶支气管 本病例支气管周围淋巴结融合固定，难以贯通后方间隙，为了避免误伤支气管后方的肺动脉，可以先用马里兰钳切断右肺下叶支气管（图 7-4-2I）。

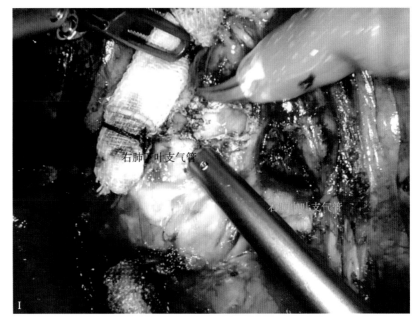

图 7-4-2I

10. 闭合右肺下叶支气管断端 从辅助操作孔置入切割缝合器闭合右肺下叶支气管断端，或者用手工间断缝合的方法闭合（图 7-4-2J）。

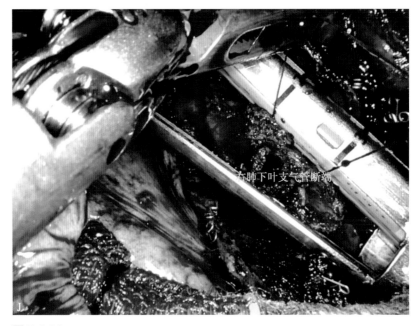

图 7-4-2J

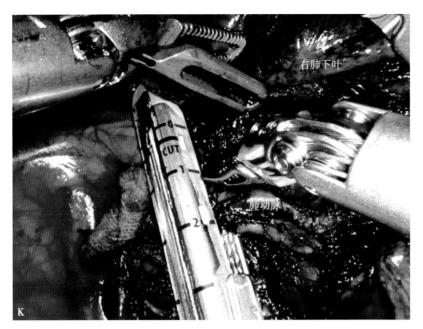

图 7-4-2K

11. 切断肺动脉各分支　用 Tip-Up 牵开右肺下叶支气管断端，用马里兰钳解剖位于支气管断端深面的肺动脉，助手同样从辅助操作孔置入切割缝合器切断肺动脉各分支（图 7-4-2K）。

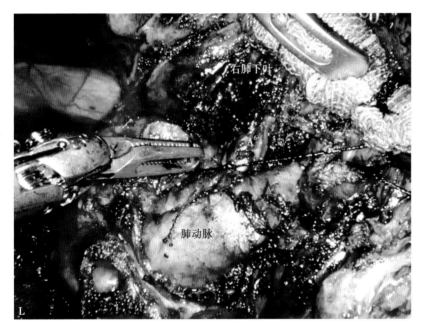

图 7-4-2L

12. 离断右肺上段动脉（A^6）时如切割缝合器角度受限，也可以选择用丝线结扎切断或者用锁扣夹处理的方式离断 A^6（图 7-4-2L）。

13. 离断右肺底段动脉（A$^{7+8+9+10}$） 如切割缝合器角度受限，也可以选择用丝线结扎切断或者用锁扣夹处理A$^{7+8+9+10}$（图 7-4-2M）。

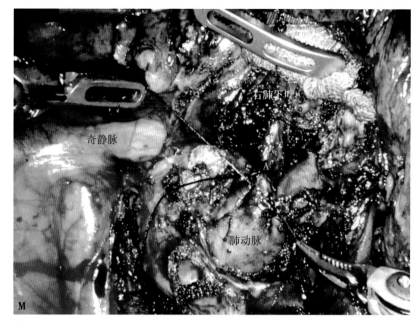

图 7-4-2M

14. 闭合离断融合的右肺斜裂 助手从辅助操作孔置入切割缝合器闭合离断融合发育不全的右肺斜裂（图 7-4-2N）。

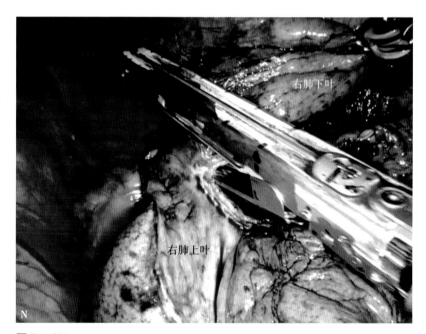

图 7-4-2N

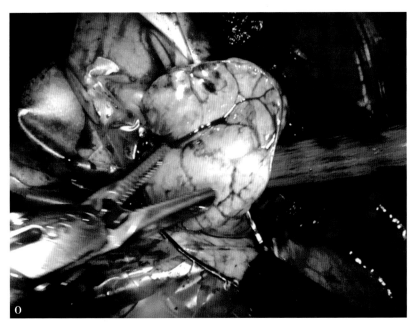

15. 标本装袋 右肺下叶切除标本装入标本袋,封闭袋口,拉到助手辅助操作孔旁(图 7-4-2O)。

图 7-4-2O

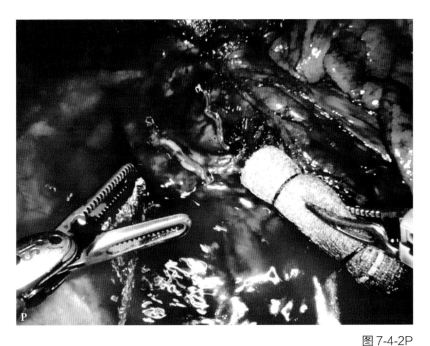

16. 结束手术 停止人工气胸,在胸腔注入温水,水试验无漏气,撤除器械,留置胸腔引流管,关闭各孔道(图 7-4-2P)。

图 7-4-2P

图 7-4-2 全孔道人工气胸下四臂技术机器人辅助右肺下叶切除术

(尤 健 苏延军 徐 锋 鲁 蒙)

第五节
机器人辅助左肺上叶切除术

一、病例介绍

【一般情况】

患者男性,45 岁。主因"查体发现左肺结节 2 月余"入院。

【既往史】

既往高血压病史 3 年余;无烟酒史。

【辅助检查】

胸部 CT 提示:左肺上叶尖后段分叶状结节,边界欠清,范围约 2.9cm×2.3cm,增强后明显不均匀强化,邻近气管堵塞,远端肺野实变索条影,考虑周围型肺癌伴远端阻塞性炎症。(图 7-5-1)。

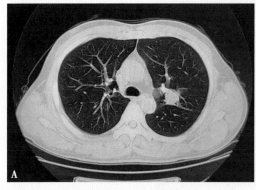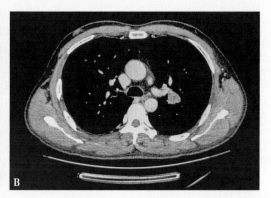

图 7-5-1　左肺上叶肿物 CT 影像

A. 肺窗;B. 纵隔窗。

【手术方式】

全孔道人工气胸下四臂技术机器人辅助左肺上叶切除术(视频 5)+纵隔淋巴结清扫术。

 视频 5
全孔道人工气胸下四臂技术机器人辅助
左肺上叶切除术

【术后病理】

(左肺上叶)非小细胞肺癌,结合免疫组织化学结果支持角化型鳞状细胞癌,灶性区域表达神经内分泌标志物 Syn 和 CD56。区域淋巴结未见癌转移，分组如下：3a 组 0/4、4 组 0/2、5 组 0/2、5 组软组织（−）、6 组 0/1、7 组 0/2、9 组 0/4、10 组 0/6、11 组 0/7、12 组 0/2。

二、手术步骤

左肺上叶的血管分支较多，而且变异较大，手术顺序推荐从后向前进行。本节介绍的手术顺序，并非一成不变，例如肺裂的处理就可以根据解剖难度而定，如易于分离建立隧道，可以先行处理，以利于显露肺动脉各分支；如分离斜裂建立隧道困难，也可以把斜裂留待以后处理。

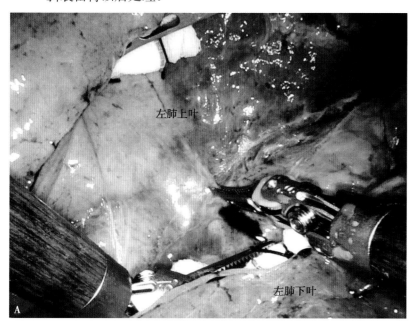

1. 解剖　解剖首先从左肺斜裂中部开始，从背部操作孔置入 Tip-Up 夹持纱布卷向头侧推开左肺上叶，从后部操作孔置入心包抓钳与前部操作孔置入的马里兰钳配合，由斜裂中部最薄弱处进行解剖（图 7-5-2A）。

图 7-5-2A

技巧：

如左肺斜裂处解剖肺动脉困难，可向前推开左肺上叶，切开后纵隔胸膜后，显露左肺动脉，以马里兰钳沿左肺动脉鞘表面分离，于左肺斜裂处穿出。

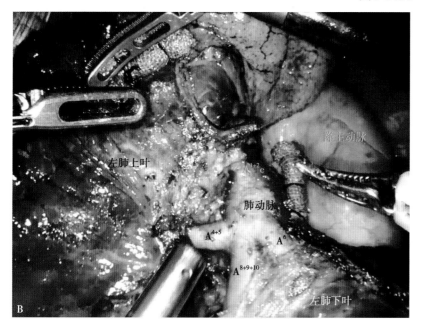

2. 暴露左肺舌段动脉（A^{4+5}）和尖后段动脉水平亚段（$A^{1+2}c$）走行，分离左肺斜裂后部　显露斜裂处肺动脉，解剖出 A^{4+5} 和 $A^{1+2}c$ 走行，用马里兰钳沿肺动脉鞘间隙向后方分离斜裂后部（图 7-5-2B）。

图 7-5-2B

3. 切断肺韧带 用 Tip-Up 夹持纱布卷向头侧偏前推开左肺下叶,用马里兰钳切断肺韧带(图 7-5-2C)。

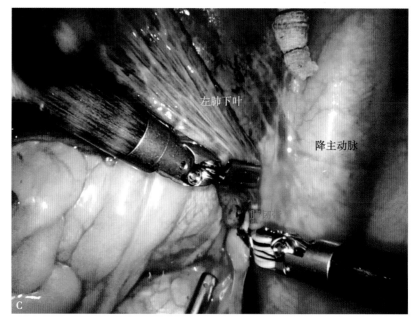

图 7-5-2C

4. 清扫 9 组淋巴结(图 7-5-2D)。

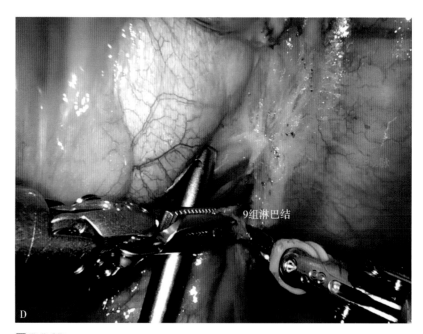

图 7-5-2D

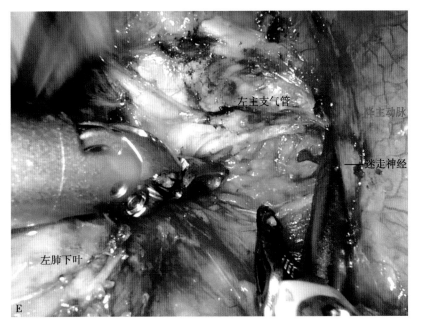

图 7-5-2E

5. 清扫隆突下淋巴结（7 组淋巴结）　用 Tip-Up 夹持纱布卷向前侧推开左肺上叶，用马里兰钳打开后纵隔胸膜，暴露迷走神经，清扫 7 组淋巴结（图 7-5-2E）。

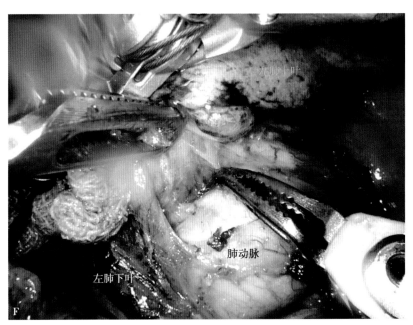

图 7-5-2F

6. 解剖肺动脉贯通左肺斜裂后部　在迷走神经前方解剖肺动脉，在肺动脉表面贯通左肺斜裂后部（图 7-5-2F）。

7. 解剖显露左肺前段动脉（A³） 向上沿肺动脉干解剖出 A³ 走行（图 7-5-2G）。

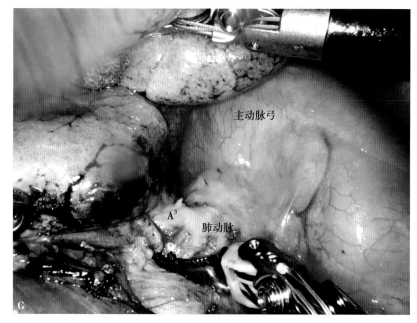

图 7-5-2G

8. 暴露左上肺静脉上缘和动静脉交角 调整 Tip-Up 并夹持纱布卷向足侧方向推左肺上叶，暴露出主动脉弓下的上部肺门，用马里兰钳细致解剖左肺动脉总干，向前方暴露出左上肺静脉上缘，打开动静脉交角（图 7-5-2H）。

注意：
此处多有支气管动脉，需要提前用马里兰钳安全凝闭。

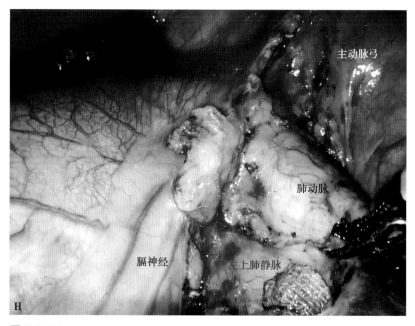

图 7-5-2H

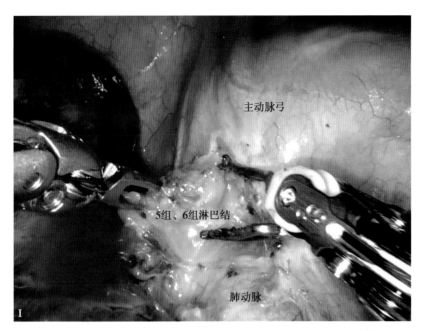

9. 清扫 5 组、6 组淋巴结　用心包抓钳和马里兰钳配合，清扫 5 组、6 组淋巴结(图 7-5-2I)。

图 7-5-2I

10. 清扫 4 组淋巴结(图 7-5-2J)。

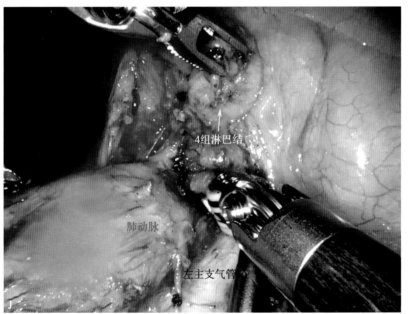

图 7-5-2J

11. 解剖显露左上肺静脉下缘　再次调整 Tip-Up 并夹持纱布卷向后侧方向推拉左肺上叶,暴露前部肺门,解剖显露左上肺静脉,用马里兰钳细致解剖出左上肺静脉下缘,分离左肺下叶支气管表面肺裂组织(图 7-5-2K)。

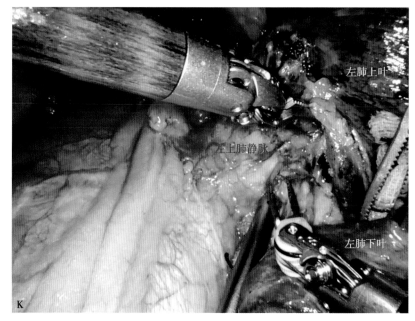

图 7-5-2K

12. 切断左肺斜裂后部　用 Tip-Up 协助暴露左肺斜裂后部,从辅助操作孔置入切割缝合器沿贯通的斜裂后部分离闭合左肺斜裂(图 7-5-2L)。

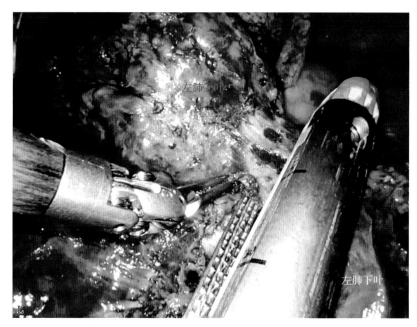

图 7-5-2L

13. 用 Tip-Up 协助暴露斜裂前部，从辅助操作孔再次置入切割缝合器于左肺斜裂处的左肺下叶支气管表面分离发育不全的斜裂前部，少量切割缝合器分离不全的左肺斜裂，也可以用锁扣夹配合马里兰钳处理。

处理发育不全的左肺斜裂前部可参考视频 6。

视频 6
全孔道人工气胸下四臂技术机器人辅助左肺下叶切除术（支气管优先法）

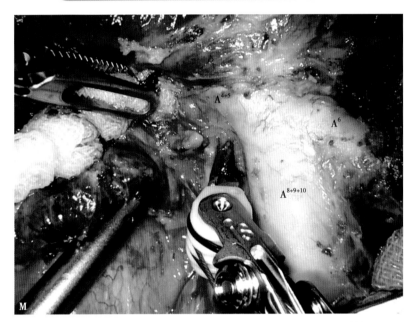

图 7-5-2M

14. 清扫 11 组淋巴结，游离出 A^{4+5}　用 Tip-Up 夹持纱布卷向后下方推压左肺下叶前部，暴露左肺上、下叶支气管交汇处，清扫 11 组淋巴结，完全游离出 A^{4+5}（图 7-5-2M）。

15. 切断 A^{4+5} 和 $A^{1+2}c$　用 Tip-Up 向前方推左肺上叶，从辅助操作孔置入切割缝合器切断 A^{4+5} 和 $A^{1+2}c$（图 7-5-2N）。

技巧：

从辅助操作孔置入切割缝合器，如角度许可，可以连同 $A^{1+2}c$ 一并切断，也可以选择用丝线结扎切断，此处不推荐用锁扣夹，因为有可能干扰后续切割缝合器操作发生出血风险。

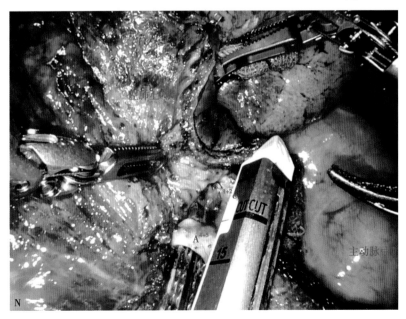

图 7-5-2N

16. 切断左肺上叶支气管 用马里兰钳解剖左肺上叶支气管。从辅助操作孔置入切割缝合器闭合切断左肺上叶支气管。如遇到支气管通过切割缝合器困难的情况，则可以用马里兰钳预先切断左肺上叶支气管（图7-5-2O）。

技巧：
清扫左肺上叶支气管周围淋巴结有利于暴露左肺上叶支气管周径，解剖时可使用心包抓钳夹持左肺上叶支气管，将有助于分离支气管前方的肺静脉和上方的左肺前段动脉（A^3）和尖后段动脉的尖亚段和后亚段（$A^{1+2}a+b$）。

17. 闭合左肺上叶支气管断端 用碘伏纱布卷消毒左肺上叶支气管断端后，再用切割缝合器闭合（图7-5-2P）。

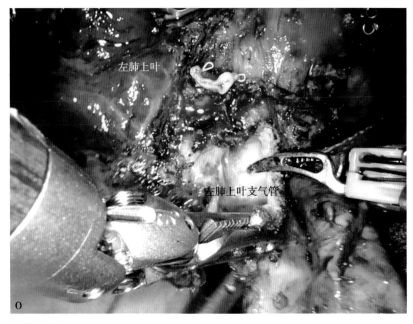

图 7-5-2O

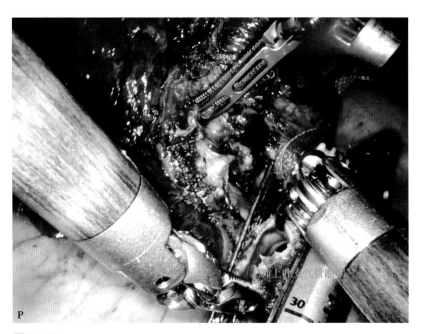

图 7-5-2P

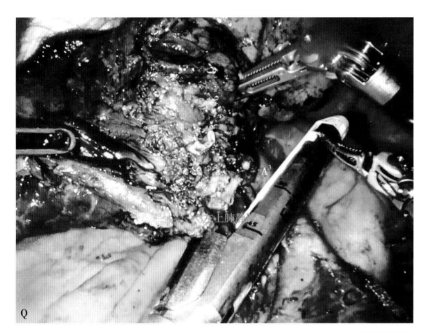

图 7-5-2Q

18. 逐一闭合切断左上肺静脉和剩下的肺动脉分支　用 Tip-Up 提起左肺上叶支气管断端，解剖左上肺静脉和剩余肺动脉各分支后，从辅助操作孔置入切割缝合器逐一或者一并闭合切断（图 7-5-2Q）。

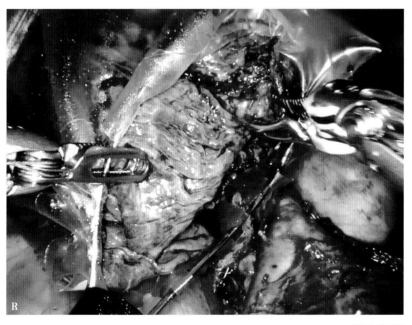

图 7-5-2R

19. 标本装袋　左肺上叶切除标本装入标本袋，封闭袋口，拉到助手辅助操作孔旁（图 7-5-2R）。

20. **结束手术**　停止人工气胸,胸腔注入温水,水试验无漏气,撤除器械,留置胸腔引流管,关闭各孔道(图7-5-2S)。

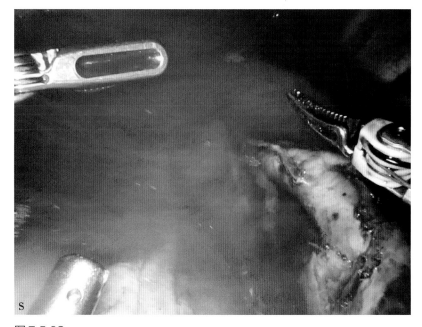

图 7-5-2S

图 7-5-2　全孔道人工气胸下四臂技术机器人辅助左肺上叶切除术

（尤　健　苏延军　徐　锋　鲁　蒙）

第六节
机器人辅助左肺下叶切除术

一、病例介绍

【一般情况】

患者女性,62岁。主因"查体发现左肺结节2周"入院。

【既往史】

既往高血压病史10年余;无烟酒史。

【辅助检查】

胸部CT提示:左肺下叶上段见亚实性结节,形态不规则,大小约为2.4cm×2.0cm,边界不清,并与左肺斜裂牵拉粘连,考虑肺癌可能性大(图7-6-1)。

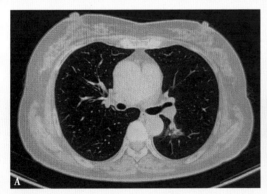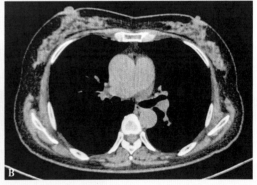

图7-6-1 左肺下叶肿物CT影像
A. 肺窗;B. 纵隔窗。

【手术方式】

全孔道人工气胸下四臂技术机器人辅助左肺下叶切除术(视频7)+纵隔淋巴结清扫术。

视频7
全孔道人工气胸下四臂技术机器人辅助
左肺下叶切除术(动脉结扎法)

【术后病理】

（左肺下叶）浸润性腺癌，腺泡状 50%，附壁状 40%，微乳头状 10%，紧贴脏胸膜，支气管断端(-)，区域淋巴结未见癌转移，分组如下：5 组 0/2，6 组 0/1，7 组 0/3，9 组 0/3，10 组 0/5，11 组 0/3。

二、手术步骤

1. 解剖　首先由左肺斜裂最薄弱处开始解剖，用 Tip-Up 夹持小纱布卷向头侧推开左肺上叶暴露斜裂中前部(图 7-6-2A)。

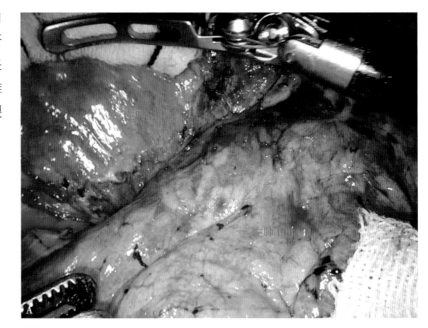

图 7-6-2A

2. 推开左肺下叶　调整 Tip-Up 并夹持纱布卷向足侧偏后推开左肺下叶(图 7-6-2B)。

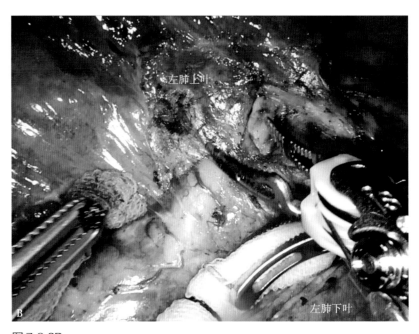

图 7-6-2B

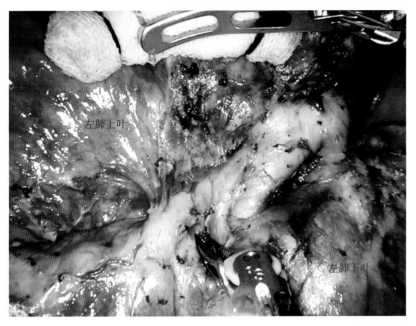

左肺上叶

左肺下叶

图 7-6-2C

3. 显露左肺下叶动脉各分支　用马里兰钳细致解剖出左肺下叶动脉各分支走行,沿肺动脉鞘表面解剖,暴露左肺上段动脉(A[6])走行(图 7-6-2C)。

注意:
左肺的舌段动脉(A[4+5])有时会从前底段动脉(A[8])发出,注意尽量保留。

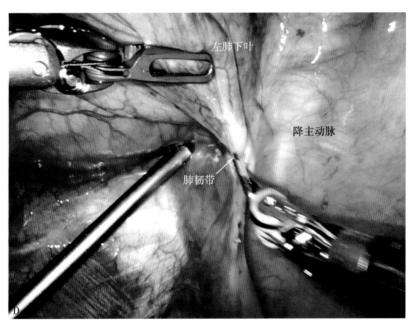

左肺下叶

降主动脉

肺韧带

图 7-6-2D

4. 切断肺韧带,清扫 9 组淋巴结　用 Tip-Up 夹持纱布卷向前上推开左肺下叶,用马里兰钳切断肺韧带,同时清扫 9 组淋巴结(图 7-6-2D)。

5. 切断左下肺静脉 调整 Tip-Up 的位置，充分游离左下肺静脉后，从辅助操作孔置入切割缝合器切断左下肺静脉（图 7-6-2E）。

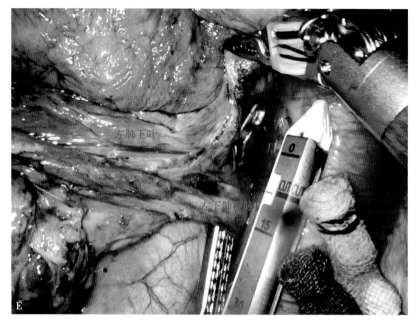

图 7-6-2E

6. 游离左肺下叶支气管（BⅧ+BⅨ+BⅩ和 BⅥ）并显露左肺上叶支气管 用 Tip-Up 向头侧推开下叶，暴露并游离左肺下叶支气管，清扫支气管周围淋巴结，注意一定要显露出左肺上叶支气管，以便正确辨认左肺下叶支气管切断平面（图 7-6-2F）。

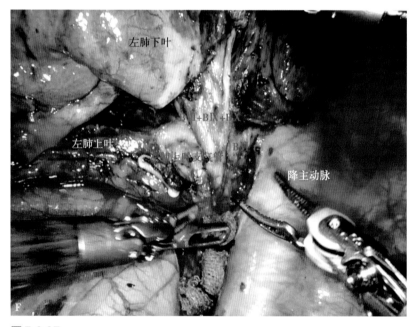

图 7-6-2F

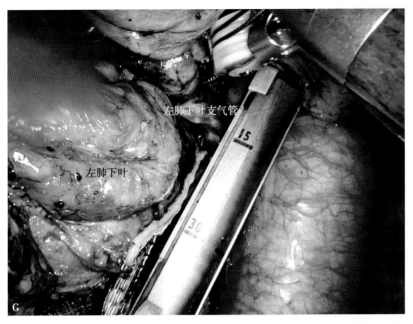

图 7-6-2G

7. 切割缝合左肺下叶支气管　用马里兰钳贯通左肺下叶支气管后方间隙，助手从辅助操作孔置入切割缝合器切断左肺下叶支气管(图 7-6-2G)。

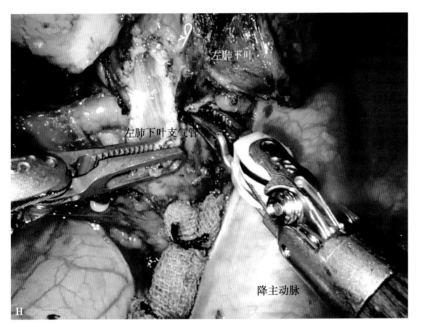

图 7-6-2H

8. 如遇到支气管周围淋巴结融合固定难以贯通后方间隙时，为了不误伤支气管后方的肺动脉，可以先用马里兰钳切断左肺下叶支气管(图 7-6-2H)。

9. 闭合切开的左肺下叶支气管断端 用切割缝合器闭合切开的左肺下叶支气管断端，或者也可以选择用间断缝合的方法(图7-6-2I)。

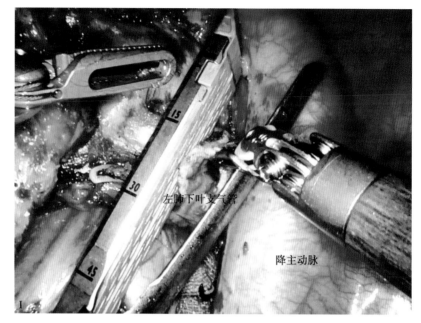

图 7-6-2I

10. 切断左肺下叶动脉各分支 用 Tip-Up 牵开左肺下叶支气管断端，用马里兰钳解剖游离肺动脉，助手同样从辅助操作孔置入切割缝合器切断左肺下叶动脉各分支(图 7-6-2J)。

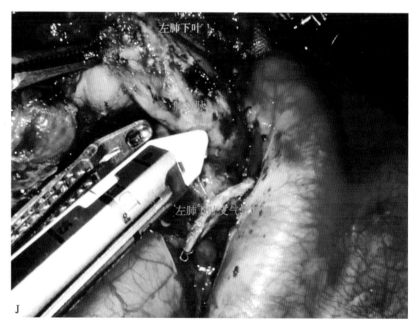

图 7-6-2J

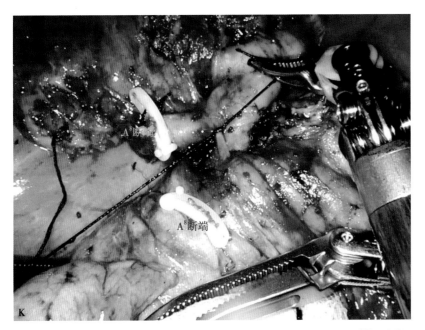

11. 处理左肺下叶动脉各分支　可以选择用丝线结扎切断或者用锁扣夹处理左肺下叶动脉各分支(图7-6-2K)。

图7-6-2K

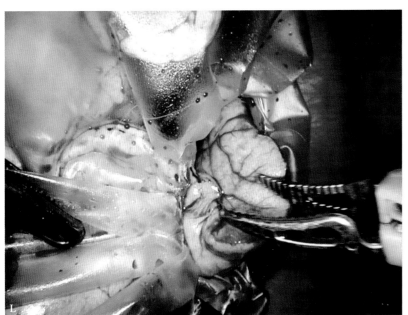

12. 标本装袋　将切除的左肺下叶标本装入标本袋,封闭袋口,拉到助手辅助操作孔旁(图7-6-2L)。

图7-6-2L

13. **结束手术**　停止人工气胸，胸腔注入温水，水试验无漏气，撤除器械，留置胸腔引流管，关闭各孔道（图7-6-2M）。

技巧：

- 左肺斜裂发育不全的患者，术者如选择从左肺斜裂入路解剖，必须沿肺动脉鞘表面分离斜裂前部和后部。
- 后部斜裂分离方法：用Tip-Up夹持纱布卷向前推开左肺上、下叶交界处，暴露后方肺门及迷走神经前方，用马里兰钳打开纵隔胸膜，解剖左肺下叶支气管，肺动脉下干，于肺动脉下干表面解剖贯通斜裂后部。助手从辅助操作孔置入切割缝合器闭合离断后部斜裂。
- 前部斜裂分离方法：用Tip-Up夹持纱布卷向足侧偏下推开左肺下叶，用马里兰钳解剖出左肺上、下叶支气管分叉处，并显露肺动脉，分离附着在肺动脉表面的肺组织，贯通前部斜裂，然后从辅助操作孔置入切割缝合器离断斜裂前部，离断不全的斜裂根部，可以配合锁扣夹处理。发育不全的左肺斜裂前部的处理参考视频6。

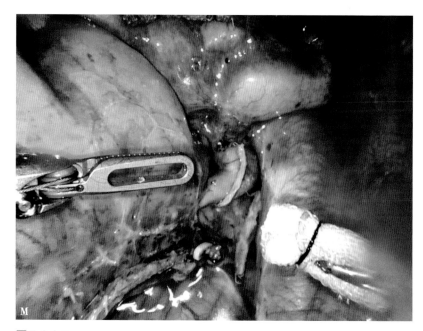

图 7-6-2M

图 7-6-2　全孔道人工气胸下四臂技术机器人辅助左肺下叶切除术（动脉结扎法）

（尤　健　苏延军　徐　锋　鲁　蒙）

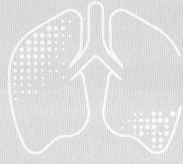

第八章　机器人辅助纵隔淋巴结清扫术

　　纵隔淋巴结清扫术在实性肺原发恶性肿瘤的标准根治术中是必须彻底施行的部分。由于机器人辅助手术对于狭窄空间的精细操作有"先天"优势，故在纵隔淋巴结清扫术中操作更加便捷，在人工气胸和四臂技术的加持下，术野的显露极为清晰。

　　由于肺韧带的切断和 9 组淋巴结的清扫在肺叶和肺段的手术步骤中常规进行，且步骤简单，因此不再赘述。下文按照左、右侧和隆突下、上纵隔分别阐述纵隔淋巴结的清扫步骤。

第一节
机器人辅助左侧纵隔淋巴结清扫术

一、机器人辅助左侧隆突下淋巴结清扫术

左侧隆突下空间较深在，机器人辅助手术在暴露术野方面有较大的优势。

1. 切开后纵隔胸膜 从背部操作孔置入 Tip-Up 夹持纱布卷向前方略上推开左肺下叶，用马里兰钳在迷走神经前方打开后纵隔胸膜，下至左下肺静脉上缘，上至左肺动脉干上缘（图 8-1-1A）。

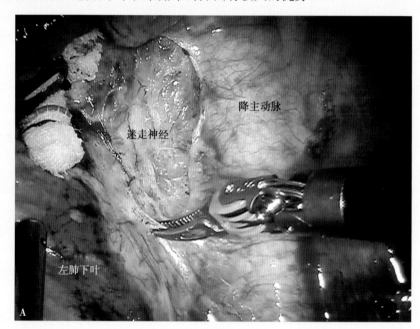

图 8-1-1A

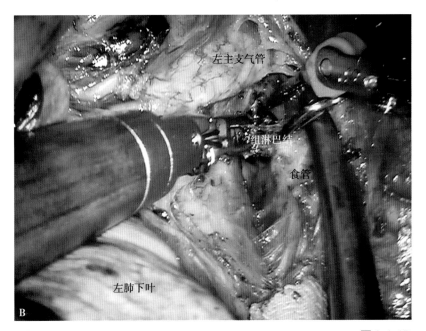

2. 推开食管　助手持带开关的吸引器协助术者向后方推开降主动脉及其下方的食管，可以清晰暴露隆突下空间，用马里兰钳配合心包抓钳彻底清扫隆突下淋巴结（7组淋巴结）及软组织（图8-1-1B）。

图8-1-1B

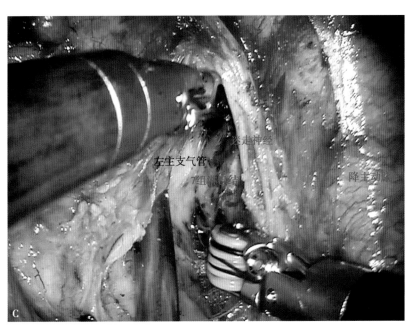

3. 推开左主支气管　清扫左主支气管侧淋巴结时，可以嘱助手用吸引器推开左主支气管，增加显露（图8-1-1C）。

图8-1-1C

4. 彻底清扫左侧 7 组淋巴结　理想的彻底清扫，应显露隆突顶和对侧支气管（图 8-1-1D）。

技巧：
● 在隆突淋巴结下多有滋养血管，注意用马里兰钳边分离边烧灼，如遇较粗大的血管，可以用锁扣夹或者钛夹提前夹毕。
● 如果是左肺下叶切除术，建议先切断左下肺静脉后再清扫隆突下淋巴结，以获得更好的暴露。

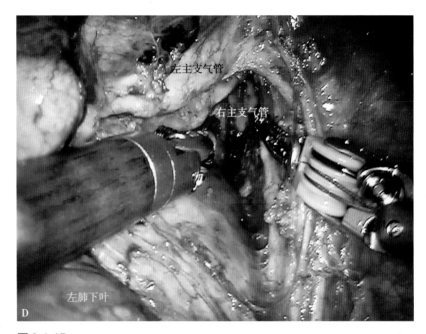

图 8-1-1D

图 8-1-1　机器人辅助左侧隆突下淋巴结清扫术

二、机器人辅助左侧上纵隔淋巴结清扫术

左侧上纵隔淋巴结包括 4 组、5 组、6 组，4 组深在，5 组、6 组较浅。

1. 推开主动脉和食管，清扫 4 组淋巴结　从背部操作孔置入 Tip-Up，夹持纱布卷向前方推开左肺上叶，助手持带开关的吸引器在迷走神经前方推开主动脉和食管，用马里兰钳沿左主支气管上缘、左肺动脉干表面开始清扫 4 组淋巴结（图 8-1-2A）。

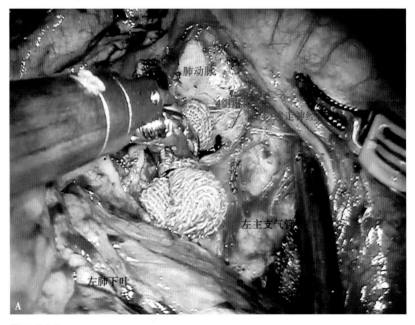

图 8-1-2A

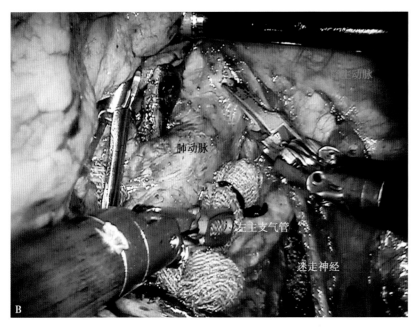

2. 夹毕粗大滋养血管　较粗大的滋养血管，可以用锁扣夹或者钛夹提前夹毕（图 8-1-2B）。

图 8-1-2B

3. 显露迷走神经、喉返神经（图 8-1-2C）

技巧：
　　清扫上达动脉韧带，注意迷走神经绕主动脉弓处有喉返神经发出，清扫主动脉弓下方时需要特别注意。清扫 4 组淋巴结时推荐使用马里兰钳先行沿淋巴结表面分离，这样有助于暴露喉返神经走行。

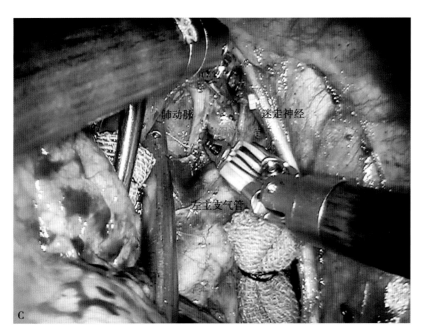

图 8-1-2C

4.彻底清扫4组淋巴结 理想的彻底清扫,应显露左主支气管、气管、喉返神经及动脉韧带(图 8-1-2D)。

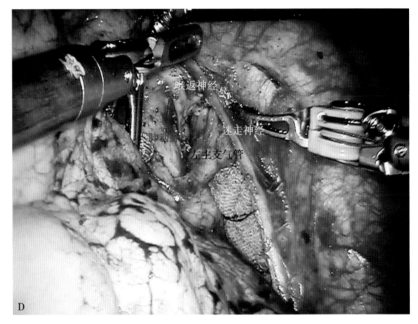

图 8-1-2D

5.整块清除 5组、6组淋巴结和软组织 调整 Tip-Up 位置并夹持纱布卷向前下方推开左肺上叶,从左肺动脉干表面开始,清扫主动脉弓下淋巴结和软组织,向前达升主动脉和其表面的膈神经,完整整块清除 5组、6组淋巴结和软组织(图 8-1-2E)。

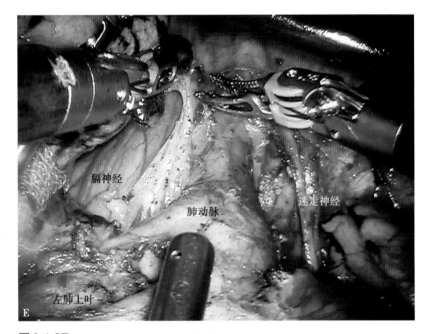

图 8-1-2E

图 8-1-2 全孔道人工气胸四臂技术机器人辅助左侧上纵隔淋巴结清扫术

机器人辅助左侧上纵隔淋巴结清扫术参见视频 8。

视频 8
全孔道人工气胸下四臂技术机器人辅助左侧上纵隔淋巴结清扫术

（尤　健　陈玉龙　张　然　孙晓轩）

第二节
机器人辅助右侧纵隔淋巴结清扫术

右侧因为没有主动脉遮挡，纵隔淋巴结相对浅在，显露比较容易。

一、机器人辅助右侧隆突下淋巴结清扫术

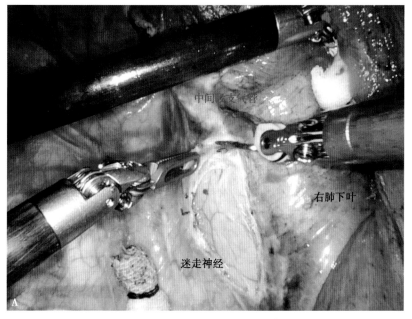

图 8-2-1A

1. 切开后纵隔胸膜 从背部操作孔置入 Tip-Up，夹持纱布卷向前方偏上推开右肺下叶，可以很容易地清晰暴露隆突下空间。用马里兰钳在迷走神经前方打开后纵隔胸膜，下至右下肺静脉上缘，上至奇静脉弓下缘（图 8-2-1A）。

2. 清扫食管侧隆突下 清扫推荐先从食管侧开始(图 8-2-1B)，用马里兰钳配合心包抓钳彻底清扫隆突下淋巴结（7 组淋巴结）及软组织。

注意：

隆突下多有来自食管侧和隆突顶的滋养血管，注意应用马里兰钳边分离边烧灼，如遇到较粗大血管，可以用锁扣夹或者钛夹提前夹毕。

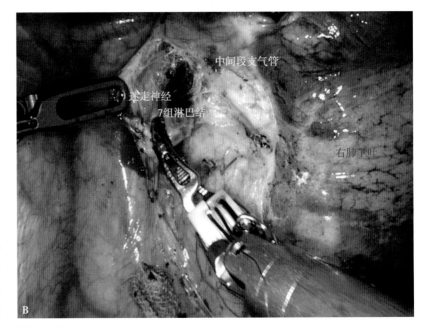

图 8-2-1B

3. 推开中间段支气管（BⅠ）及食管 助手持带开关的吸引器协助术者向前方推开 BⅠ(图 8-2-1C)，或向后方拨开食管(图 8-2-1D)。

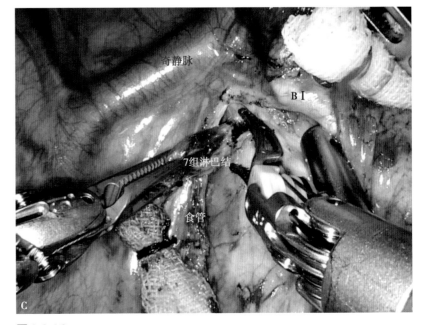

图 8-2-1C

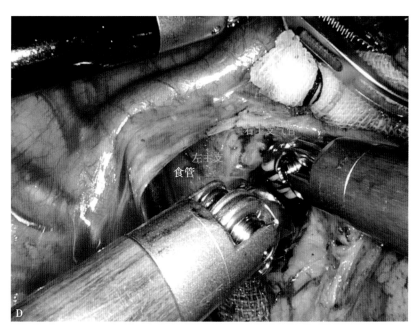

4. 彻底清扫右侧7 组淋巴结 理想的彻底清扫,应显露隆突顶和对侧支气管(图8-2-1E)。

图 8-2-1D

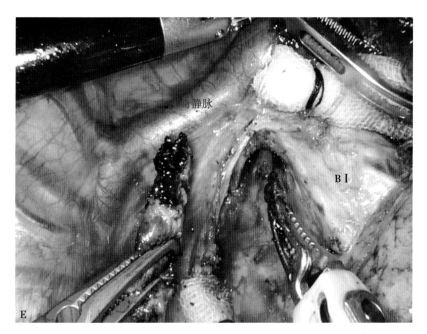

图 8-2-1E

图 8-2-1 全孔道人工气胸四臂技术机器人辅助右侧隆突下淋巴结清扫术

二、机器人辅助右侧上纵隔淋巴结清扫术

右侧上纵隔淋巴结清扫术应该包括 2 组、3a 组、4 组，4 组又可分为 4R 组和 4L 组。

1. 显露奇静脉弓下术野　从背部操作孔置入 Tip-Up 夹持纱布卷，向足侧推开右肺上叶，显露奇静脉弓下术野（图 8-2-2A）。

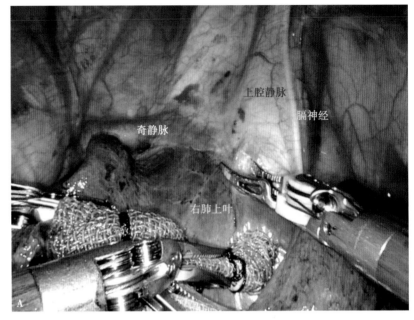

图 8-2-2A

2. 清扫 4R 组、4L 组淋巴结　推荐从奇静脉弓下的上部肺门开始清扫，用马里兰钳沿肺动脉干表面开始解剖，沿右主支气管、肺动脉和上腔静脉心包返折之间由浅面的 4R 组淋巴结向深面的 4L 组淋巴结清扫，到达主动脉弓（图 8-2-2B）。

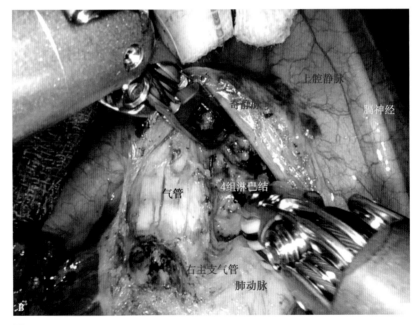

图 8-2-2B

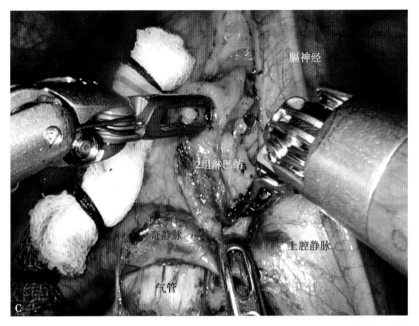

图 8-2-2C

3. 将奇静脉弓向足侧牵拉　用马里兰钳打开奇静脉弓上方的纵隔胸膜，上达胸膜顶，显露迷走神经并尽量保护，助手可以使用鸭嘴钳夹持奇静脉弓向足侧牵拉(图 8-2-2C)。

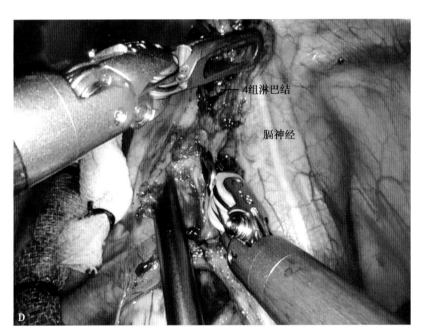

图 8-2-2D

4. 清扫 2 组淋巴结　因已经彻底清扫奇静脉弓下 4 组淋巴结，术者用心包抓钳可以很容易地提起 4 组淋巴结，用马里兰钳沿上腔静脉和气管前缘向上方彻底清扫 2 组淋巴结，上达右侧头臂干(图 8-2-2D)。

5. 完成上纵隔清
扫　理想的彻底清扫，
应显露气管，右侧头臂
干，左、右头臂静脉及
主动脉弓（图 8-2-2E）。

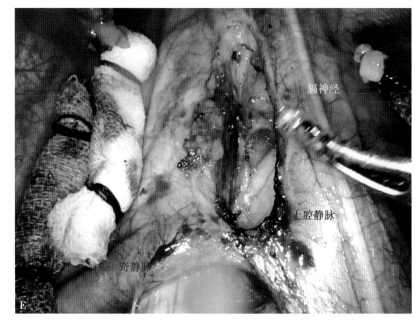

图 8-2-2E

6. 清扫 3a 组淋
巴结　3a 组淋巴结位
于上腔静脉前方，位置
较浅（图 8-2-2F）。

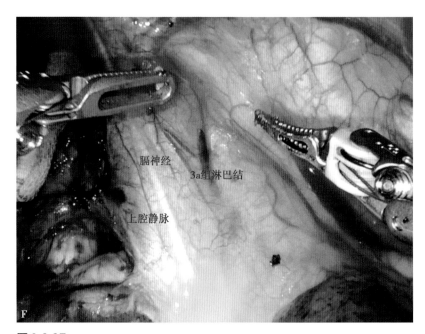

图 8-2-2F

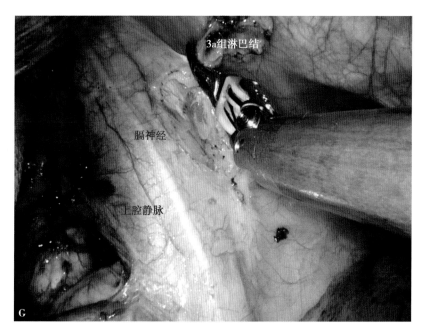

7. 清扫 3a 组淋巴结 从背部操作孔置入 Tip-Up 夹持纱布卷向后下方拉开右肺上叶，用马里兰钳在膈神经前方打开前纵隔胸膜，与心包抓钳配合彻底清扫 3a 组淋巴结和软组织（图 8-2-2G）。

注意：

如淋巴结融合需要彻底清扫 3a 组淋巴结区域，上缘达右胸廓内静脉，前缘达胸腺。

图 8-2-2G

图 8-2-2 全孔道人工气胸四臂技术机器人辅助右侧上纵隔淋巴结清扫术

机器人辅助右侧上纵隔淋巴结清扫术见视频 9。

视频 9
全孔道人工气胸下四臂技术机器人辅助
右侧上纵隔淋巴结清扫术

（尤　健　陈玉龙　张　然　孙晓轩）

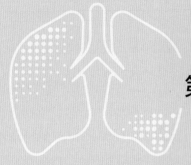

第九章 机器人辅助解剖性肺段切除术

随着在 CT 影像中以磨玻璃表现为主的早期肺癌的发病率飙升，以及 JCOG0802/WJOG4607L、JCOG0804/WJOG4507L 临床实验数据的公布，肺段切除术越来越普及，甚至在大的胸外科手术中心，亚肺叶切除术已经达到了所有肺手术的 90% 左右，也成为胸外科最主要的术式。机器人辅助手术的优势就是在狭小空间内的精细操作，肺段切除术正是契合了这种方式。目前的主流观点是：肺段切除术多应用于磨玻璃结节或者磨玻璃占比 50% 以上的结节。由于在纯磨玻璃结节病例中不会发生淋巴结转移，故在肺段切除术中肺门和纵隔淋巴结的彻底清扫似无必要。保持肺门和纵隔的完整性，一来可以保持淋巴屏障，二来在患者以后的岁月中如需接受胸部手术也不会增加太大的解剖困难。

本书详细介绍了 12 种肺段切除术的手术流程。

第一节
机器人辅助解剖性肺段切除术的术前准备

一、麻醉选择

全身麻醉、双腔气管插管为最佳选择。由于肺段或者亚肺段切除术的手术区域多数在肺门根部以远，而封堵管的气囊则在手术侧主支气管，膨隆的气囊对解剖没有干扰或者干扰很小，因此也可以选择应用封堵管技术。但在右肺上叶诸肺段的切除术中，不建议采用封堵管技术，一来封堵管套气囊易于脱位，二来膨大的气囊会干扰段支气管的辨识。

二、患者体位

肺段切除术的体位摆放也比较重要。患者取 90°侧卧折刀位，折刀点大约在剑突水平，胸下垫塑形垫固定体位，不用托手架，患侧上肢抱头，手放在气管插管下，患侧腋下垫软垫。不用托手架和麻醉帘可以完全不影响器械臂活动。适当折刀位可避免镜头器械臂对髋骨的压迫，并增大肋间隙。如果做后部肺段手术（如 S Ⅵ、S Ⅹ）可以略微向前俯卧稍多；如果做前部肺段手术（如 S Ⅲ、S Ⅷ）可以保持 90°位；如做尖段手术（如 S Ⅰ、S Ⅰ+S Ⅱ）可以头侧抬高 15°。

手术野常规消毒铺巾，术前打孔同样采用常规罗哌卡因肋间及椎旁阻滞麻醉，应注意减少穿刺器对肋间神经的压迫损伤、减轻术后伤口疼痛。

助手始终站在患者腹侧，器械护士站在助手对侧，这样不会对助手的操作造成干扰。

三、器械选择

多选用 30°镜头，术中多应用 30°向下，需要注意的是，如果镜孔位置过低，术中观察上部胸腔的时候，镜头臂会向下过低，造成髋部压迫及镜头孔上下肋骨被过度下压上撬，甚至发生骨折。解决办法：①避免选择过低的肋间置入镜孔；②更换 0°镜头；③抬高身体上部。

肺段切除术的器械选择和肺叶切除术完全一样。四臂技术机器人手臂器械常规应用的有三把：背部操作孔应用端头向上有孔抓持器；后部操作孔应用心包抓钳；前部操作孔应用马里兰钳。肺段切除术操作的特点主要是肺段血管多用丝线结扎或中号、大号锁扣夹处理，这是因为肺段血管多数较细，而且角度多变，应用切割缝合器多有不便。镜头多数选用30°镜头，术中多采用30°向下。

四、三维重建的意义

我们建议在肺段切除术的术前构建三维重建文件，并仔细判读。尤其在一些复杂肺段或者亚肺段切除术中，血管、支气管变异极大，精准的肺段切除术，如果有精准的三维地图导航，会更加便捷准确。肺段或者亚肺段的手术目的就是尽量减少患者的手术创伤，不涉及靶肺段的组织结构，无需解剖辨认，这点至关重要。机器人辅助手术操作的要点之一就是减少对肺的翻动，这样会节约大量时间和减少戳卡处肋间神经和血管的损伤，术者在术中的精神也会放松。

（尤　健　宫立群　陈玉龙　陈　辉　郭永宽　宋　玮）

第二节
机器人辅助右肺上叶尖段（RSⅠ）切除术

一、病例介绍

【一般情况】

患者女性，68岁。主因"发现右肺上叶肿物1月余"入院。

【既往史】

既往高血压病史30年余；吸烟史7年余，10支／天。

【辅助检查】

胸部CT提示：右肺尖可见不规则磨玻璃结节样影，边缘条索，牵拉邻近胸膜，大小约1.4cm×1.0cm，不除外恶性（图9-2-1）。

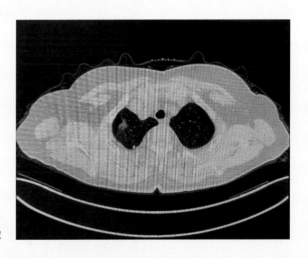

图9-2-1　右肺上叶尖段肿物CT影像

【三维重建】

三维重建示肿物位于右肺上叶尖段（图9-2-2）。

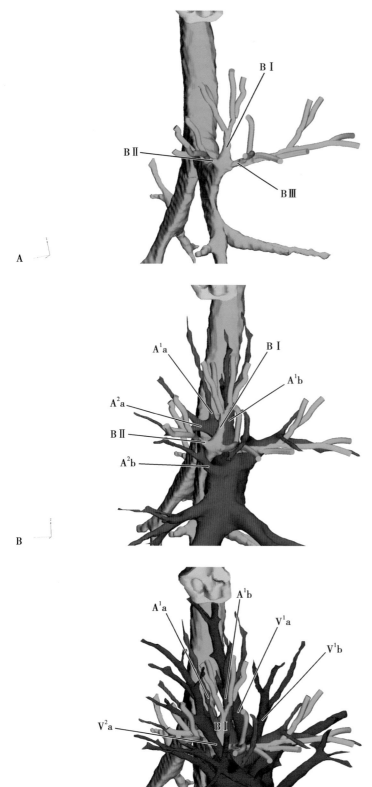

图 9-2-2　右肺上叶尖段肿物三维重建

A. 支气管三维重建；B. 肺动脉三维重建；C. 肺静脉三维重建。

【手术方式】

全孔道人工气胸下四臂技术机器人辅助右肺上叶尖段切除术（视频 10）+ 淋巴结采样术。

视频 10
全孔道人工气胸下四臂技术机器人辅助
右肺上叶尖段（RS I）切除术

【术后病理】

（右肺上叶尖段）浸润性腺癌，附壁状 20%，腺泡状 80%；支气管断端（−），区域淋巴结未见癌转移，分组如下：10 组 0/1、11 组 0/1、12 组 0/1。

二、手术步骤

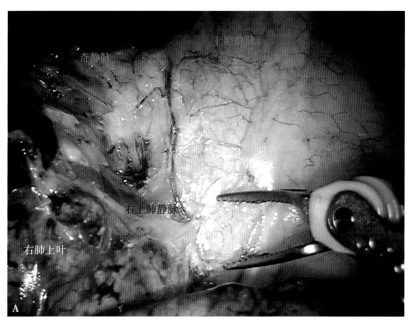

图 9-2-3A

1. 显露右上肺静脉和肺门前上部　背部操作孔 Tip-Up 夹持纱布卷向后下方推开上肺，显露右上肺静脉和肺门前上部（图 9-2-3A）。

2. 显露奇静脉弓下肺门上部结构 调整 Tip-Up 位置，向前方推开右肺上叶，显露右肺上叶支气管，用马里兰钳细致解剖，显露右肺上叶支气管上缘并向远心端解剖（图9-2-3B）。

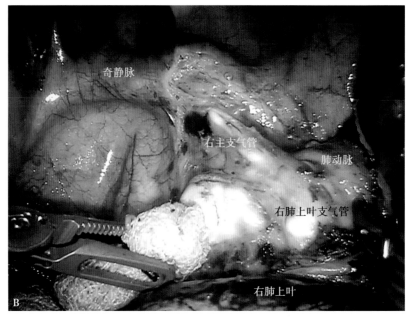

图 9-2-3B

3. 显露肺动脉干各分支 调整 Tip-Up 位置，向足侧推开右肺上叶，进一步解剖上部肺门，显露右肺动脉干（图 9-2-3C）。

注意：
依据术前三维重建提示，向肺动脉远端解剖辨认右肺尖段动脉的尖亚段动脉（A^1a）和前亚段动脉（A^1b），如存在右肺后段动脉（A^2）的返支，应注意保留。

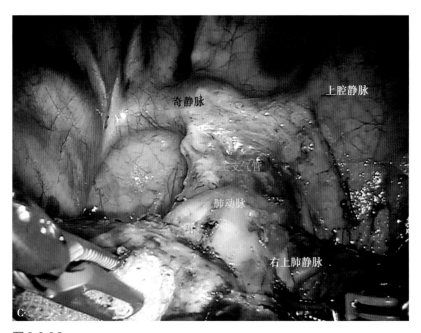

图 9-2-3C

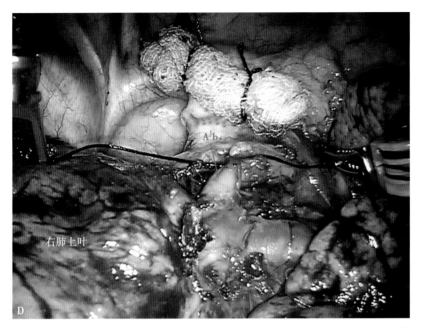

4. 切断 A¹b　用4
号丝线结扎并结合锁扣
夹切断 A¹b(图 9-2-3D)。

图 9-2-3D

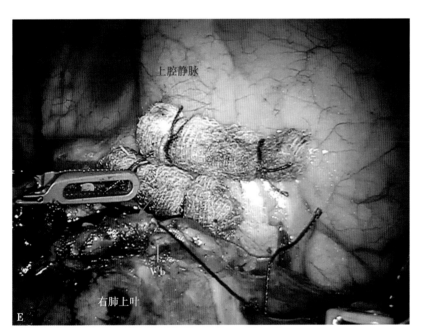

5. 结扎切断右肺
尖段静脉属支 V¹a　解
剖右上肺静脉,向远端
游离出右肺上叶的静
脉分支 V¹a、V¹b 分叉
处,用心包抓钳和马
里兰钳配合结扎切断
V¹a,保留 V¹b,V¹b 系
与 SⅢ段分界的段间静
脉(图 9-2-3E)。

图 9-2-3E

6. 切断 A^1a　游离与 A^2a 共干的 A^1a，同样用 4 号丝线结扎并结合锁扣夹切断 A^1a（图 9-2-3F）。

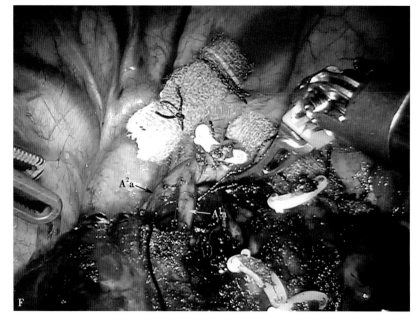

图 9-2-3F

7. 切断右肺上叶尖段支气管（B I）　尖段肺动脉的深面就是尖段支气管，其周围多伴有淋巴结，清扫后可以清晰显露尖段支气管，从辅助操作孔置入切割缝合器切断 B I（图 9-2-3G）。

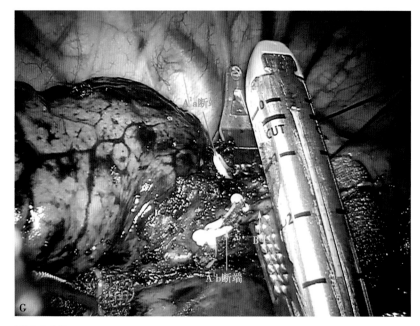

图 9-2-3G

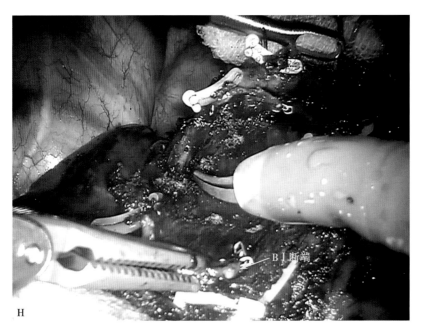

图 9-2-3H

8. 游离段门平面　用心包抓钳提起段门支气管断端,沿段间平面适当游离段门(图 9-2-3H)。

技巧:
可以使用单极剪刀或电钩操作,更加便捷快速。

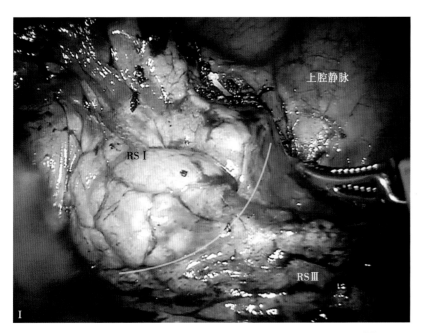

图 9-2-3I

9. 标记右肺上叶尖段(RSⅠ)范围　可以使用静脉快速注射吲哚菁绿反染法或者改良膨胀萎陷法标记 RSⅠ。本例利用段间静脉标志结合 RSⅠ肺内剩余残气膨胀边界,确定 RSⅠ范围(图 9-2-3I)。

10. 完整切除 RS I 助手从辅助操作孔置入切割缝合器完整切除 RS I (图 9-2-3J)。

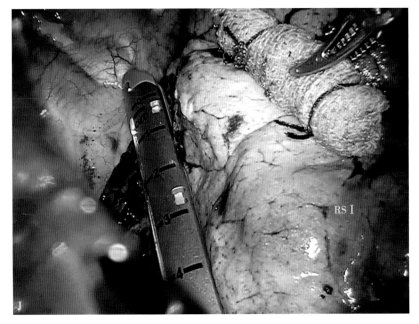

图 9-2-3J

11. 完成切除 充分松解段门后,RS I 切除后的断面为一平面加一条切除线,这样不会影响余肺的膨胀和功能(图 9-2-3K)。

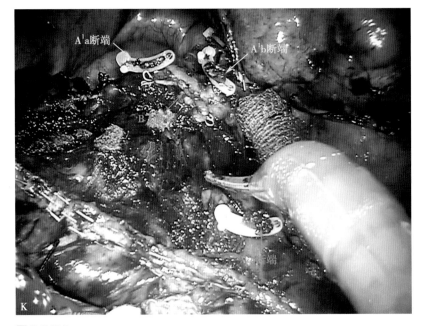

图 9-2-3K

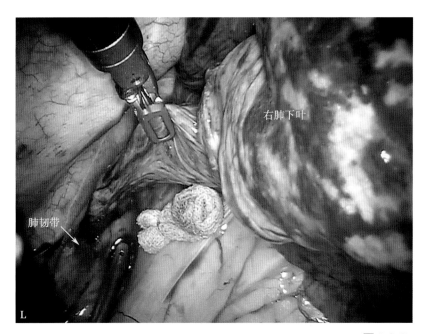

12. 松解肺韧带　用马里兰钳松解肺韧带（图9-2-3L）。

图9-2-3L

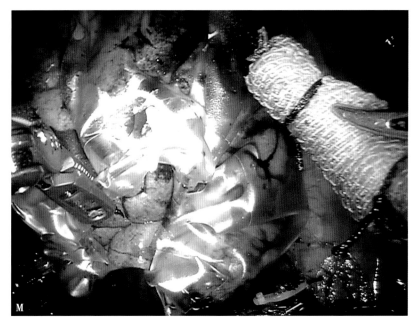

13. 标本装入标本袋中（图9-2-3M）。

图9-2-3M

14. 结束手术　仔细检查胸腔无活动性出血。冲洗胸腔，水试验无漏气后，撤除器械，留置胸腔引流管，缝合关闭各孔道(图9-2-3N)。

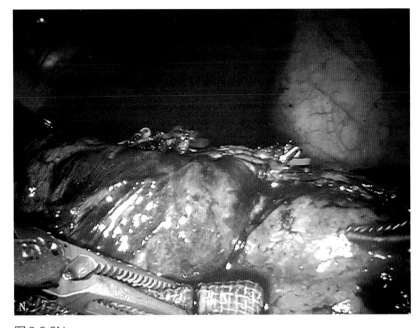

图9-2-3N

图9-2-3　全孔道人工气胸下四臂技术机器人辅助右肺上叶尖段(RSⅠ)切除术

（尤　健　宫立群　陈玉龙　陈　辉　郭永宽　宋　玮）

第三节
机器人辅助右肺上叶后段（RSⅡ）切除术

一、病例介绍

【一般情况】

患者女性，61 岁。主因"体检发现右肺上叶肿物 1 月余"入院。

【既往史】

既往高血压病史 6 年余；无烟酒史。

【辅助检查】

胸部 CT 提示：右肺上叶后段见不规则结节影，大小约 1.2cm×0.7cm（图 9-3-1）。

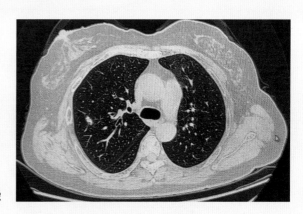

图 9-3-1　右肺上叶后段肿物 CT 影像

【三维重建】

三维重建示肿物位于右肺上叶后段（图 9-3-2）。

【手术方式】

全孔道人工气胸下四臂技术机器人辅助右肺上叶后段（RSⅡ）切除术（视频 11）＋区域淋巴结清扫术。

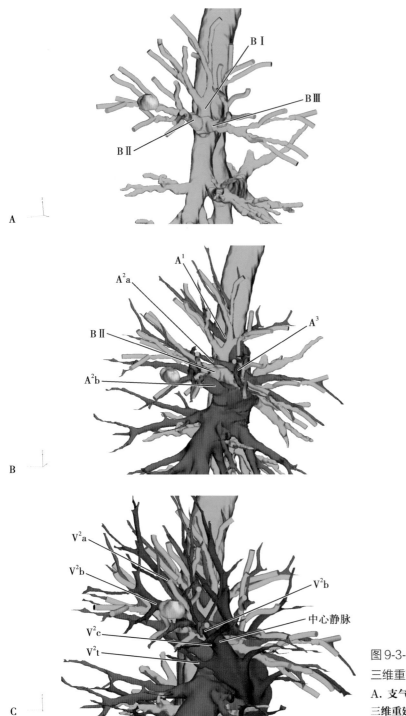

图 9-3-2   右肺上叶后段肿物三维重建

A. 支气管三维重建；B. 肺动脉三维重建；C. 肺静脉三维重建。

视频 11

全孔道人工气胸下四臂技术机器人辅助右肺上叶后段（RSⅡ）切除术

【术后病理】

（右肺上叶后段）浸润性腺癌，中分化，腺泡状 60%，附壁状 30%，微乳头状 10%，未见侵犯脏胸膜，支气管断端（−），区域淋巴结未见癌转移，分组如下：2 组 0/1、4 组 0/1、7 组 0/2、9 组 0/1、11 组 0/4、12 组 0/4。

二、手术步骤

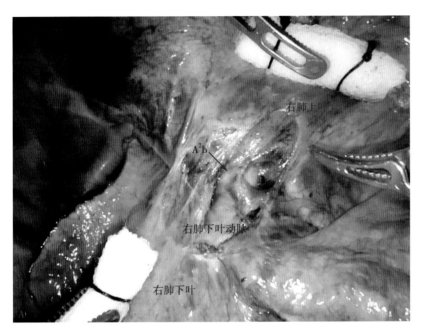

图 9-3-3A

1. 显露右肺斜裂处右肺下叶动脉和右肺后段动脉的外亚段动脉（A^2b）　从背部操作孔置入 Tip-Up 夹持纱布卷向头侧推开右肺上叶，显露斜裂后部，解剖显露右肺斜裂处右肺下叶动脉和 A^2b（图 9-3-3A）。

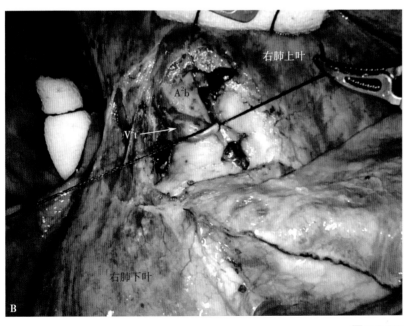

图 9-3-3B

2. 结扎切断右肺后段静脉的属支 V^2t（图 9-3-3B）。

3. 解剖右肺上叶支气管和中间段支气管交叉处　调整 Tip-Up，向前推开右肺上叶，解剖右肺上叶支气管和中间段支气管交叉处（图 9-3-3C）。

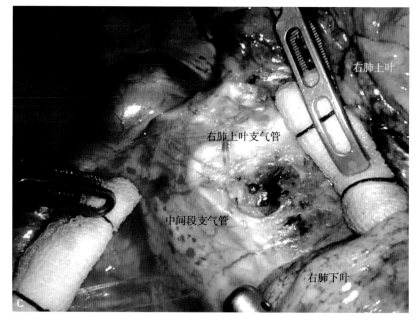

图 9-3-3C

4. 清扫叶间淋巴结（11 组淋巴结）（图 9-3-3D）。

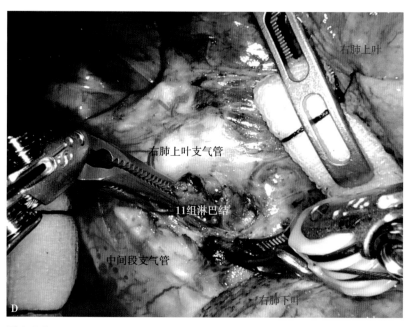

图 9-3-3D

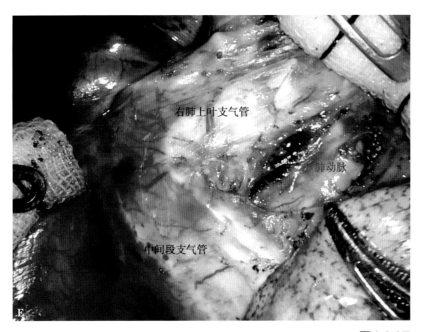

图 9-3-3E

5. 贯通右肺斜裂后部　分离中间段支气管表面的肺组织,贯通右肺斜裂后部(图9-3-3E)。

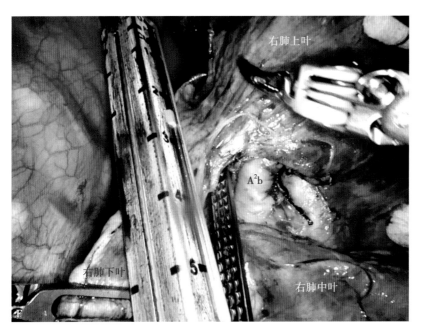

图 9-3-3F

6. 分离右肺斜裂后部　调整 Tip-Up 位置,助手从辅助操作孔置入切割缝合器分离右肺斜裂后部(图 9-3-3F)。

7. 切断 A²b 调整 Tip-Up 提起右肺上叶后部，充分游离 A²b，从辅助操作孔置入切割缝合器或使用丝线和锁扣夹结扎切断之（图 9-3-3G）。

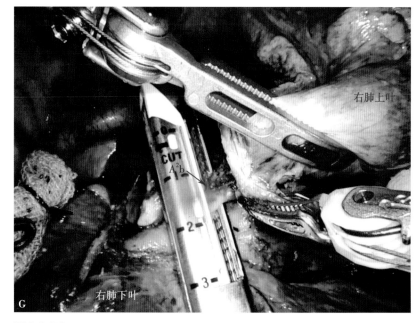

图 9-3-3G

8. 解剖显露右肺上叶前段支气管（BⅢ）和中心静脉 清扫右肺上叶支气管周围淋巴结，解剖显露 BⅢ 和中心静脉（图 9-3-3H）。

技巧：
中心静脉从右肺上叶后段支气管（BⅡ）深面走行通过，这有助于正确辨认 BⅡ。

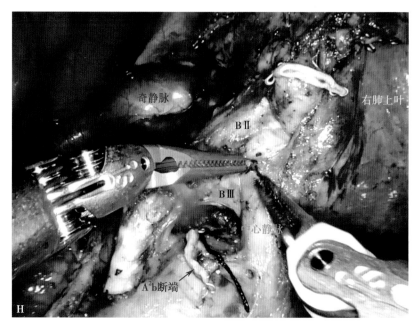

图 9-3-3H

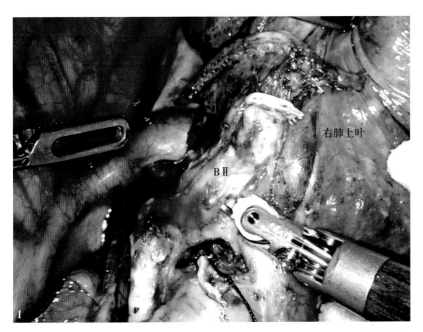

右肺上叶

BⅡ

Ⅰ

图 9-3-3I

9. 解剖贯通 BⅡ
用马里兰钳解剖贯通
BⅡ（图 9-3-3I）。

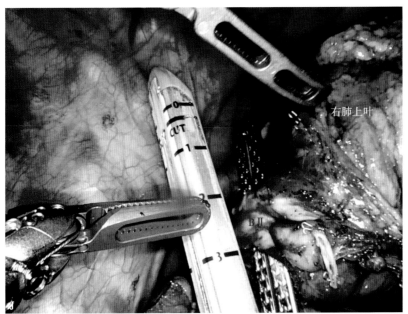

右肺上叶

BⅡ

图 9-3-3J

10. 切断 BⅡ 助
手从辅助操作孔置入
切割缝合器切断 BⅡ
（图 9-3-3J）。

11. 解剖深面的右肺后段动脉的后亚段动脉（A^2a）和中心静脉各属支　用 Tip-Up 提起 BⅡ断端，用马里兰钳游离段门，依据术前三维重建提示，解剖深面的 A^2a 和中心静脉各属支：V^2a、V^2b、V^2c、V^3a（图 9-3-3K）。

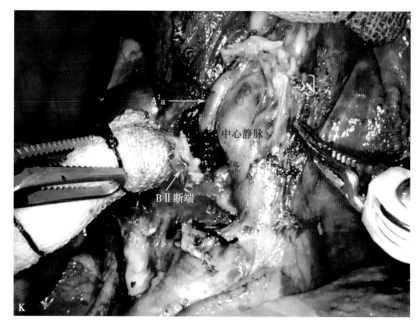

图 9-3-3K

12. 切断 A^2a、V^2b、V^2c　用丝线结扎并结合锁扣夹切断 A^2a、V^2b、V^2c（图 9-3-3L～N）。

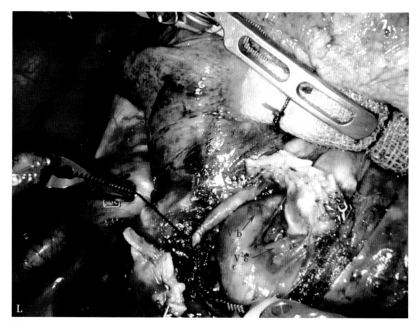

图 9-3-3L

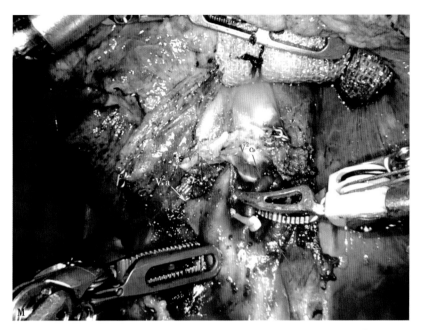

图 9-3-3M

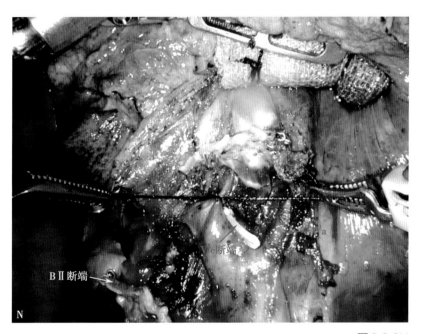

图 9-3-3N

注意:

　　尽量保留段间静脉 V^2a 和 V^3a，这样有助于辨认段间平面（图 9-3-3O）。

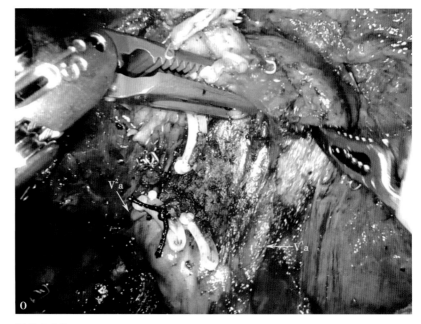

图 9-3-3O

13. 标记右肺上叶后段（RSⅡ）范围　用吲哚菁绿标记 RSⅡ范围（图 9-3-3P）。

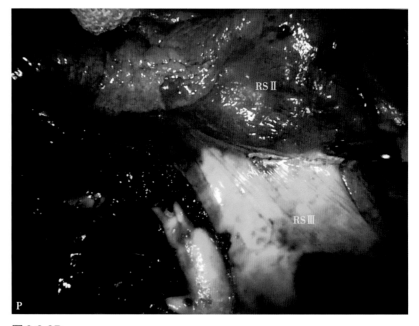

图 9-3-3P

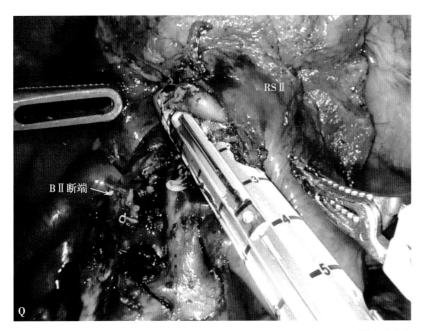

14. 沿标记线切除 RSⅡ　助手从辅助操作孔置入切割缝合器沿标记线完整切除 RSⅡ（图 9-3-3Q）。

图 9-3-3Q

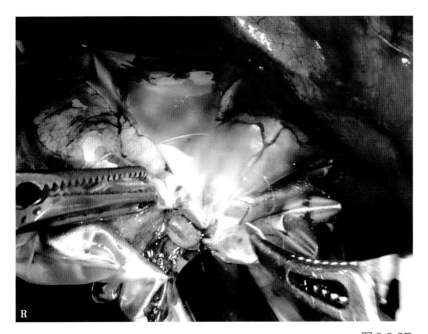

15. 标本装入标本袋中（图 9-3-3R）。

图 9-3-3R

16. 松解肺韧带 用马里兰钳松解肺韧带(图 9-3-3S)。

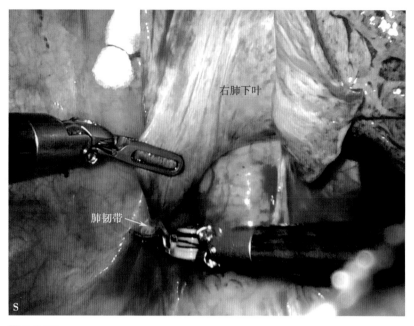

右肺下叶

肺韧带

图 9-3-3S

17. 结束手术 仔细检查胸腔无活动性出血。冲洗胸腔，水试验无漏气后，撤除器械，留置胸腔引流管，缝合关闭各孔道(图 9-3-3T)。

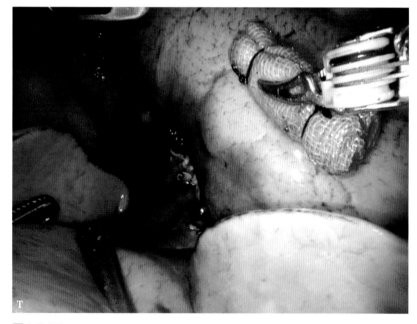

图 9-3-3T

图 9-3-3 全孔道人工气胸下四臂技术机器人辅助右肺上叶后段(RSⅡ)切除术

(尤 健 宫立群 陈玉龙 陈 辉 郭永宽 宋 玮)

第四节
机器人辅助右肺上叶前段（RSⅢ）切除术

一、病例介绍

【一般情况】

患者女性，53岁。主因"体检发现右肺结节半月余"入院。

【既往史】

既往体健，无烟酒史。

【辅助检查】

胸部CT提示：右肺上叶可见亚实性结节，边界欠清，范围约2.9cm×1.6cm，其内可见实性成分及空泡，边缘毛刺及条索，与邻近胸膜牵拉，考虑肺癌（图9-4-1）。

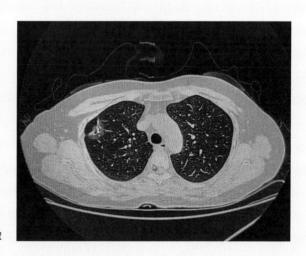

图9-4-1　右肺上叶前段肿物CT影像

【三维重建】

三维重建示肿物位于右肺上叶前段（图9-4-2）。

【手术方式】

全孔道人工气胸下四臂技术机器人辅助右肺上叶前段切除术（视频12）+淋巴结清扫术。

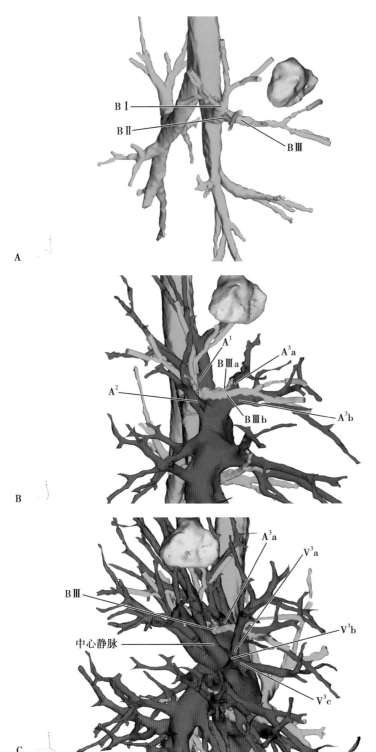

图 9-4-2　右肺上叶前段肿物三维重建

A. 支气管三维重建；B. 肺动脉三维重建；C. 肺静脉三维重建。

视频 12
全孔道人工气胸下四臂技术机器人辅助
右肺上叶前段（RSⅢ）切除术

【术后病理】

（右肺上叶前段）浸润性腺癌，附壁状 90%，腺泡状 10%；区域淋巴结未见癌转移，分组如下：2 组 0/1、4 组 0/1、7 组 0/2、10 组 0/1、11 组 0/1。

二、手术步骤

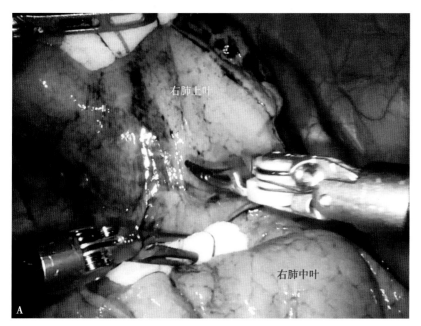

1. 解剖　从背部操作孔置入 Tip-Up 夹持纱布卷向头侧推开右肺上叶，显露水平裂，于水平裂、斜裂交汇处开始解剖（图 9-4-3A）。

图 9-4-3A

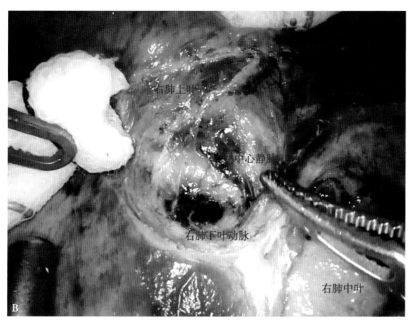

2. 显露右肺下叶动脉和中心静脉（图 9-4-3B）。

图 9-4-3B

3．显露右肺尖段静脉（V^1）和右上肺静脉其他属支　调整 Tip-Up 向后方推开右肺上叶，显露 V^1 和右上肺静脉其他属支（图 9-4-3C）。

技巧：
　　显露出中心静脉走行，有利于辨认右肺中叶的静脉（图 9-4-3D）。

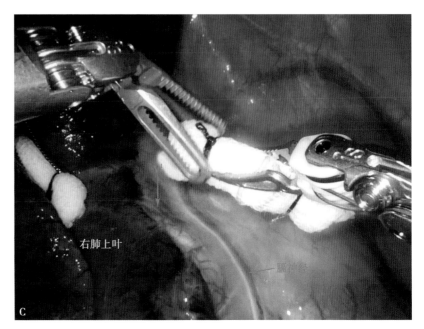

图 9-4-3C

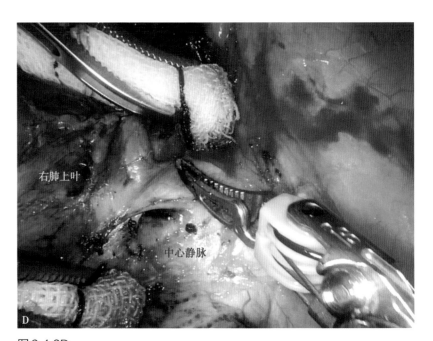

图 9-4-3D

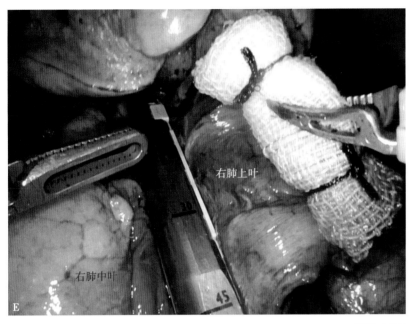

4. 分离水平裂　用切割缝合器分离发育不全的水平裂(图9-4-3E)。

图 9-4-3E

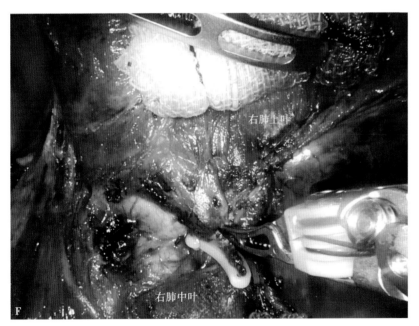

5. 分离切断水平裂根部　根部水平裂可以应用锁扣夹夹闭，然后用马里兰钳切断(图 9-4-3F)。

图 9-4-3F

6．切断右肺前段静脉属支（V^3b 和 V^3c） 用丝线结扎或者用锁扣夹切断 V^3b 和 V^3c（图 9-4-3G）。

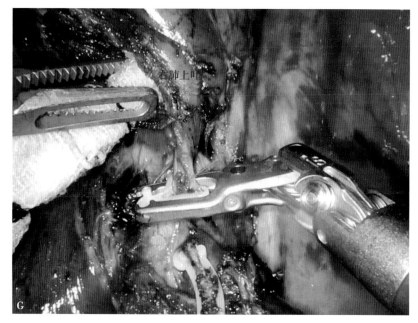

图 9-4-3G

7．切断右肺前段静脉属支（V^3a） 用丝线结扎或者用锁扣夹切断 V^3a（图 9-4-3H）。

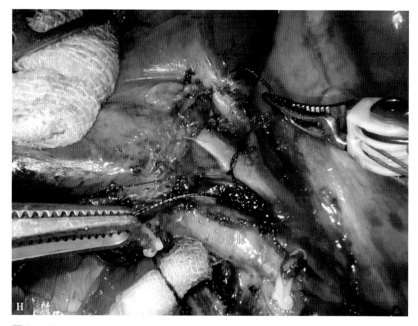

图 9-4-3H

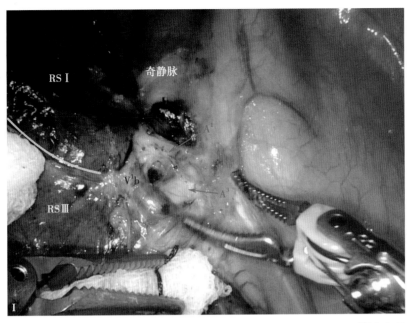

图 9-4-3I

8. 显露上部肺门 用 Tip-Up 向足侧推开右肺上叶，显露上部肺门，解剖右肺上叶动脉显露尖段动脉（A^1）、前段动脉（A^3）（图 9-4-3I）。

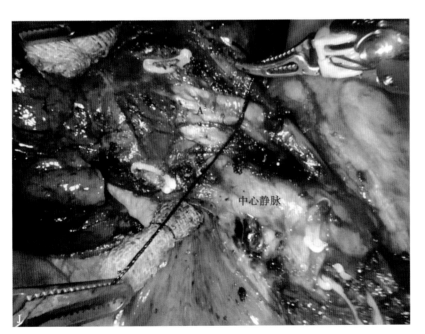

图 9-4-3J

9. 处理 A^3 调整 Tip-Up 向后部推开右肺上叶，适当牵开 A^1，用丝线结扎或用锁扣夹处理 A^3（图 9-4-3J）。

10. 切断右肺上叶前段支气管(BⅢ) 解剖 BⅢ,用切割缝合器闭合切断,如遇 BⅢ 周围炎性淋巴结粘连严重或辨认困难,可以用马里兰钳先行切断 BⅢ(图 9-4-3K)。

注意:
右肺上叶前段支气管外亚段(BⅢa)位置深在,容易被遗漏(图 9-4-3L)。

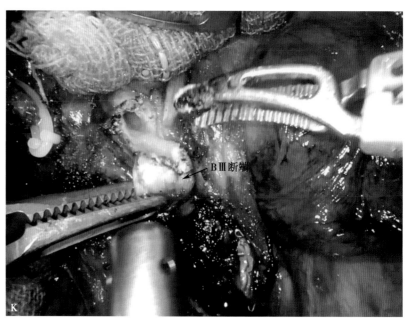

图 9-4-3K

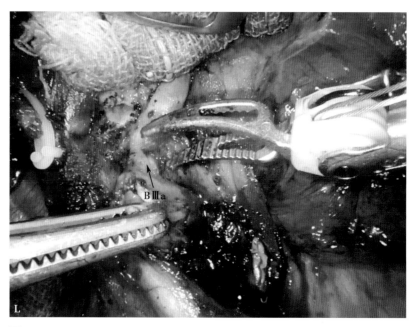

图 9-4-3L

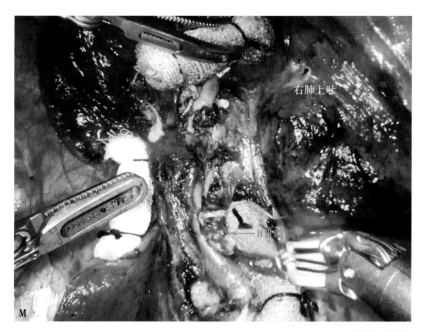

右肺上叶

B Ⅲ断端

图 9-4-3M

11. 消毒 B Ⅲ断端　用碘伏纱布卷消毒 B Ⅲ断端(图 9-4-3M)。

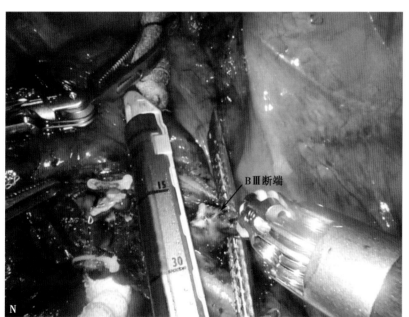

B Ⅲ断端

图 9-4-3N

12. 闭合 B Ⅲ断端　从辅助操作孔置入切割缝合器闭合 B Ⅲ断端(图 9-4-3N)。

13. 沿段间静脉游离段门 提起 BⅢ 断端,用马里兰钳沿段间静脉游离段门(图 9-4-3O)。

注意:
要仔细辨认支气管切除平面,并且应注意保护深面的中心静脉。

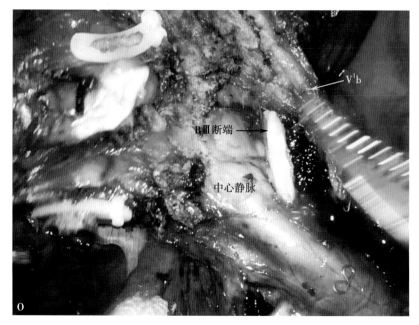

图 9-4-3O

14. 标记右肺上叶前段(RSⅢ)范围 用吲哚菁绿标记 RSⅢ 范围(图 9-4-3P)。

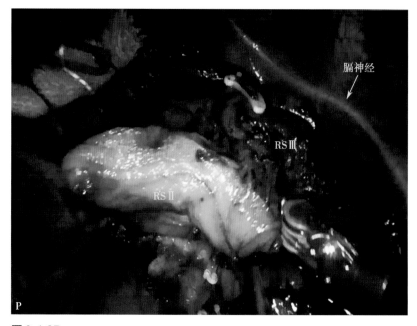

图 9-4-3P

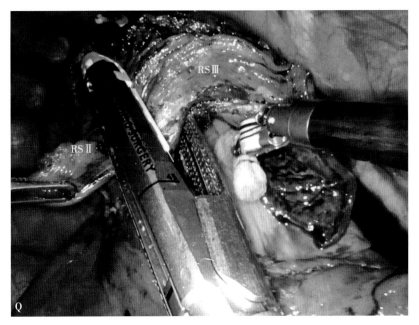

15. 沿标记线切除 RSⅢ　助手从辅助操作孔置入切割缝合器沿标记线完整切除 RSⅢ（图 9-4-3Q）。

图 9-4-3Q

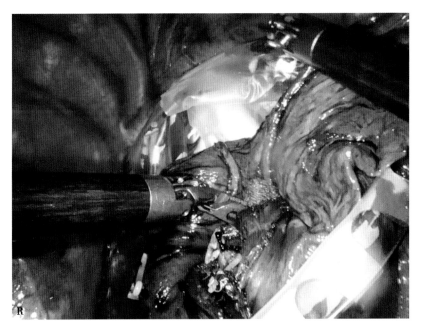

16. 标本装入标本袋中（图 9-4-3R）。

图 9-4-3R

17. 段门显示　切除 RSⅢ后的断面为一平面加一条切除线,这样不会影响余肺的膨胀和功能(图 9-4-3S)。

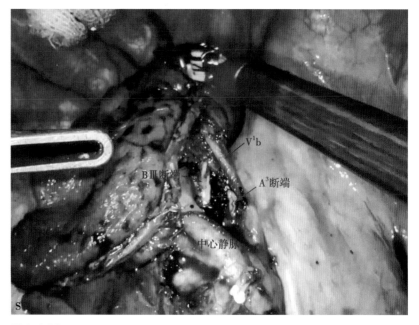

图 9-4-3S

18. 结束手术　仔细检查胸腔无活动性出血。冲洗胸腔,水试验无漏气后,撤除器械,留置胸腔引流管,缝合关闭各孔道(图9-4-3T)。

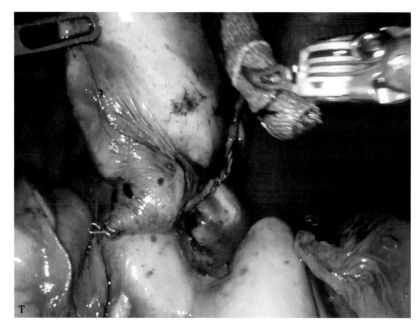

图 9-4-3T

图 9-4-3　全孔道人工气胸下四臂技术机器人辅助右肺上叶前段(RSⅢ)切除术

(尤　健　宫立群　陈玉龙　陈　辉　郭永宽　宋　玮)

第五节
机器人辅助右肺下叶上段（RSⅥ）切除术

一、病例介绍

【一般情况】

患者女性，33岁。主因"查体发现右肺结节1年余"入院。

【既往史】

既往体健，无烟酒史。

【辅助检查】

胸部CT提示：右肺下叶及左肺上叶多发磨玻璃结节，较大者位于右肺下叶，直径约0.8cm（图9-5-1）。

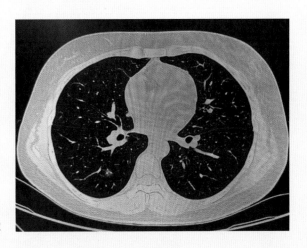

图9-5-1　右肺下叶上段肿物CT影像

【三维重建】

三维重建示肿物位于右肺下叶上段（图9-5-2）。

【手术方式】

全孔道人工气胸下四臂技术机器人辅助右肺下叶上段（RSⅥ）切除术（视频13）+区域淋巴结采样术。

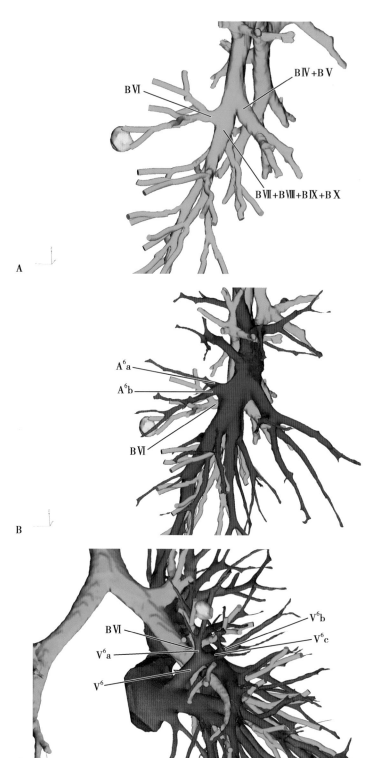

图 9-5-2　右肺下叶上段肿物
三维重建

A. 支气管三维重建; B. 肺动脉
三维重建; C. 肺静脉三维重建。

视频 13
全孔道人工气胸下四臂技术机器人辅助
右肺下叶上段(RSⅥ)切除术

【术后病理】

（右肺下叶上段）浸润性腺癌，附壁状 40%，腺泡状 60%；区域淋巴结未见癌转移，分组如下：7 组 0/2、9 组 0/1、11 组 0/2、12 组 0/3。

二、手术步骤

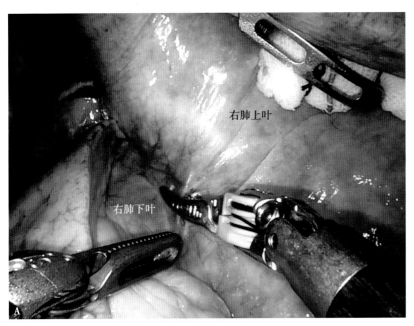

1. 解剖　从背部操作孔置入 Tip-Up 夹持纱布卷向头侧推开右肺上叶，显露斜裂后部，从右肺斜裂薄弱处开始解剖（图 9-5-3A）。

图 9-5-3A

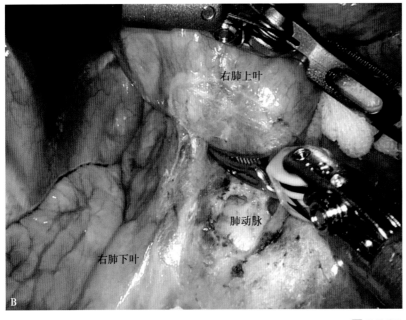

2. 显露肺动脉下干，沿肺动脉鞘解剖分离发育不全的右肺斜裂后部（图 9-5-3B）。

图 9-5-3B

3. 解剖中间段支气管，在肺动脉表面分离发育不全的右肺斜裂后部　调整 Tip-Up 位置向前方推开右肺下叶，打开后纵隔胸膜，显露中间段支气管，对中间段支气管进行细致解剖，显露右肺动脉下叶支，在肺动脉表面分离发育不全的右肺斜裂后部（图 9-5-3C）。

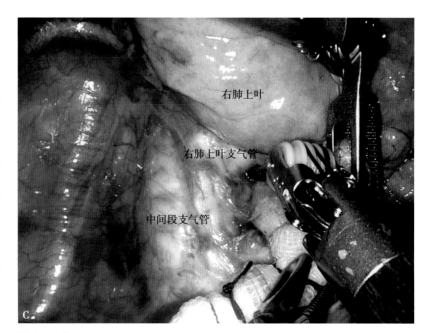

图 9-5-3C

4. 解离肺韧带　向前上方推开右肺下叶，游离肺韧带（图 9-5-3D）。

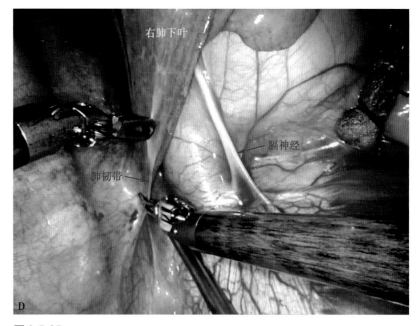

图 9-5-3D

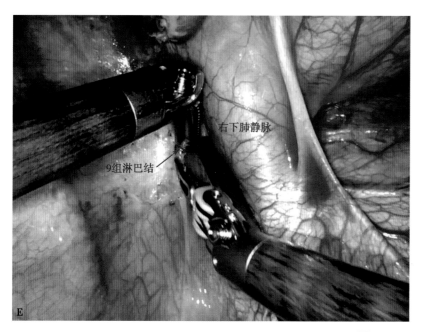

5. 同时清扫 9 组淋巴结（图 9-5-3E）。

图 9-5-3E

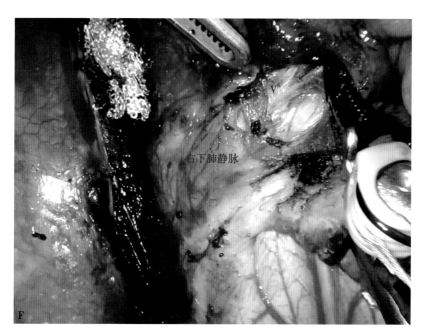

6. 显露并游离右肺上段静脉（V⁶）　解剖右下肺静脉，显露并游离 V⁶（图 9-5-3F）。

注意：

充分分离与支气管粘连的 V⁶。

图 9-5-3F

7. 分离右肺斜裂后部　调整 Tip-Up 位置，向头侧推开右肺上叶，助手从辅助操作孔置入切割缝合器分离斜裂后部（图 9-5-3G）。

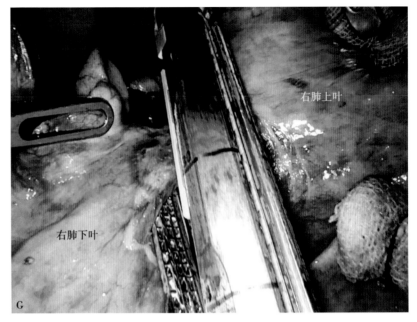

图 9-5-3G

8. 清扫肺叶间淋巴结（11 组淋巴结）（图 9-5-3H）。

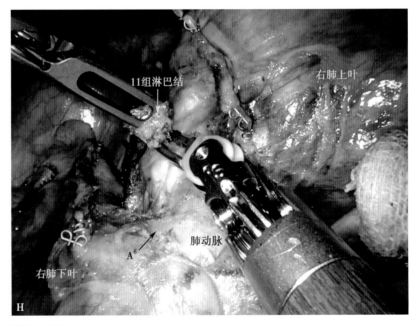

图 9-5-3H

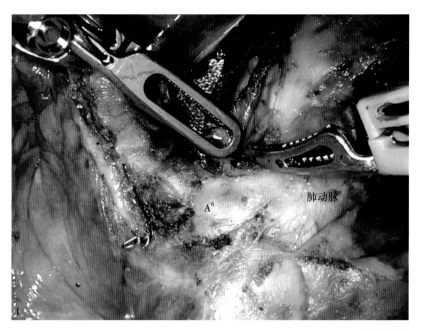

9. 清扫右肺上
段动脉（A^6）旁淋巴结
（图 9-5-3I）。

图 9-5-3I

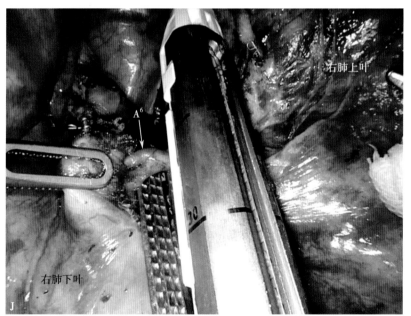

10. 切断 A^6 细
致解剖出 A^6，同样用
切割缝合器或用丝线
结扎并结合锁扣夹切
断之（图 9-5-3J）。

图 9-5-3J

11. 解剖深面的右肺上段支气管（BⅥ）　推开 A^6 断端，其深面为 BⅥ，周围多有淋巴结环绕（图 9-5-3K）。

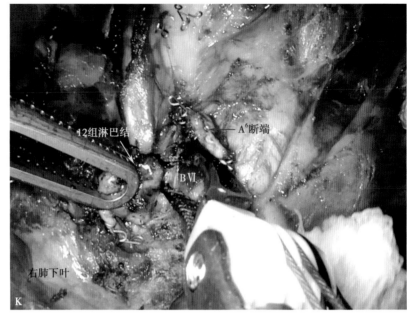

图 9-5-3K

12. 切断 BⅥ　清扫 BⅥ周围的淋巴结并充分游离后，助手从辅助操作孔置入切割缝合器切断 BⅥ（图 9-5-3L）。

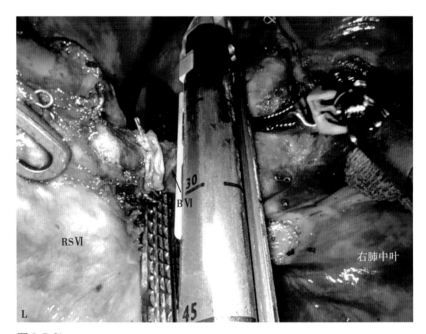

图 9-5-3L

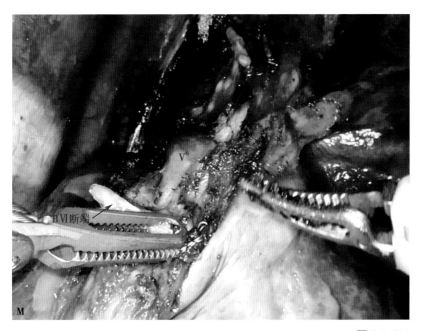

图 9-5-3M

13. 显露 V⁶ 助手从辅助操作孔置入鸭嘴钳牵拉背段肺组织，向远端游离段门，显露 V⁶（图 9-5-3M）。

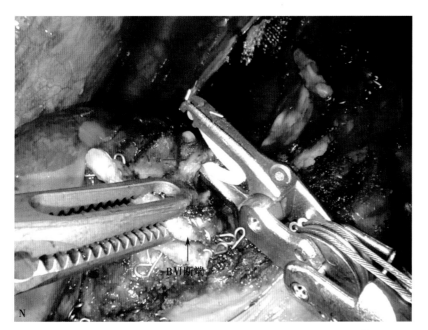

图 9-5-3N

14. 切断右肺上段静脉的属支 V⁶a 辨认 V⁶a，用锁扣夹处理切断之（图 9-5-3N）。

注意：

右肺上段静脉的属支 V⁶b 和 V⁶c 均属于段间静脉，应注意保留。

15. 游离段门 进一步提起支气管断端后，沿段间静脉向远端游离段门（图 9-5-3O）。

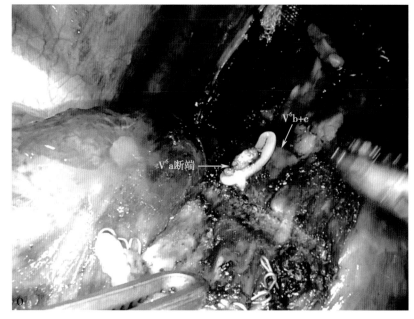

图 9-5-3O

16. 标记右肺下叶上段（RSⅥ）范围 用吲哚菁绿标记 RSⅥ范围（图 9-5-3P）。

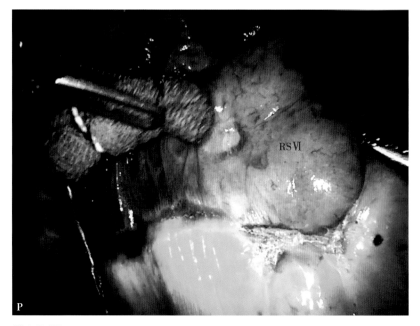

图 9-5-3P

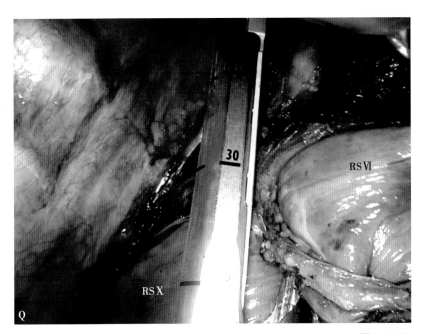

图 9-5-3Q

17. 沿标记线切除 RS Ⅵ　从辅助操作孔置入切割缝合器沿标记线完整切除 RS Ⅵ（图 9-5-3Q）。

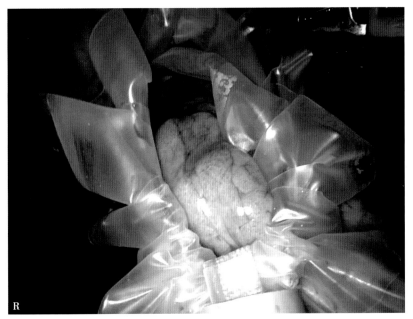

图 9-5-3R

18. 标本装入标本袋中（图 9-5-3R）。

19. 结束手术　仔细检查胸腔无活动性出血。冲洗胸腔,水试验无漏气后,撤除器械,留置胸腔引流管,缝合关闭各孔道(图9-5-3S)。

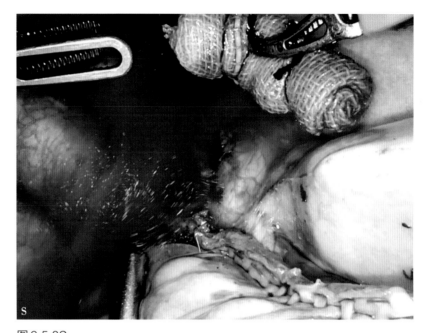

图 9-5-3S

图 9-5-3　全孔道人工气胸下四臂技术机器人辅助右肺下叶上段(RSⅥ)切除术

(尤　健　宫立群　陈玉龙　陈　辉　郭永宽　宋　玮)

第六节
机器人辅助右肺下叶前底段（RSⅧ段）切除术

一、病例介绍

【一般情况】

患者女性，58岁。主因"体检发现右肺结节1周余"入院。

【既往史】

既往体健，无烟酒史。

【辅助检查】

胸部CT提示：右肺下叶可见不规则磨玻璃密度结节影，密度不均，大小约1.3cm×0.9cm，边缘毛糙，其内可见血管穿行，考虑肺癌可能性大（图9-6-1）。

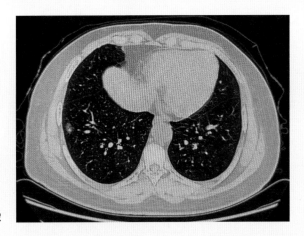

图9-6-1　右肺下叶前底段肿物CT影像

【三维重建】

三维重建示肿物位于右肺下叶前底段（图9-6-2）。

【手术方式】

全孔道人工气胸下四臂技术机器人辅助右肺下叶前底段（RSⅧ）切除术（视频14）+淋巴结采样术。

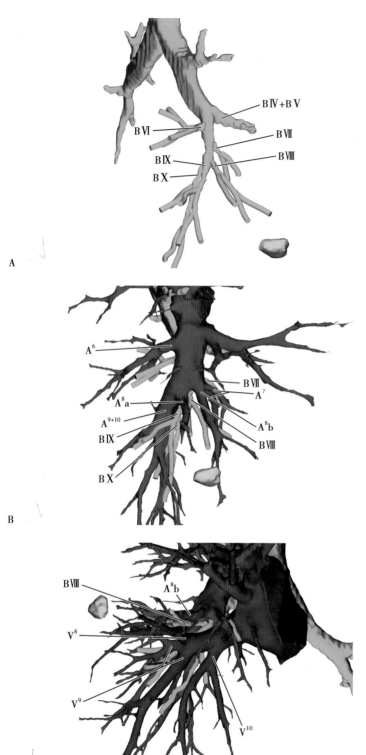

图 9-6-2　右肺下叶前底段肿物
三维重建

**A. 支气管三维重建; B. 肺动脉
三维重建; C. 肺静脉三维重建。**

视频 14
全孔道人工气胸下四臂技术机器人辅助
右肺下叶前底段(RS Ⅷ)切除术

【术后病理】

（右肺下叶 S Ⅷ段）浸润性腺癌，附壁状 20%，腺泡状 60%，微乳头状 20%，支气管断端（-），区域淋巴结未见癌转移，分组如下：9 组 0/1、11 组 0/2、12 组 0/2。

二、手术步骤

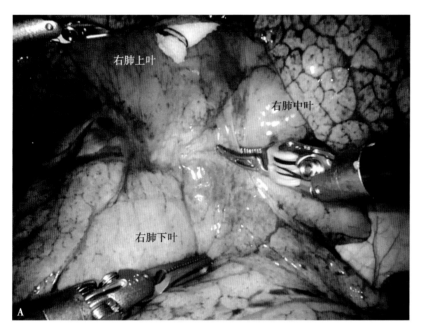

图 9-6-3A

1. 显露右肺斜裂、水平裂交界前部　首先由右肺斜裂最薄弱处开始解剖，从背部操作孔置入 Tip-Up 夹持小纱布卷向头侧推开右肺中叶，显露斜裂、水平裂交界前部（图 9-6-3A）。

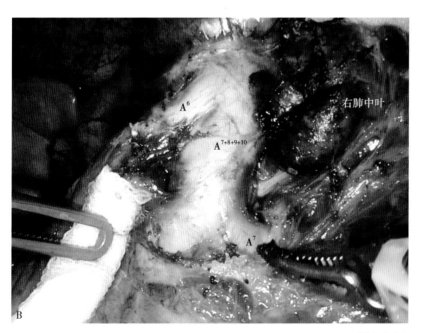

图 9-6-3B

2. 解剖出右肺下叶动脉分支 A^{7+8+9+10}　用马里兰钳细致解剖出 A^{7+8+9+10} 走行，沿肺动脉鞘表面解剖，最好能显露右肺上段动脉（A^6）和内侧底段动脉（A^7）走行，这样利于辨认肺动脉分支（图 9-6-3B）。

3．清扫肺门淋巴结　清扫肺门淋巴结有利于显露肺动脉走行（图 9-6-3C）。

技巧：

这些解剖操作在右肺斜裂发育良好的患者并不困难；对于多数右肺斜裂发育不全的患者，沿肺动脉鞘表面疏松间隙分离则十分重要。

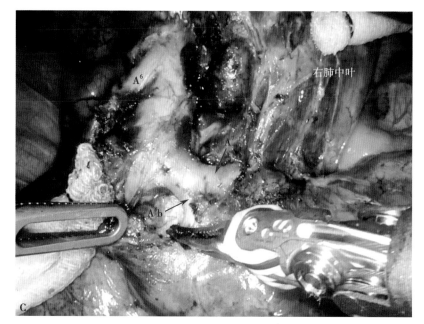

图 9-6-3C

4．沿膜性结构分隔向肺动脉远端解剖　在沿肺动脉的解剖过程中，有些患者可以看到 RS Ⅷ段与邻近的 RS Ⅵ段或 RS Ⅸ段之间存在段间物理分隔，表现就是一层薄薄的膜性结构，沿这层膜性分隔向肺动脉远端进行解剖（图 9-6-3D）。

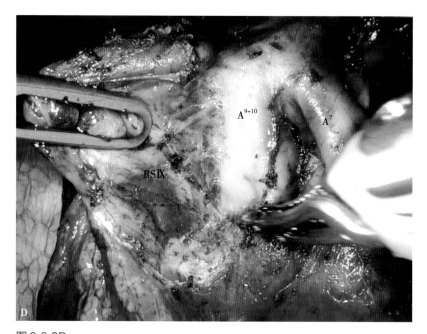

图 9-6-3D

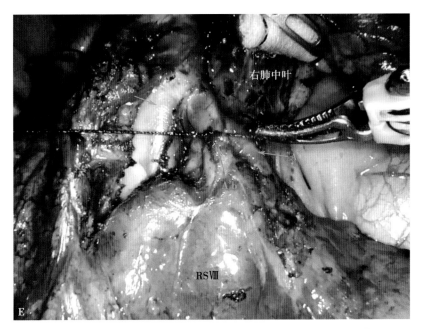

图 9-6-3E

5. 结扎右肺前底段动脉的内亚段动脉（A^8b） 依据术前的三维重建结果，首先在 $A^{7+8+9+10}$ 中解剖并辨识出 A^8b，用心包抓钳与马里兰钳配合，用4号丝线或用锁扣夹结扎切断之（图 9-6-3E）。

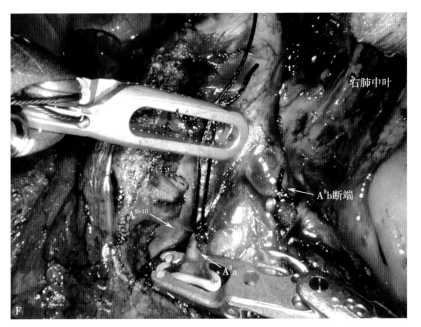

图 9-6-3F

6. 结扎右肺前底段动脉的外亚段动脉（A^8a） 解剖并辨识出 A^8a，用丝线或锁扣夹结扎切断之（图 9-6-3F）。

7. 贯通右肺前底段支气管（BⅧ）调整 Tip-Up 夹持纱布卷向上方推开 A^8 断端，切断的 A^8 之下就是右肺前底段支气管，用马里兰钳贯通之（图 9-6-3G）。

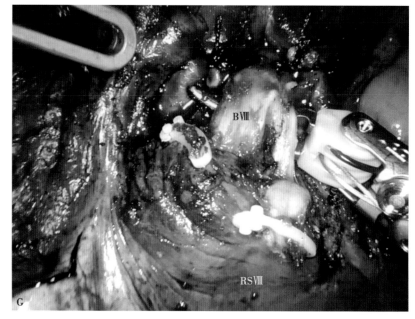

图 9-6-3G

8. 离断 BⅧ　助手从辅助操作孔置入切割缝合器闭合离断 BⅧ（图 9-6-3H）。

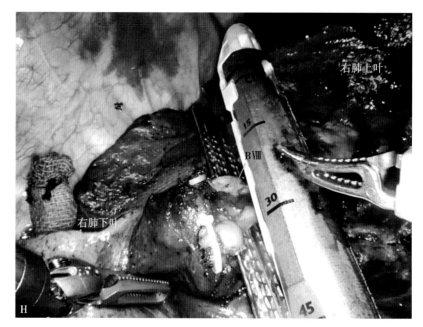

图 9-6-3H

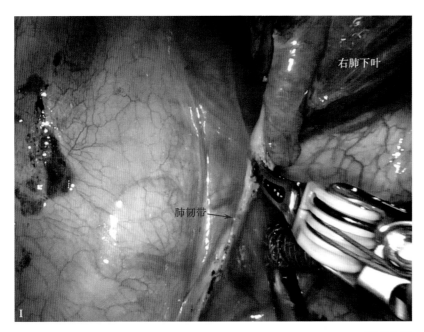

右肺下叶

肺韧带

图 9-6-3I

9. 游离肺韧带　调整 Tip-Up 位置向前上方推开右肺下叶，游离肺韧带（图 9-6-3I）。

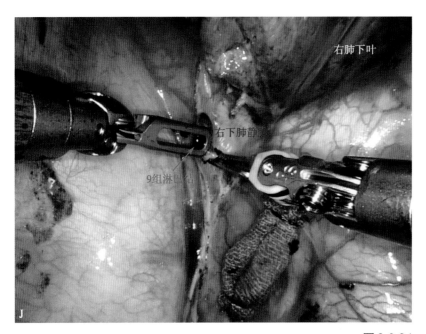

右肺下叶

右下肺静脉

9组淋巴结

图 9-6-3J

10. 清扫 9 组淋巴结（图 9-6-3J）。

11. 解剖右肺前底段静脉（V^8） 调整 Tip-Up 位置，用心包抓钳提起 B Ⅷ断端，用马里兰钳适当向远端游离段门，并向深部解剖 V^8（图 9-6-3K）。

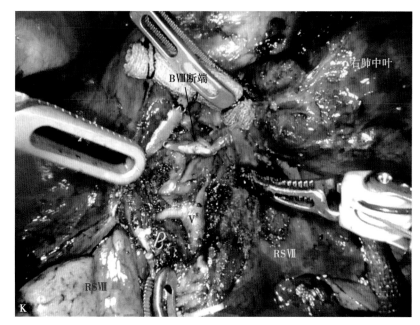

图 9-6-3K

12. 切断 V^8 依据术前三维重建结果，辨识 V^8 后，用 4 号丝线和锁扣夹结扎切断之（图 9-6-3L）。

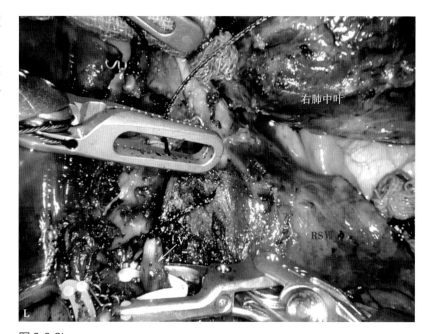

图 9-6-3L

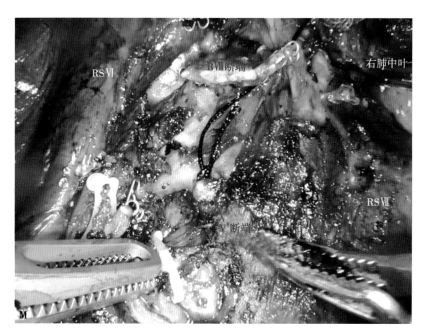

图 9-6-3M

13. 向远端游离段门 用心包抓钳提起 B Ⅷ断端，向远端游离段门（图 9-6-3M）。

技巧：
　　远端静脉和动脉的锁扣夹可以当作切除肺段段门的标志。

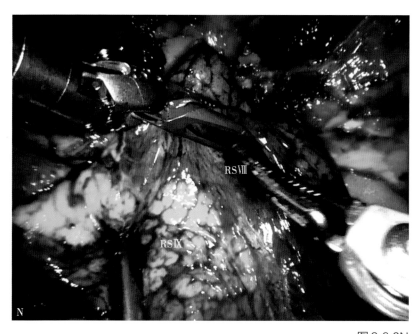

图 9-6-3N

14. 标记右肺下叶前底段（RSⅧ）范围 用吲哚菁绿标记 RSⅧ范围（图 9-6-3N）。

15. 击发 助手从辅助操作孔置入切割缝合器完整切除 RSⅧ段。第一次击发，从膈面 RSⅧ与右肺下叶内侧底段（RSⅦ）交界线开始（图 9-6-3O）；第二次击发，从 SⅧ、右肺下叶外侧底段（RSⅨ）交界线开始（图 9-6-3P）。

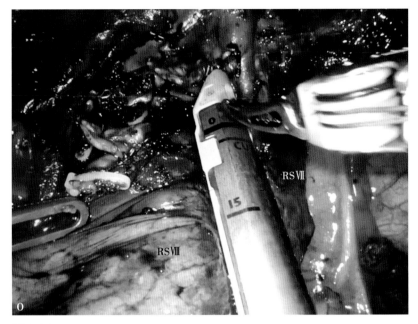

图 9-6-3O

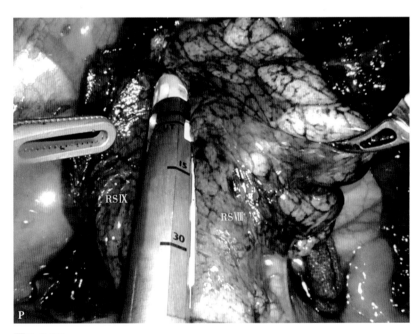

图 9-6-3P

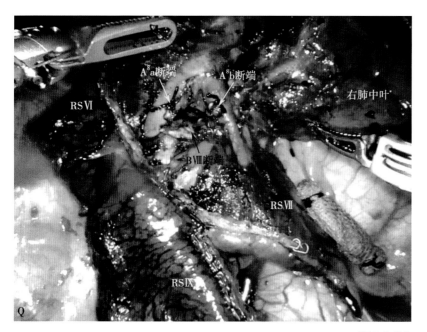

图9-6-3Q

16. 切除RSⅧ后段门应该呈现一个平面加一条切除线（图9-6-3Q）。

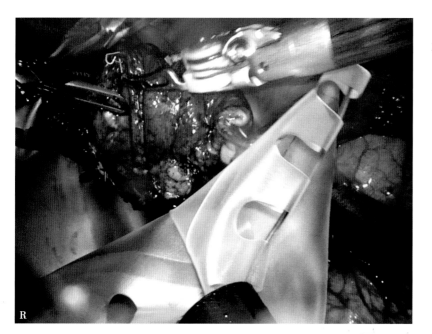

图9-6-3R

17. 标本装入标本袋中（图9-6-3R）。

18. 结束手术 仔细检查胸腔无活动性出血。冲洗胸腔，水试验无漏气后，撤除器械，留置胸腔引流管，缝合关闭各孔道（图9-6-3S）。

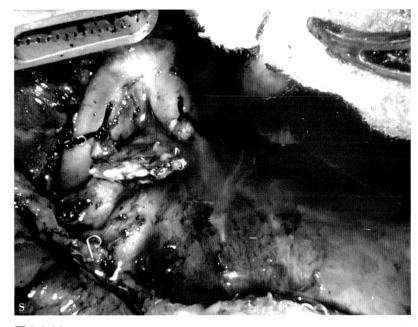

图9-6-3S
图9-6-3 全孔道人工气胸下四臂技术机器人辅助右肺下叶前底段（RSⅧ）切除术

（尤 健 宫立群 陈玉龙 陈 辉 郭永宽 宋 玮）

第七节
机器人辅助左肺上叶尖后段(LSⅠ+LSⅡ)切除术

一、病例介绍

【一般情况】

患者男性, 72 岁。主因"发现左肺上叶结节 2 年半"入院。

【既往史】

既往高血压病史 10 年余; 冠心病史 10 年余; 无烟酒史。

【辅助检查】

胸部 CT 提示: 双侧肺上叶见磨玻璃结节影, 较大者位于左肺上叶, 左侧大小约 1.4cm×1.1cm, 右侧大小约 1.0cm×0.8cm。(图 9-7-1)。

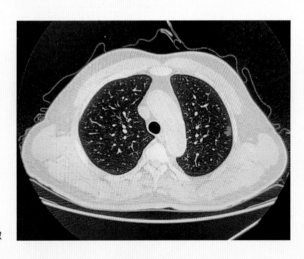

图 9-7-1　左肺上叶尖后段肿物 CT 影像

【三维重建】

三维重建示肿物位于左肺上叶尖后段(图 9-7-2)。

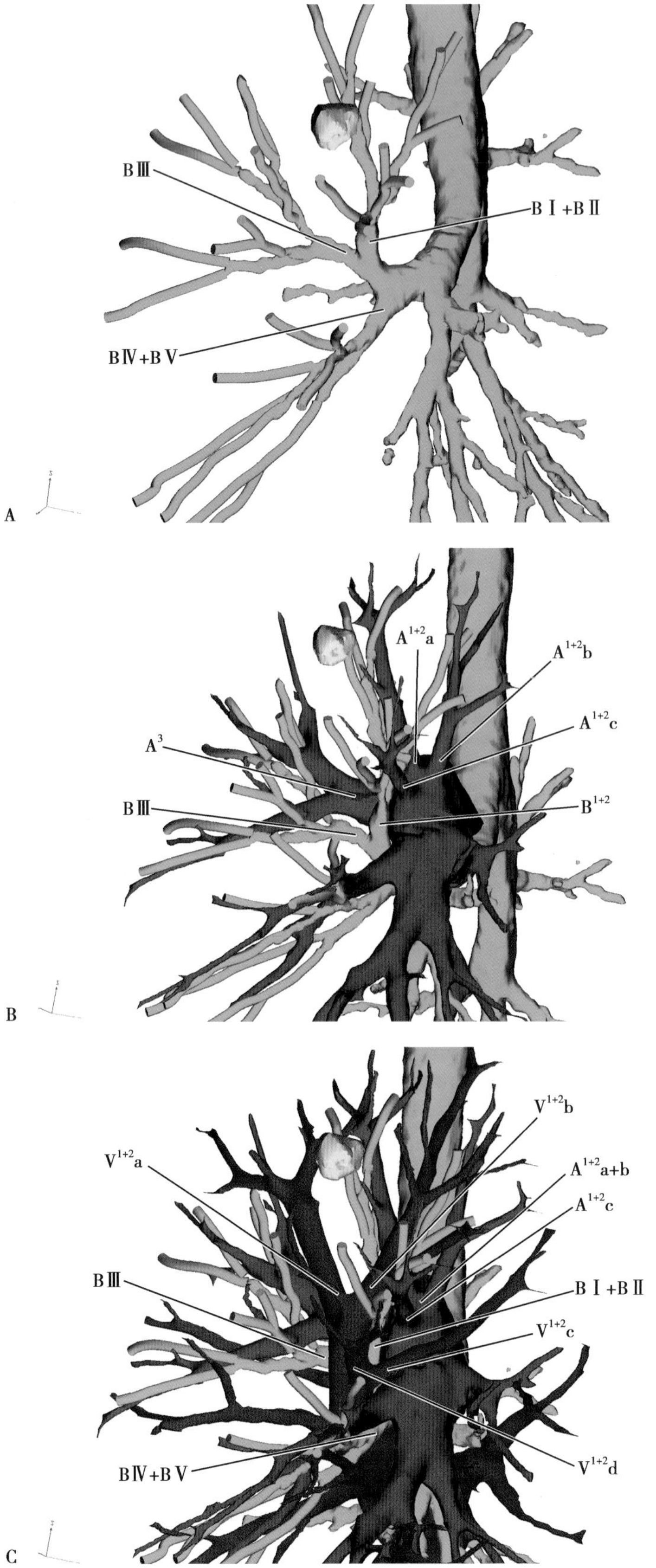

图 9-7-2　左肺上叶尖后段肿物三维重建

A. 支气管三维重建；**B.** 肺动脉三维重建；**C.** 肺静脉三维重建。

【手术方式】

全孔道人工气胸下四臂技术机器人辅助左肺上叶尖后段（LSⅠ+LSⅡ）切除术（视频15）+淋巴结清扫术。

视频15
全孔道人工气胸下四臂技术机器人辅助
左肺上叶尖后段（LSⅠ+LSⅡ）切除术

【术后病理】

（左肺上叶尖后段）浸润性腺癌，附壁状80%，腺泡状20%，紧贴脏胸膜，并见局灶纤维化钙化结节；区域淋巴结未见癌转移，分组如下：5组0/1、6组0/2、7组0/2、9组0/3、10组0/1、11组0/2、12组0/1。

二、手术步骤

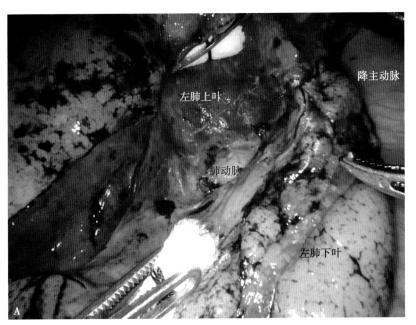

图 9-7-3A

1. 解剖显露叶裂处肺动脉 从背部操作孔置入 Tip-Up 夹持纱布卷向头侧推开左肺上叶，显露斜裂后部，解剖显露左肺斜裂处左肺下叶动脉，左肺舌段动脉和左肺尖后段动脉的外亚段动脉（$A^{1+2}c$）作为标志（图9-7-3A）。

2．解剖显露左肺上叶后部的 $A^{1+2}c$ 和尖后亚段动脉（$A^{1+2}a+b$）　调整 Tip-Up 向前方推开左肺上叶，显露后部肺门，在迷走神经前方打开后纵隔胸膜，解剖出肺动脉干，在肺动脉干表面贯通斜裂后部，解剖显露左肺上叶后部的 $A^{1+2}c$ 和 $A^{1+2}a+b$（图 9-7-3B）。

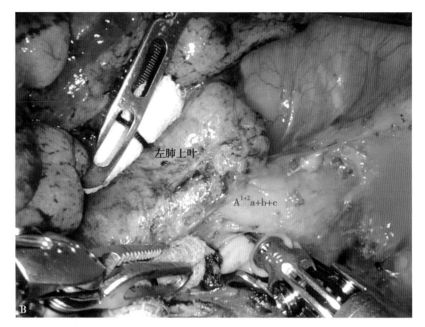

图 9-7-3B

3．分离左肺斜裂后部　助手从辅助操作孔置入切割缝合器分离左肺斜裂后部（图 9-7-3C）。

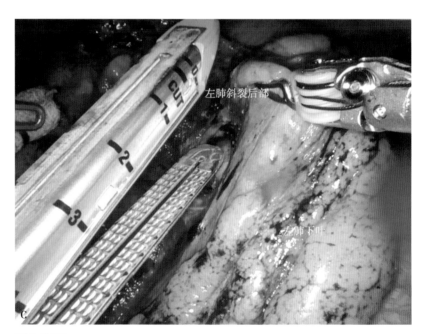

图 9-7-3C

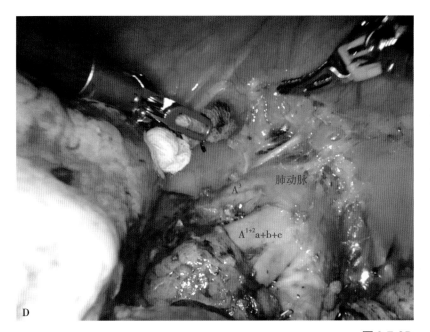

4. 显露主动脉弓下肺门 用 Tip-Up 向足侧推开左肺上叶,显露主动脉弓下肺门,解剖肺动脉干,辨认左肺前段动脉(A^3)和A^{1+2}a+b+c(图 9-7-3D)。

图 9-7-3D

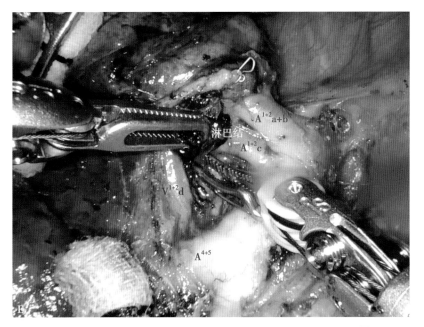

5. 清扫动脉分支间淋巴结 调整 Tip-Up 位置向前方推开左肺上叶,清扫动脉分支间淋巴结利于显露(图 9-7-3E)。

图 9-7-3E

6. 结扎切断左肺尖后段静脉的属支 $V^{1+2}d$ 如果存在左肺上叶尖后段支气管（BⅠ+BⅡ）前方的段间静脉——$V^{1+2}d$，应尽量注意保护，但由于本例 $V^{1+2}d$ 遮挡解剖部位，故予以结扎切断（图 9-7-3F）。

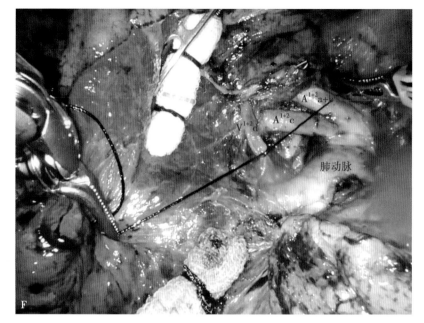

图 9-7-3F

7. 解剖显露 $A^{1+2}a+b$ 和 $A^{1+2}c$ 本病例 $A^{1+2}a+b$ 与 $A^{1+2}c$ 共干（图 9-7-3G）。

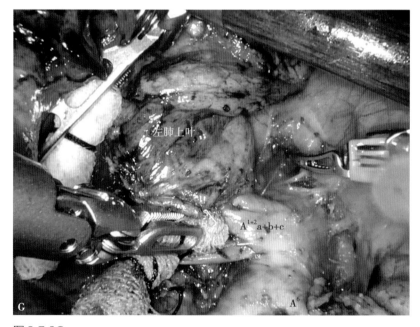

图 9-7-3G

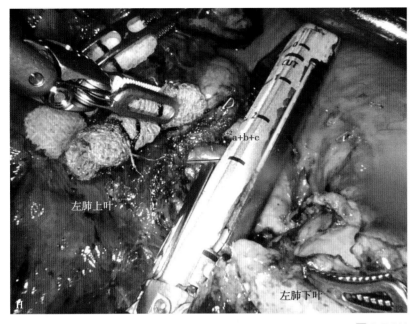

图 9-7-3H

8.切断共干的
$A^{1+2}a+b$ 和 $A^{1+2}c$ 从
辅助操作孔置入切割
缝合器或用丝线结扎
并结合锁扣夹切断
$A^{1+2}c$ 和 $A^{1+2}a+b$（图
9-7-3H）。

技巧：
左肺尖后段动脉分
支变异极大，术前的三
维重建结果有助于正确
辨认，可以节省时间。

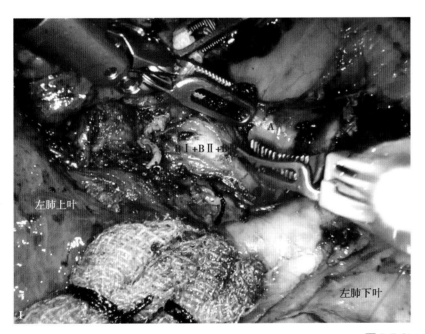

图 9-7-3I

9.解剖左肺上叶
（BⅠ+BⅡ+BⅢ） 在左
肺动脉舌支偏后侧解
剖左肺上叶固有段支
气管（图 9-7-3I）。

注意：
需要显露出左肺上
叶舌段支气管（BⅣ+BⅤ）
和前段支气管（BⅢ）。

10．切断 BⅠ+BⅡ 用马里兰钳贯通BⅠ+BⅡ后（图9-7-3J），从辅助操作孔置入切割缝合器切断之（图9-7-3K）。

> **技巧：**
> 如果支气管周围淋巴结粘连严重，难以辨认和贯通的话，可以先使用马里兰钳离断BⅠ+BⅡ，然后用切割缝合器闭合或间断缝合之。

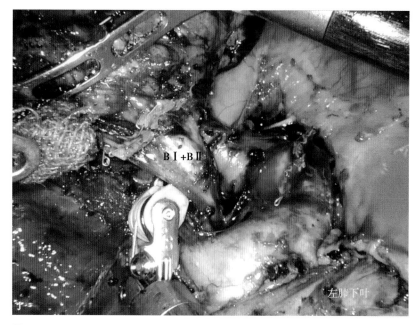

图 9-7-3J

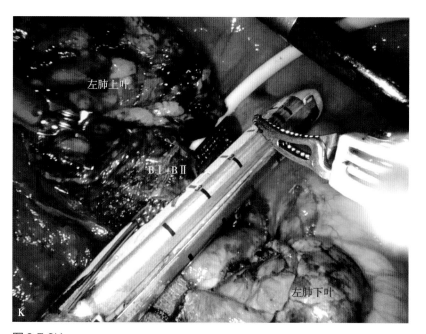

图 9-7-3K

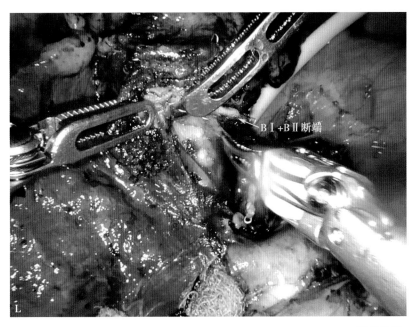

图 9-7-3L

11. 用 Tip-Up 提起支气管断端（图 9-7-3L）。

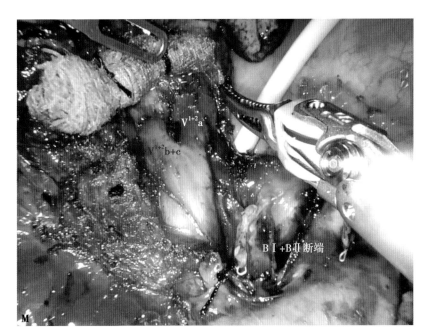

图 9-7-3M

12. 游离段门前部静脉属支 用马里兰钳游离段门前部左肺尖后段静脉属支 $V^{1+2}b+c$，结扎切断之（图 9-7-3M）。

技巧：
如遇静脉周围粘连严重，造成解剖困难，可以不单独处理静脉。

13．标记左肺上叶尖后段（LS I +LS II ）范围 用吲哚菁绿标记 LS I +LS II 范围（图 9-7-3N）。

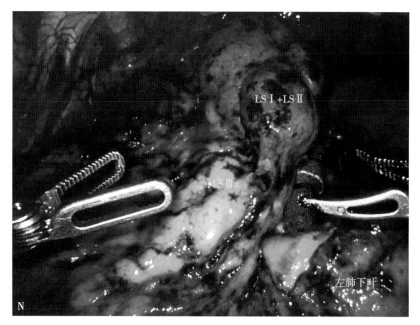

图 9-7-3N

14．沿标记线完整切除 LS I +LS II 助手置入切割缝合器沿标记线完整切除 LS I +LS II （图 9-7-3O）。

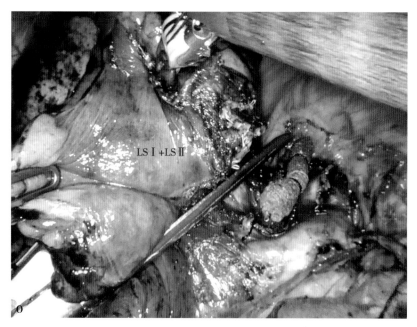

图 9-7-3O

15．标本装入标本袋中（图 9-7-3P）。

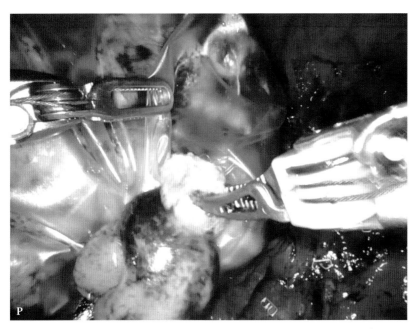

图 9-7-3P

16．结束手术　仔细检查胸腔无活动性出血。冲洗胸腔，水试验无漏气后，撤除器械，留置胸腔引流管，缝合关闭各孔道（图 9-7-3Q）。

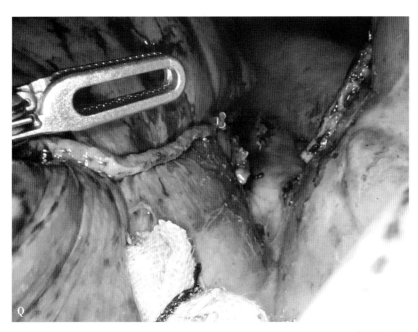

图 9-7-3Q

图 9-7-3　全孔道人工气胸下四臂技术机器人辅助左肺上叶尖后段（LS Ⅰ +LS Ⅱ）切除术

（尤　健　宫立群　陈玉龙　陈　辉　郭永宽　宋　玮）

第八节
机器人辅助左肺上叶前段（LSⅢ）切除术

一、病例介绍

【一般情况】

患者女性，54岁。主因"查体发现左肺结节1月余"入院。

【既往史】

既往体健，无烟酒史。

【辅助检查】

胸部CT提示：左肺上叶血管末梢可见不规则结节样影，大小约1.7cm×0.7cm，不除外恶性（图9-8-1）。

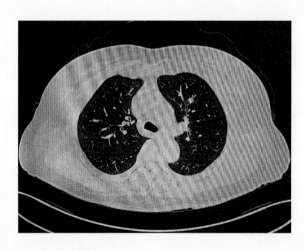

图9-8-1　左肺上叶前段肿物CT影像

【三维重建】

三维重建示肿物位于左肺上叶前段（图9-8-2）。

【手术方式】

全孔道人工气胸下四臂技术机器人辅助左肺上叶前段（LSⅢ）切除术（视频16）＋淋巴结采样术。

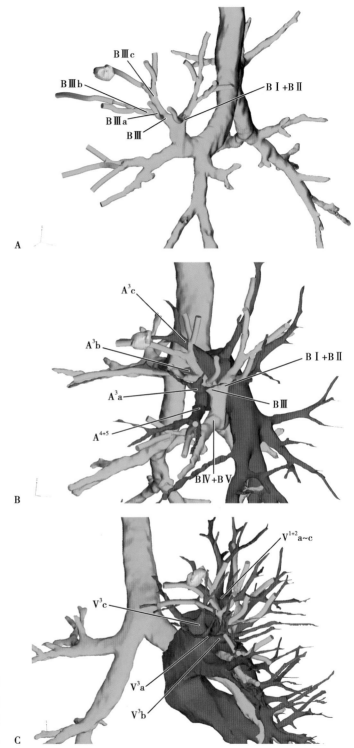

图 9-8-2　左肺上叶前段肿物
三维重建
A. 支气管三维重建；B. 肺动脉三
维重建；C. 肺静脉三维重建。

视频 16
全孔道人工气胸下四臂技术机器人辅助
左肺上叶前段（LS Ⅲ）切除术

【术后病理】

（左肺上叶前段）浸润性腺癌，附壁状 50%，腺泡状 45%，微乳头状 5%；区域淋巴结未见癌转移，分组如下：5 组 0/1、6 组 0/2、10 组 0/2、12 组 0/2。

二、手术步骤

1. 显露肺门前部　从背部操作孔置入 Tip-Up 夹持纱布卷向后方拉开左肺上叶，显露肺门前部（图 9-8-3A）。

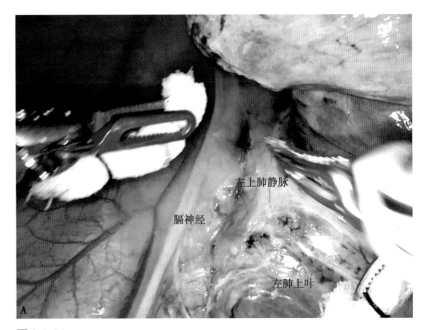

图 9-8-3A

2. 清扫肺门淋巴结（10 组淋巴结）和软组织　于膈神经后方清扫 10 组淋巴结和软组织（图 9-8-3B）。

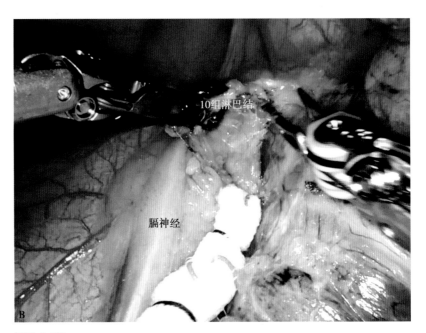

图 9-8-3B

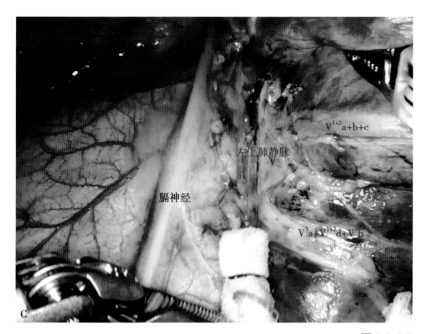

图 9-8-3C

3. 显露左上肺静脉各属支（图 9-8-3C）。

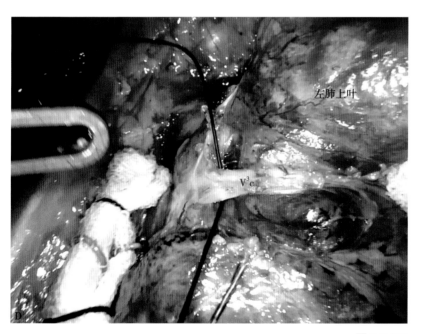

图 9-8-3D

4. 切断左肺前段静脉的属支 V^3c 解剖出 V^3c，用丝线结扎或者用锁扣夹切断之（图 9-8-3D）。

5. 切断左肺前段静脉的属支 V^3a　解剖出 V^3a，用丝线结扎或者用锁扣夹切断之（图 9-8-3E）。

注意：
　　需保留左肺前段静脉的属支 V^3b，并向远端解剖。

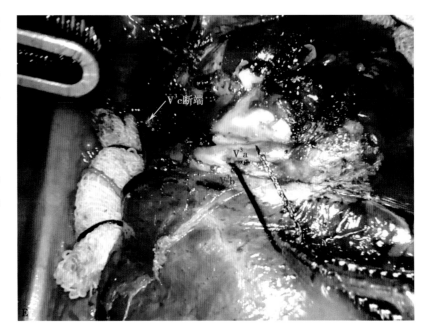

图 9-8-3E

6. 显露主动脉弓下和前上部肺门，解剖左肺动脉，显露左肺前段动脉（ A^3 ）　调整 Tip-Up 夹持纱布卷位置向后下方推开左肺上叶，显露主动脉弓下和前上部肺门，分离肺动脉和上肺静脉交界，解剖肺动脉总干，显露 A^3（图 9-8-3F）。

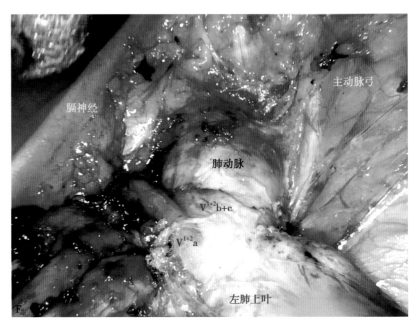

图 9-8-3F

7. 游离左肺尖后段静脉的属支 V^{1+2}a+b+c,分离表面肺组织　调整 Tip-Up 向后方拉开左肺上叶,适当游离 V^{1+2}a+b+c,分离表面肺组织(图 9-8-3G)。

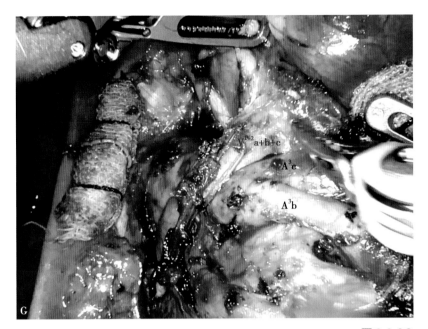

图 9-8-3G

8. 切断左肺前段动脉的内亚段动脉(A^3b)　分离 V^{1+2}a+b+c 后下方之 A^3b,用丝线结扎或者用锁扣夹切断之(图 9-8-3H)。

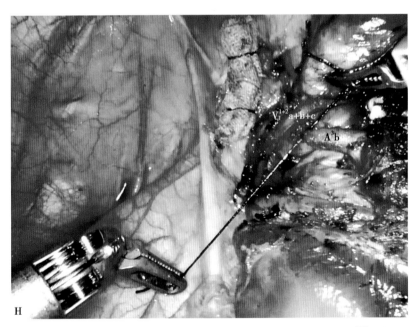

图 9-8-3H

9．切断左肺前段动脉的上亚段动脉（A³c）　分离 A³c，用丝线结扎或者用锁扣夹切断之（图 9-8-3I）。

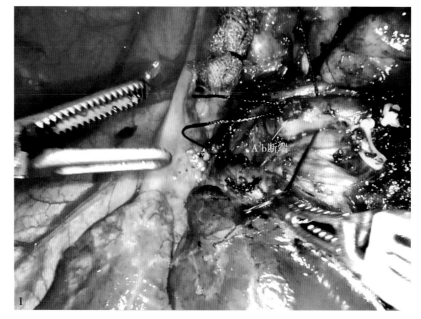

图 9-8-3I

10．切断左肺前段动脉的外亚段动脉（A³a）　调整 Tip-Up 位置，于解剖处下方显露 A³a 予以结扎，或用锁扣夹切断之（图 9-8-3J）。

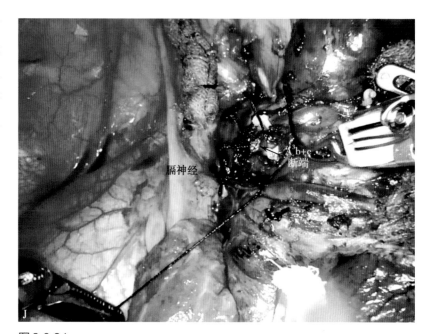

图 9-8-3J

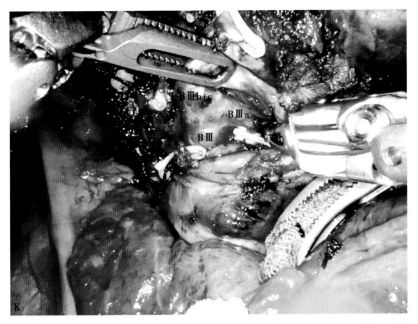

图 9-8-3K

11. 显露左肺上叶前段支气管（BⅢ）　推开切断的血管断端，显露出 BⅢ，适当向远端和深面游离，辨认 BⅢ 和尖后段支气管（BⅠ+BⅡ）及下方的舌段支气管（BⅣ+BⅤ）（图 9-8-3K）。

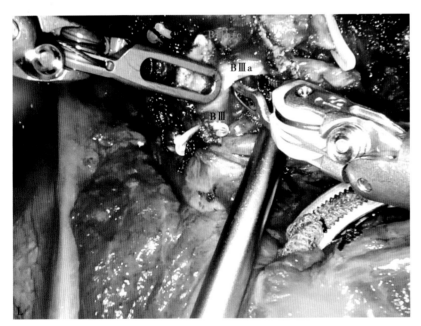

图 9-8-3L

12. 切断左肺上叶前段支气管（BⅢ）　可以从辅助操作孔置入切割缝合器切断 BⅢ（图 9-8-3L）。

技巧：

如遇解剖困难，可以用马里兰钳先行切断 BⅢ，预先切断支气管可以使亚段支气管的解剖更加清楚。

注意：

BⅢa 指向后方，位置较深，容易被遗漏。

13.闭合左肺上叶前段支气管（BⅢ）断端 从辅助操作孔置入切割缝合器闭合BⅢ近心断端（图9-8-3M）。

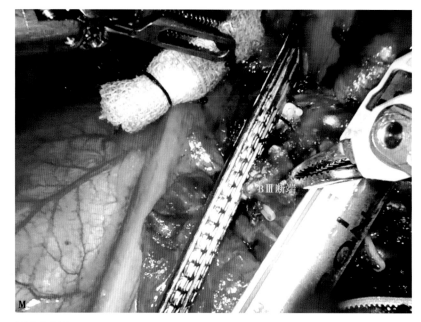

图9-8-3M

14.沿段间静脉游离段门 用Tip-Up提起BⅢ远心断端，用马里兰钳沿段间静脉左肺前段静脉的属支V³b和左肺尖后段静脉的属支V¹⁺²d、V¹⁺²a+b+c，游离段门（图9-8-3N）。

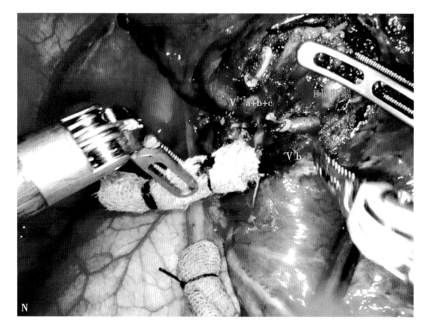

图9-8-3N

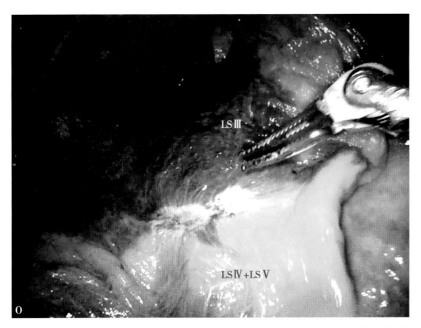

图 9-8-3O

15. 标记左肺上叶前段（RS Ⅲ）范围　用吲哚菁绿标记 RS Ⅲ 范围（图 9-8-3O）。

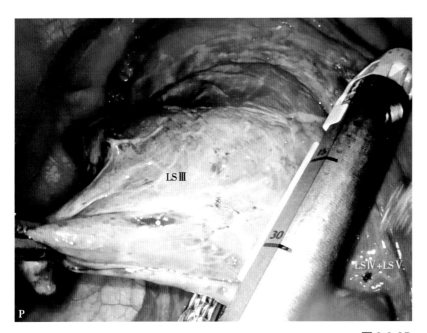

图 9-8-3P

16. 沿标记线切除 LS Ⅲ　用切割缝合器沿标记线完整切除 LS Ⅲ（图 9-8-3P）。

17. 标本装入标本袋中（图9-8-3Q）。

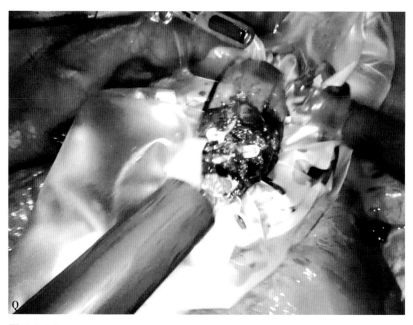

图 9-8-3Q

18. 结束手术　仔细检查胸腔无活动性出血。冲洗胸腔，水试验无漏气后，撤除器械，留置胸腔引流管，缝合关闭各孔道（图9-8-3R）。

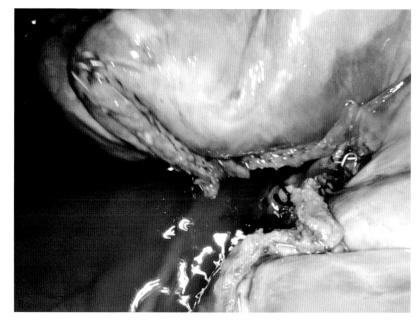

图 9-8-3R

图 9-8-3　全孔道人工气胸下四臂技术机器人辅助左肺上叶前段（LSⅢ）切除术

（尤　健　宫立群　陈玉龙　陈　辉　郭永宽　宋　玮）

第九节
机器人辅助左肺上叶固有段(LS Ⅰ+LS Ⅱ+LS Ⅲ)切除术

一、病例介绍

【一般情况】

患者女性,59岁。主因"查体发现左肺上叶双发肿物1月余"入院。

【既往史】

既往糖尿病史1年;无烟酒史。

【辅助检查】

胸部CT提示:左肺上叶可见一磨玻璃密度结节,大小约1.0cm×1.1cm,左上肺胸膜下另见一磨玻璃结节样影(图9-9-1)。

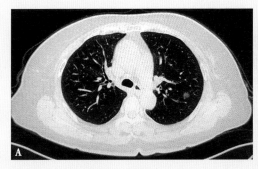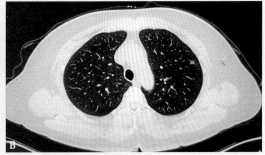

图9-9-1　左肺肿物CT影像

A. 左肺上叶固有段肿物CT影像;B. 左肺上叶前段胸膜下结节CT影像。

【三维重建】

三维重建示主病灶位于左肺上叶固有段(图9-9-2)。

【手术方式】

全孔道人工气胸下四臂技术机器人辅助左肺上叶固有段(LS Ⅰ+LS Ⅱ+LS Ⅲ)切除术(视频17)+淋巴结采样术。

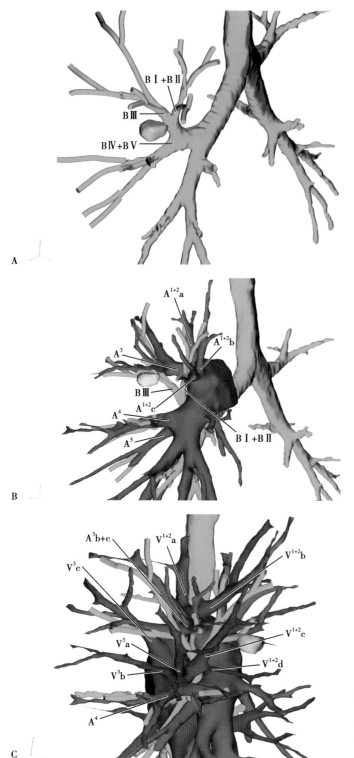

图 9-9-2 左肺上叶固有段肿物
三维重建

A. 支气管三维重建；B. 肺动脉
三维重建；C. 肺静脉三维重建。

视频 17
全孔道人工气胸下四臂技术机器人辅助左
肺上叶固有段（LS I +LS II +LS III）切除术

【术后病理】

（左肺上叶固有段）浸润性腺癌，附壁状 10%，腺泡状 70%，乳头状 20%，局灶肺组织纤维化伴炭末沉积；支气管断端（-）。区域淋巴结未见癌转移，分组如下：9 组 0/2、10 组 0/1、11 组 0/1、12 组 0/1。

二、手术步骤

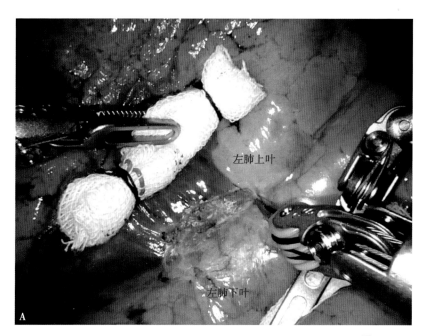

图 9-9-3A

> **技巧：**
> 　　左肺上叶的血管分支较多，而且变异较大，手术顺序推荐以从后向前的方式进行（图 9-9-3A）。

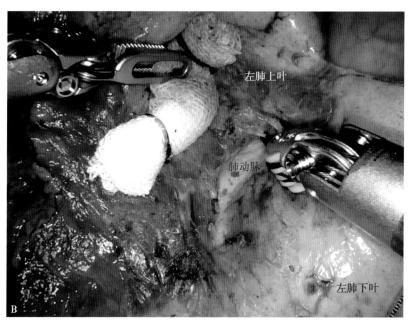

图 9-9-3B

1. **解剖叶裂间肺动脉**　显露肺动脉，解剖出 A^{4+5} 和 $A^{1+2}c$ 走行，用马里兰钳沿肺动脉鞘间隙向后方分离斜裂后部（图 9-9-3B）。

2. 打开后纵隔胸膜,解剖肺动脉干 Tip-Up 夹持纱布卷向前侧推开上叶,马里兰钳打开后纵隔胸膜(图 9-9-3C),显露迷走神经,在迷走神经前方解剖肺动脉干(图 9-9-3D)。

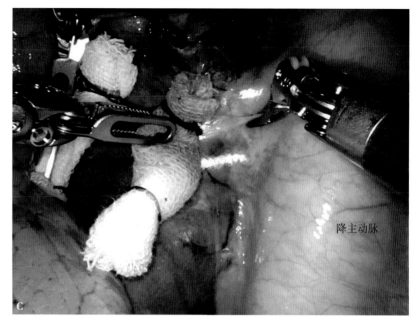

图 9-9-3C

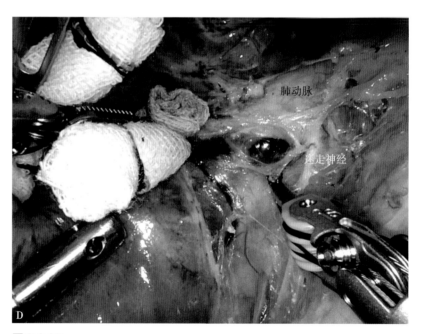

图 9-9-3D

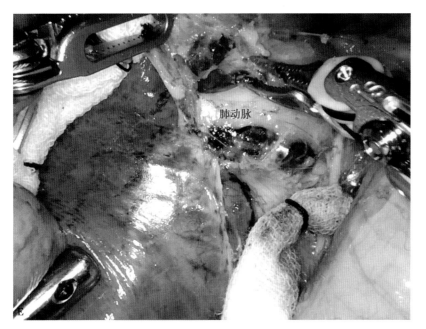

3. 贯通左肺斜裂后部　在肺动脉干表面贯通斜裂后部(图9-9-3E)，向上沿肺动脉干解剖出左肺尖后段动脉(A^{1+2})。如遇左肺斜裂后部发育不全，用 Tip-Up 协助显露斜裂后部，从辅助操作孔置入切割缝合器沿贯通的斜裂后部分离闭合斜裂。

图 9-9-3E

肺动脉

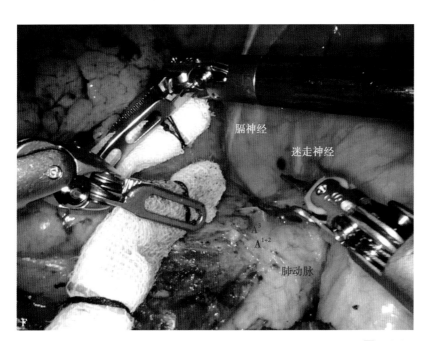

4. 显露出主动脉弓下的上部肺门　调整 Tip-Up，夹持纱布卷向足侧方向推左肺上叶，显露出主动脉弓下的上部肺门，用马里兰钳细致解剖肺动脉干显露左肺前段动脉(A^3)(图9-9-3F)。

膈神经

迷走神经

A^3
A^{1+2}
肺动脉

图 9-9-3F

5. 切断 $A^{1+2}a+$
b+c　用 Tip-Up 向前
方推开左肺上叶,从
辅助操作孔置入切割
缝合器切断 $A^{1+2}a+b+c$
(图 9-9-3G)。

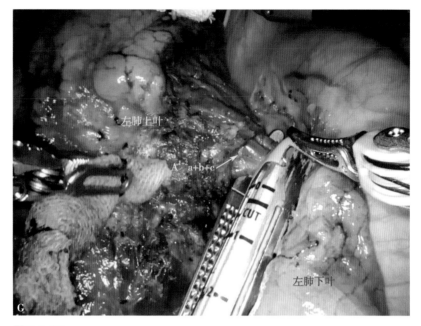

图 9-9-3G

6. 清扫支气管上
缘淋巴结(12 组淋巴
结)　这样可以很好地
显露 A^3(图 9-9-3H)。

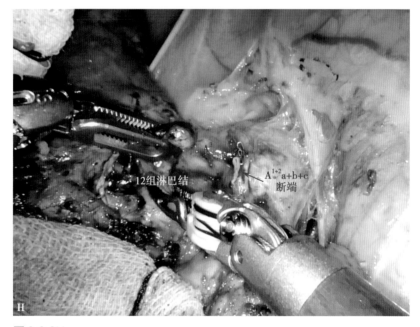

图 9-9-3H

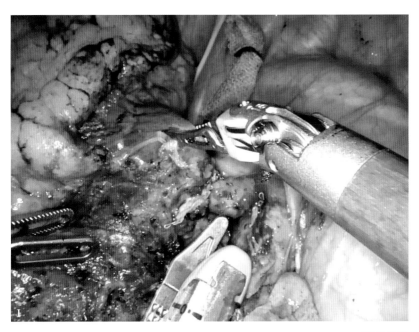

图 9-9-3I

7. 切断 A³ 助手从辅助操作孔置入切割缝合器切断 A³（图9-9-3I）。

技巧：

也可以选择分别结扎切断肺动脉，但是此处不推荐用锁扣夹，因其有可能干扰后续切割缝合器的操作，发生出血风险。

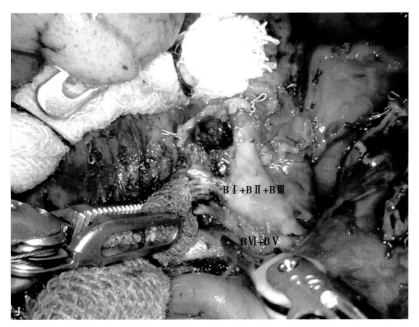

图 9-9-3J

8. 解剖左肺上叶固有段支气管（BⅠ+BⅡ+BⅢ） 用马里兰钳解剖左肺上叶固有段支气管，清扫周围淋巴结，确认舌段支气管（BⅥ+BⅤ）走行，有利于显露BⅠ+BⅡ+BⅢ周径，解剖时可使用心包抓钳夹持BⅠ+BⅡ+BⅢ，有助于分离支气管前方的肺静脉和其上方的A³（图9-9-3J）。

9. 切断 BⅠ+BⅡ+BⅢ　从辅助操作孔置入切割缝合器闭合切断 BⅠ+BⅡ+BⅢ（图 9-9-3K）。

技巧：

如遇到切割闭合器通过支气管有困难时，同样可以用马里兰钳预先切断 BⅠ+BⅡ+BⅢ，然后再闭合之。

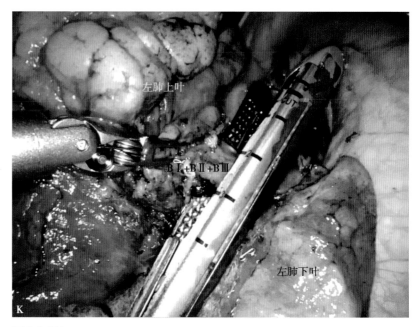

图 9-9-3K

10. 结扎切断左肺前段静脉的属支 V³a 及左肺尖后段静脉的属支 V¹⁺²d　用 Tip-Up 提起支气管断端，向远心端游离段门，解剖上肺静脉诸属支，依据术前三维重建结果，先游离 BⅠ+BⅡ+BⅢ断端下方的 V³a+V¹⁺²d 并结扎切断（图 9-9-3L）。

注意：

保留左肺前段静脉属支 V³b，其为左肺上叶固有段和舌段的段间静脉。

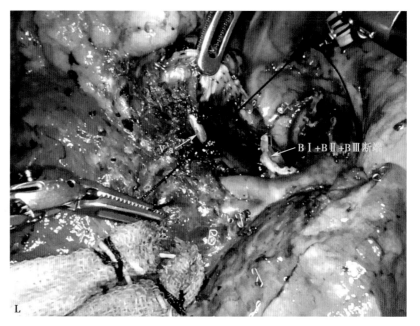

图 9-9-3L

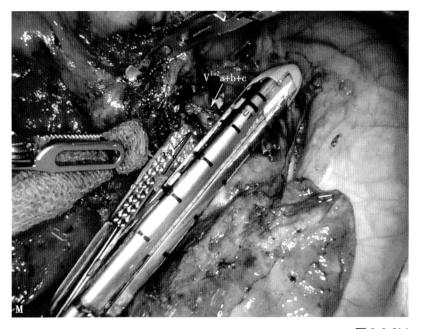

11. 闭合切断左肺尖后段静脉的属支 V^{1+2}a+b+c 和左肺前段静脉属支 V^3c　继续从后方在 BⅠ+BⅡ+BⅢ 断端上方解剖 V^{1+2}a+b+c 和 V^3c，如辨认困难，可以调整 Tip-Up，夹持纱布卷向后侧方向推拉左肺上叶，显露前部肺门，解剖显露左上肺静脉前部，利于辨认 V^{1+2}a+b+c 和 V^3c，从辅助操作孔置入切割缝合器闭合切断之（图 9-9-3M）。

图 9-9-3M

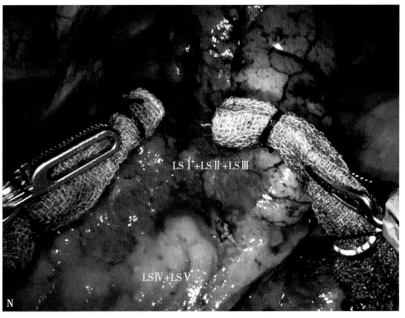

12. 标记左肺上叶固有段（LSⅠ+LSⅡ+LSⅢ）范围　用吲哚菁绿标记 LSⅠ+LSⅡ+LSⅢ范围（图 9-9-3N）。

图 9-9-3N

13. 沿标记线完整切除 LS Ⅰ+LS Ⅱ+LS Ⅲ　用切割缝合器沿标记线完整切除 LS Ⅰ+LS Ⅱ+LS Ⅲ。闭合器第一次击发从左肺上叶前段和舌段交界处开始(图 9-9-3O)。

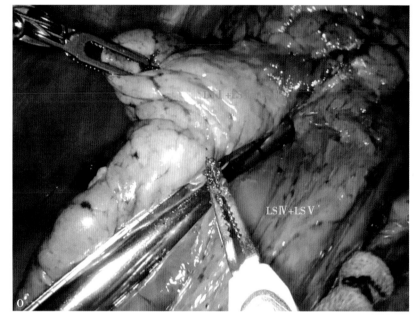

图 9-9-3O

14. 标本装入标本袋中(图 9-9-3P)。

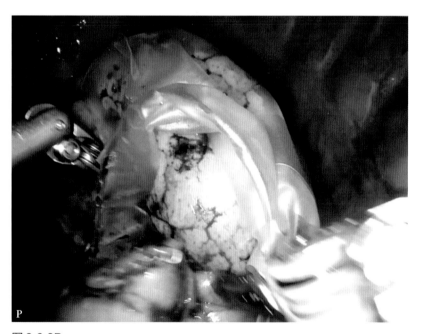

图 9-9-3P

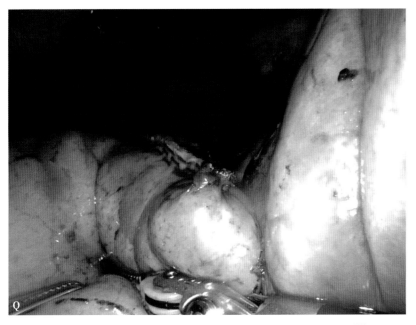

15. 结束手术 仔细检查胸腔无活动性出血。冲洗胸腔,水试验无漏气后,撤除器械,留置胸腔引流管,缝合关闭各孔道(图9-9-3Q)。

图9-9-3Q

图9-9-3 全孔道人工气胸下四臂技术机器人辅助左肺上叶固有段(LSⅠ+LSⅡ+LSⅢ)切除术

(尤 健 宫立群 陈玉龙 陈 辉 郭永宽 宋 玮)

第十节
机器人辅助左肺上叶舌段(LSⅣ+LSⅤ)切除术

一、病例介绍

【一般情况】

患者女性,56岁。主因"查体发现左肺结节半年余"入院。

【既往史】

既往肺结核病史8年余;无烟酒史。

【辅助检查】

胸部 CT 提示:左肺磨玻璃密度结节,贴斜裂,其内可见血管穿行,大小约 1.1cm×0.9cm,不除外恶性(图 9-10-1)。

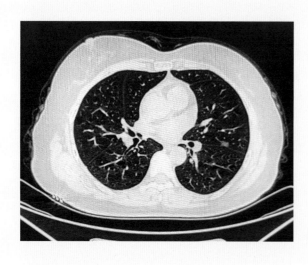

图 9-10-1　左肺上叶舌段肿物 CT 影像

【三维重建】

三维重建示主病灶位于左肺上叶舌段(图 9-10-2)。

【手术方式】

全孔道人工气胸下四臂技术机器人辅助左肺上叶舌段(LSⅣ+LSⅤ)切除术(视频 18)+淋巴结采样术。

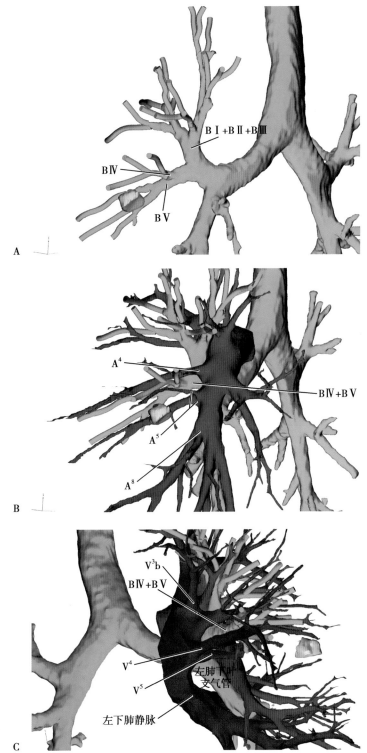

图 9-10-2 左肺上叶舌段肿物
三维重建
A. 支气管三维重建；B. 肺动脉
三维重建；C. 肺静脉三维重建。

视频 18
全孔道人工气胸下四臂技术机器人辅助
左肺上叶舌段（LSⅣ+LSⅤ）切除术

【术后病理】

（左肺上叶舌段）浸润性腺癌，附壁状 60%，腺泡状 30%，乳头状 10%；支气管断端（-），区域淋巴结未见癌转移，分组如下：10 组 0/2、11 组 0/1、12 组 0/1。

二、手术步骤

1. 解剖斜裂间的左肺动脉　从背部操作孔置入 Tip-Up 夹持纱布卷向上方推开左肺上叶，从斜裂中部最薄弱处解剖左肺动脉（图 9-10-3A）。

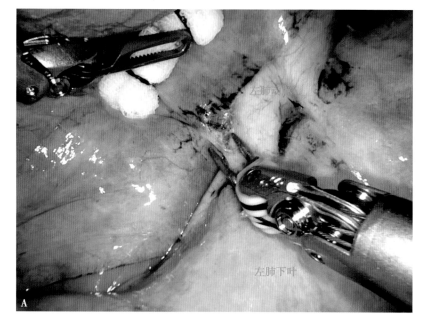

图 9-10-3A

2. 暴露左肺舌段动脉（A^{4+5}）和左肺前底段动脉（A^8）分叉（图 9-10-3B）。

技巧：

术前的三维重建，有助于术者提前了解有无纵隔型左肺舌段动脉。

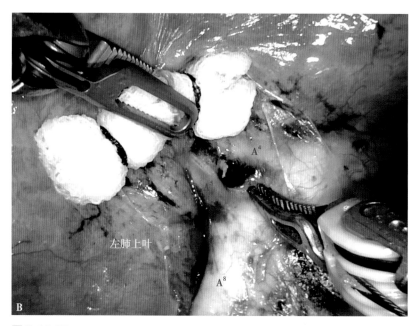

图 9-10-3B

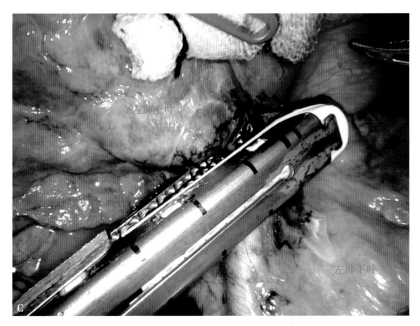

3. 切断左肺下舌段动脉(A⁵) 调整 Tip-Up 位置向足侧偏后方拉开左肺下叶,如斜裂前部发育不全,助手从辅助操作孔置入切割缝合器,结合锁扣夹进行分离。充分游离 A⁵ 后从辅助操作孔置入切割缝合器进行闭合切断,也可以选择用丝线结扎或用锁扣夹切断(图 9-10-3C)。

图 9-10-3C

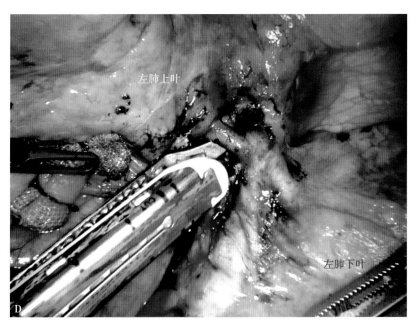

4. 切断左肺上舌段动脉(A⁴) 分离斜裂前部,清扫肺叶间淋巴结。充分游离 A⁴ 后,从辅助操作孔置入切割缝合器进行闭合切断,也可以选择用丝线结扎或用锁扣夹切断(图 9-10-3D)。

图 9-10-3D

5. 清扫左肺上、下叶支气管交界处的淋巴结（11 组淋巴结）　调整 Tip-Up 的位置向头侧推开左肺上叶，清扫左肺上、下叶支气管交界处的淋巴结，有助于显露舌段支气管（图 9-10-3E）。

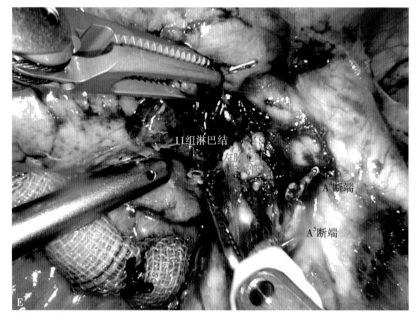

图 9-10-3E

6. 显露舌段支气管 BⅣ+BⅤ与前段支气管分叉　于 A⁴ 断端深面，适当解剖可以清楚显露舌段支气管与前段支气管分叉和深面的左肺前段静脉的属支 V³b（图 9-10-3F）。

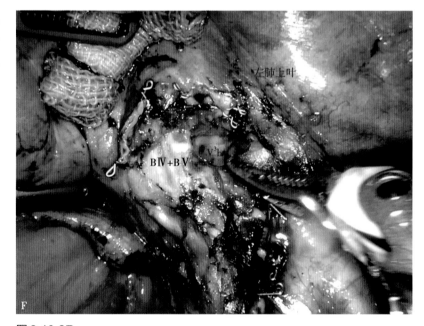

图 9-10-3F

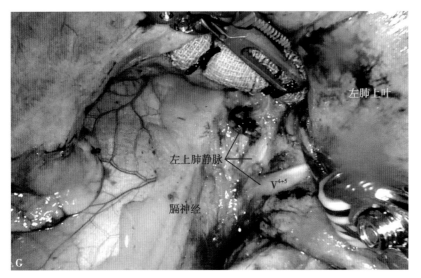

左肺上叶

左上肺静脉

V^{4+5}

膈神经

7. 显露左上肺静脉，解剖并辨认左肺舌段静脉 V^{4+5}　调整 Tip-Up 向后方拉开左肺上叶，显露左上肺静脉，解剖并辨认 V^{4+5}（图 9-10-3G）。

图 9-10-3G

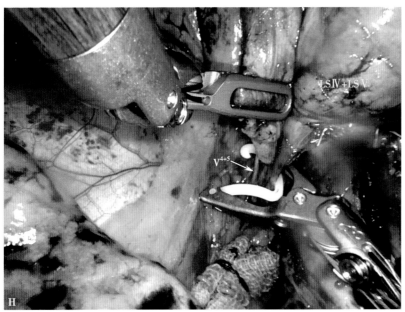

LS IV+LS V

V^{4+5}

8. 切断 V^{4+5}　充分游离 V^{4+5} 后，用丝线结扎或用锁扣夹切断（图 9-10-3H）。

图 9-10-3H

9. 显露 BⅣ+BⅤ并贯通　向深面解剖可以清楚显露后方的 BⅣ+BⅤ 和左肺下叶支气管分叉（图 9-10-3I）。

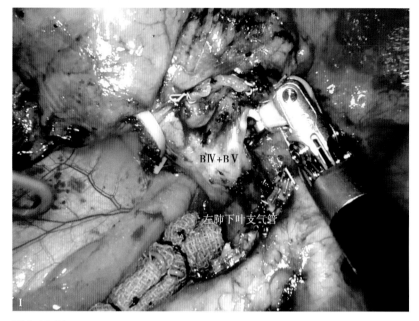

图 9-10-3I

10. 闭合切断 BⅣ+BⅤ　调整 Tip-Up 位置向头侧推开左肺上叶，用马里兰钳充分游离 BⅣ+BⅤ，从辅助操作孔置入切割缝合器闭合切断之（图 9-10-3J）。

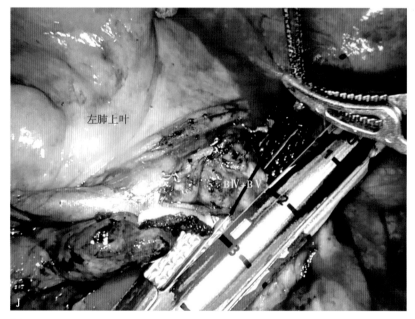

图 9-10-3J

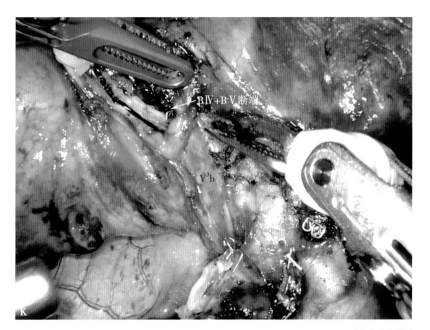

图 9-10-3K

11. 沿段间静脉 V³b 向远端游离段门　提起 BⅣ+BⅤ断端，用马里兰钳沿 V³b 向远端游离段门（图 9-10-3K）。

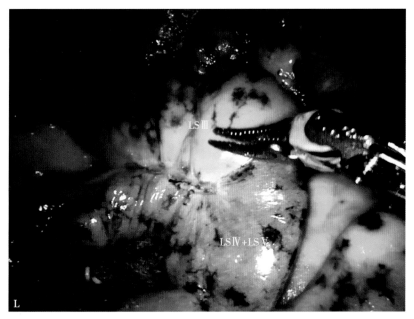

图 9-10-3L

12. 标记左肺上叶舌段（LSⅣ+LSⅤ）范围　用吲哚菁绿标记 LSⅣ+LSⅤ范围（图 9-10-3L）。

13. 沿标记线完整切除 LSⅣ+LSⅤ　助手从辅助操作孔置入切割缝合器沿标记线完整切除 LSⅣ+LSⅤ（图 9-10-3M）。

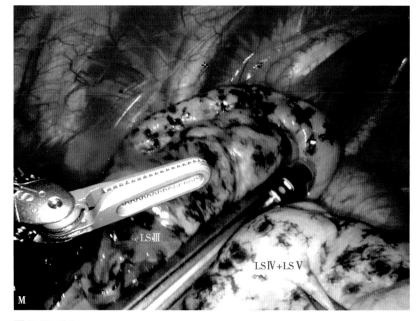

图 9-10-3M

14. 切除 LSⅣ+LSⅤ后的段门平面,包括一个包含各段门断端的平面和一条切除线（图 9-10-3N）。

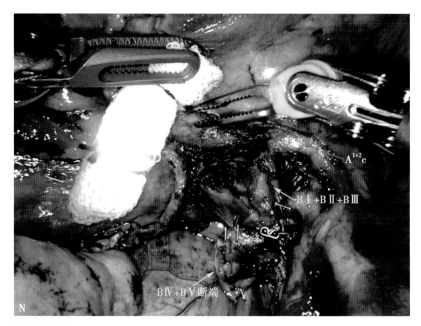

图 9-10-3N

15. 标本装入标本袋中（图9-10-3O）。

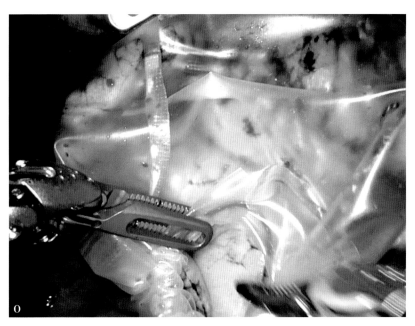

图 9-10-3O

16. 用马里兰钳松解肺韧带（图9-10-3P）。

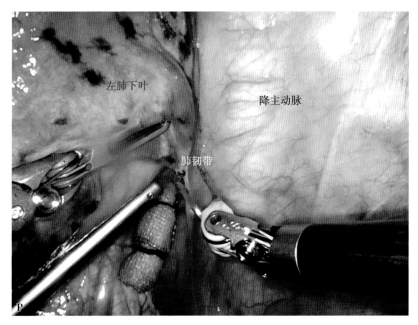

图 9-10-3P

17. 结束手术　仔细检查胸腔无活动性出血。冲洗胸腔，水试验无漏气后，撤除器械，留置胸腔引流管，缝合关闭各孔道（图9-10-3Q）。

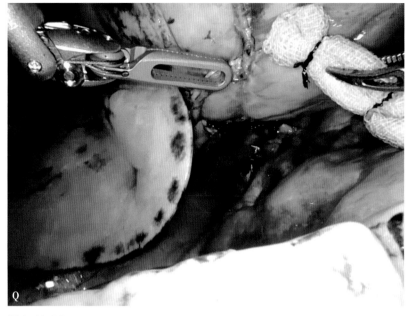

图 9-10-3Q

图 9-10-3　全孔道人工气胸下四臂技术机器人辅助左肺上叶舌段（LSⅣ+LSⅤ）切除术

（尤　健　宫立群　陈玉龙　陈　辉　郭永宽　宋　玮）

第十一节
机器人辅助左肺下叶前底段(LSⅧ)切除术

一、病例介绍

【一般情况】

患者女性,49岁。主因"体检发现左肺结节8月余"入院。

【既往史】

既往体健,无烟酒史。

【辅助检查】

胸部CT提示:左肺下叶前底段见磨玻璃密度结节,边缘分叶状,并见切迹,大小约1.8cm×1.3cm,其内可见血管穿行,考虑肺癌(图9-11-1)。

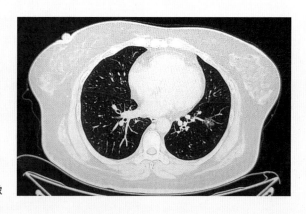

图9-11-1　左肺下叶前底段肿物CT影像

【三维重建】

三维重建示肿物位于左肺下叶前底段(图9-11-2)。

【手术方式】

全孔道人工气胸下四臂技术机器人辅助左肺下叶前底段(LSⅧ)切除术(视频19)+淋巴结采样术。

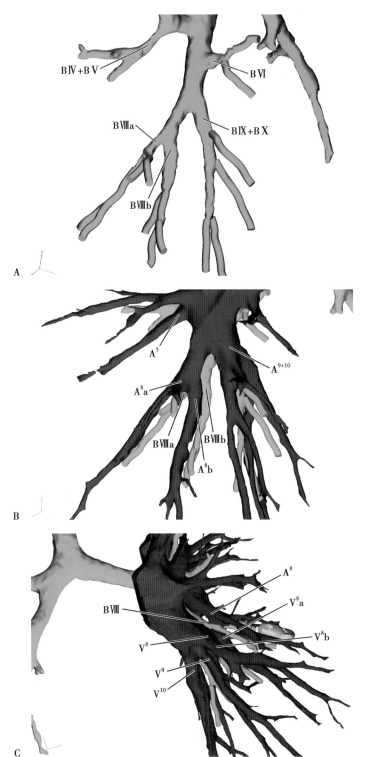

图 9-11-2　左肺下叶前底段
肿物三维重建
A. 支气管三维重建；B. 肺动脉
三维重建；C. 肺静脉三维重建。

视频 19
全孔道人工气胸下四臂技术机器人辅助
左肺下叶前底段（LS Ⅷ）切除术

【术后病理】

（左肺下叶前底段）浸润性腺癌，腺泡状 60%，乳头状 30%，微乳头状 5%，实体状 5%，支气管断端（−），区域淋巴结未见癌转移，分组如下：7 组 0/1、9 组 0/3、10 组 0/2、11 组 0/2、12 组 /2。

二、手术步骤

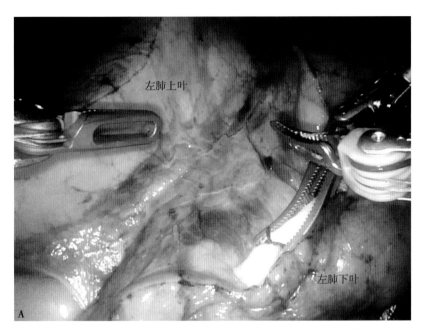

1. 显露斜裂前部　因为左肺下叶没有内侧底段（LS Ⅶ），故左肺下叶前底段（LS Ⅷ）切除相对右侧简单。首先由左肺斜裂最薄弱处开始解剖，从背部操作孔置入 Tip-Up 夹持小纱布卷向足侧偏后拉开左肺下叶，显露斜裂前部（图 9-11-3A）。

图 9-11-3A

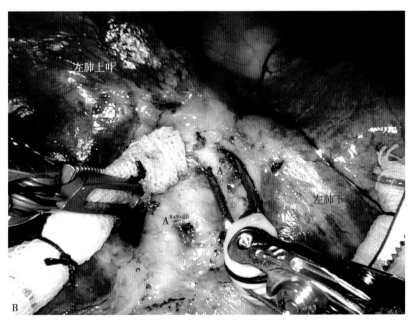

2. 解剖出左肺动脉底部各分支（A^{8+9+10}）走行　用马里兰钳沿肺动脉鞘表面细致解剖出 A^{8+9+10} 走行（图 9-11-3B）。

技巧：

最好能暴露左肺上段动脉（A^6）走行，这样利于辨认左肺动脉底部各分支。

图 9-11-3B

3. 清扫肺门淋巴结 利于暴露肺动脉走行（图 9-11-3C）。

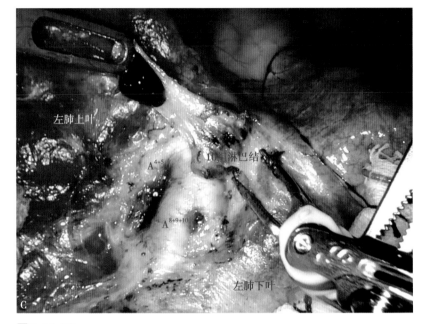

图 9-11-3C

4. 分离左肺斜裂前部 用马里兰钳分离左肺斜裂前部（图 9-11-3D）。

技巧：

如左肺斜裂前部融合，可以从辅助操作孔置入切割缝合器于斜裂处的左肺下叶支气管表面分离发育不全的斜裂前部，未切割完全的斜裂前部，可以用锁扣夹配合马里兰钳切断分离之。

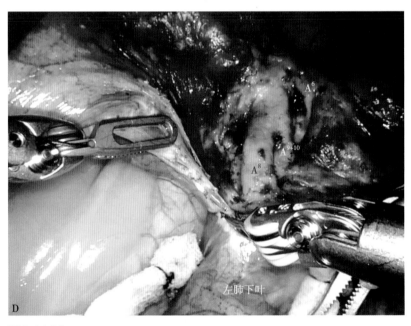

图 9-11-3D

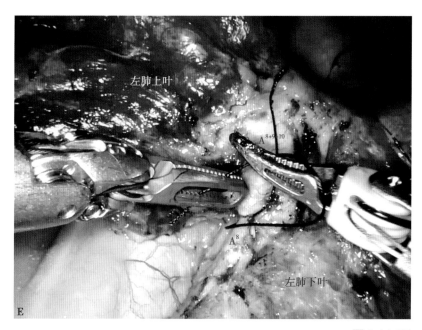

左肺上叶

A⁸⁺⁹⁺¹⁰

A⁸

左肺下叶

图 9-11-3E

5. 切断左肺前底段动脉（A⁸） 用 Tip-Up 夹持小纱布卷向足侧偏后推开左肺下叶，依据术前的三维重建结果，解剖 A⁸⁺⁹⁺¹⁰ 并辨识出 A⁸，用心包抓钳和马里兰钳配合，用 4 号丝线或锁扣夹结扎切断之（图 9-11-3E）。

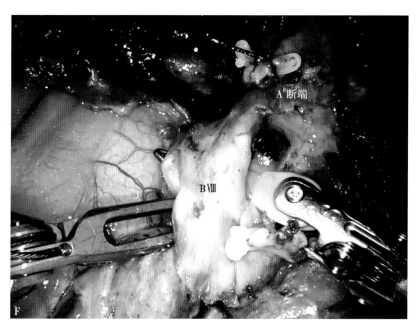

A⁸断端

BⅧ

图 9-11-3F

6. 贯通左肺下叶前底段支气管（BⅧ） 调整 Tip-Up 向后下方推开 A⁸ 断端，切断的 A⁸ 下方就是 BⅧ，用马里兰钳贯通之（图 9-11-3F）。

7．闭合离断B Ⅷ　助手从辅助操作孔置入切割缝合器闭合离断B Ⅷ（图9-11-3G）。

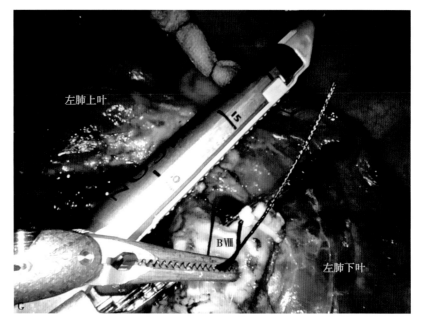

图 9-11-3G

8．切断肺韧带　调整 Tip-Up 位置向头侧推开左肺下叶，用马里兰钳切断肺韧带（图9-11-3H）。

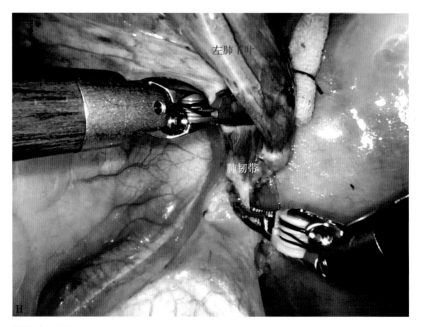

图 9-11-3H

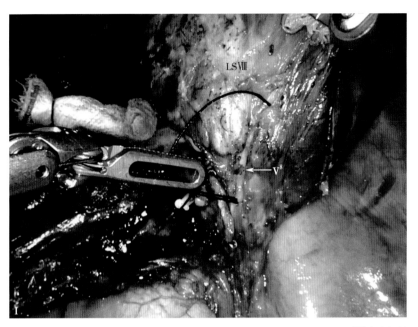

图 9-11-3I

9. 结扎切断左肺前底段静脉(V^8) 解剖左下肺静脉,依据术前三位重建结果,辨识 V^8 后,用 4 号丝线和锁扣夹结扎切断之(图 9-11-3I)。

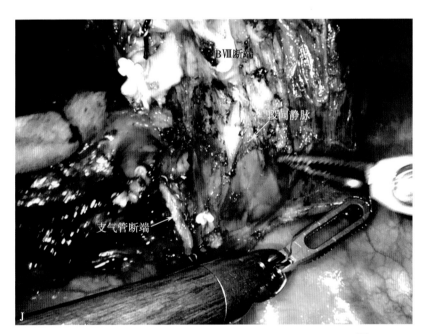

图 9-11-3J

10. 向远端游离段门 用心包抓钳提起 B Ⅷ断端,沿段间静脉,向远端游离段门(图 9-11-3J)。

技巧:

远端静脉和动脉的锁扣夹可以当作切除肺段的段门标志。

11. 标记左肺下叶前底段(LS Ⅷ)范围　用吲哚菁绿标记 LS Ⅷ 范围(图 9-11-3K)。

12. 完整切除 LS Ⅷ　助手从辅助操作孔置入切割缝合器完整切除 LS Ⅷ。

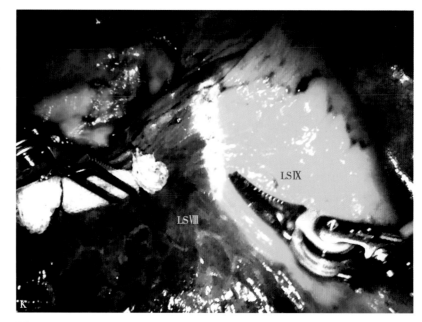

图 9-11-3K

13. 第一次击发　第一次击发,首先从膈面 LS Ⅷ 与左肺下叶外底段(LS Ⅸ)的交界线开始(图 9-11-3L)。

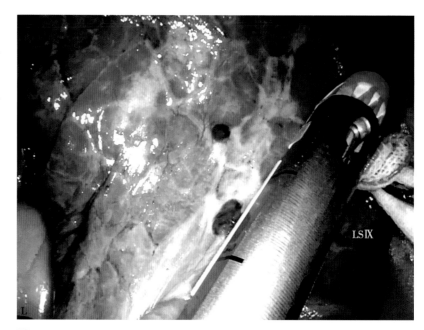

图 9-11-3L

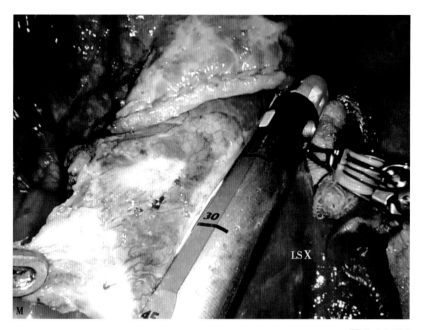

14．第二次击发　第二次击发从 LS Ⅷ、左肺下叶后底段（LS Ⅹ）交界线开始（图 9-11-3M）。

图 9-11-3M

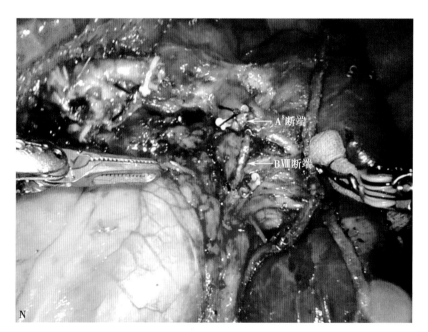

15．切除 LS Ⅷ后的段门平面包括一个包含各段门断端的平面和一条切除线（图 9-11-3N）。

图 9-11-3N

16. 标本装入标本袋中（图9-11-3O）。

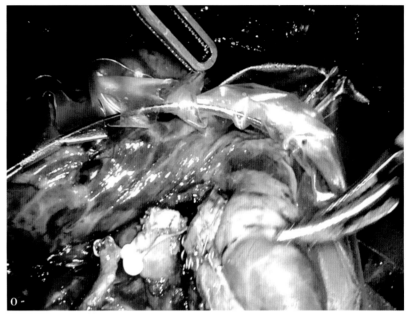

图 9-11-3O

17. 结束手术　仔细检查胸腔无活动性出血。冲洗胸腔，水试验无漏气后，撤除器械，留置胸腔引流管，缝合关闭各孔道（图9-11-3P）。

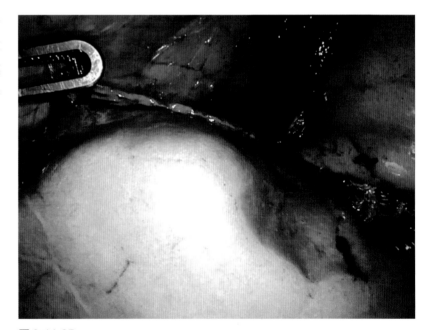

图 9-11-3P

图 9-11-3　全孔道人工气胸下四臂技术机器人辅助左肺下叶前底段（LS Ⅷ）切除术

（尤　健　宫立群　陈玉龙　陈　辉　郭永宽　宋　玮）

第十二节
机器人辅助左肺下叶后底段（LSX）切除术

一、病例介绍

【一般情况】

患者女性，41岁。主因"体检发现左肺结节半年余"入院。

【既往史】

既往体健，无烟酒史。

【辅助检查】

胸部CT提示：双肺上下叶可见多发磨玻璃密度结节影，较大者位于左肺下叶，大小约0.8cm×1.0cm，考虑恶性可能性大（图9-12-1）。

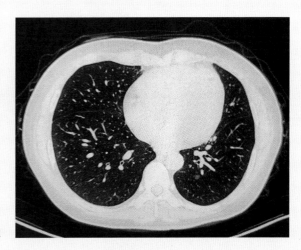

图9-12-1　左肺下叶后底段肿物CT影像

【三维重建】

三维重建示肿物位于左肺下叶后底段（图9-12-2）。

【手术方式】

全孔道人工气胸下四臂技术机器人辅助左肺下叶后底段（LSX）切除术（视频20）+淋巴结采样术。

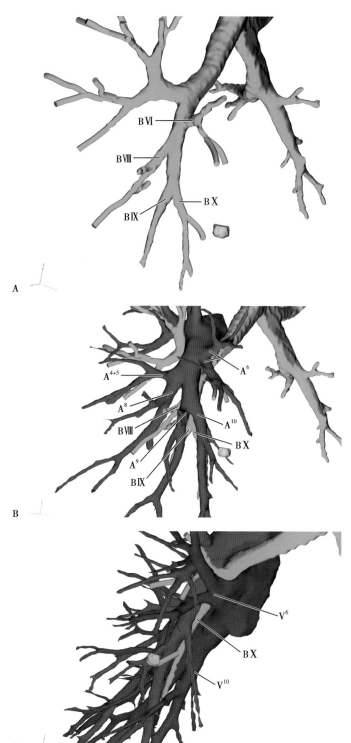

图 9-12-2 左肺下叶后底段
肿物三维重建
A. 支气管三维重建；B. 肺动脉
三维重建；C. 肺静脉三维重建。

视频 20
全孔道人工气胸下四臂技术机器人辅助
左肺下叶后底段（LSX）切除术

【术后病理】

（左肺下叶 SX 段）不典型腺瘤样增生局灶癌变为原位腺癌，非黏液性。支气管断端
（−）。区域淋巴结未见癌转移，分组如下：5 组 0/1、6 组 0/1、7 组 0/1、9 组 0/1、10 组 0/1。

二、手术步骤

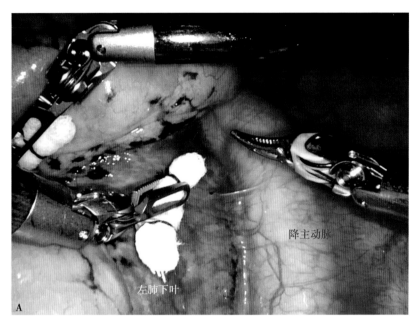

1. 显露肺门后部　从背部操作孔置入 Tip-Up 夹持纱布卷向前方推开左肺下叶，显露肺门后部（图9-12-3A）。

图 9-12-3A

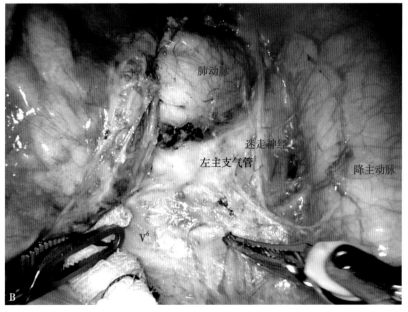

2. 清扫肺门淋巴结，解剖左下肺静脉显露左肺上段静脉（V^6）走行　在迷走神经前方打开后纵隔胸膜，清扫后部肺门淋巴结和软组织，充分解剖左下肺静脉后部，显露 V^6 走行，利于辨认基底段诸静脉（图9-12-3B）。

图 9-12-3B

3. 切断肺韧带　调整 Tip-Up 位置向头侧偏前推开左肺下叶，用马里兰钳切断肺韧带（图 9-12-3C）。

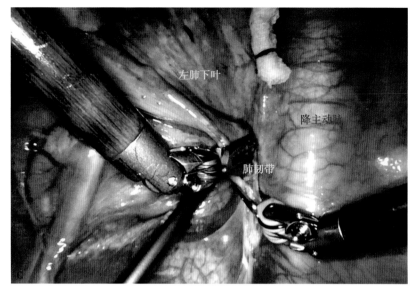

图 9-12-3C

4. 清扫 9 组淋巴结（图 9-12-3D）。

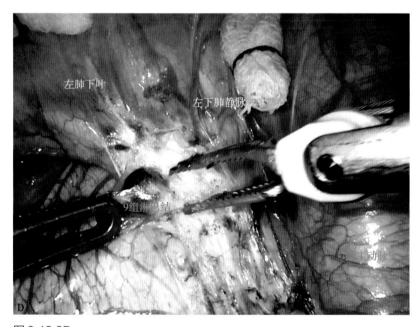

图 9-12-3D

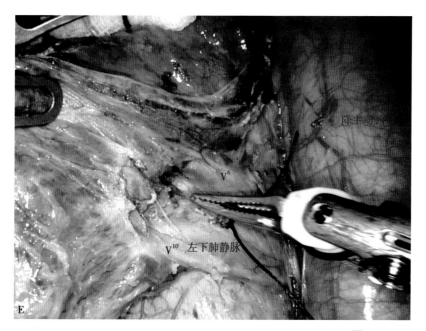

5. 沿左下肺静脉表面向远端充分游离,细小分支可以结扎后直接电烧切断(图9-12-3E)。

图 9-12-3E

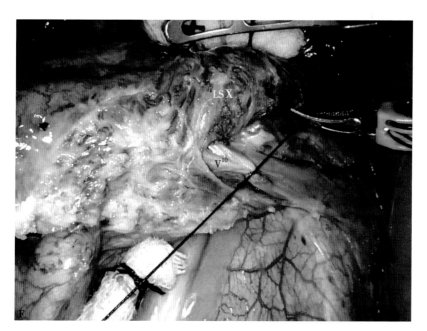

6. 切断左肺后底段静脉(V¹⁰) 辨认并充分游离 V¹⁰,用丝线结扎或者用锁扣夹切断之(图9-12-3F)。

技巧:
结合术前三维重建结果是正确辨认 V¹⁰ 的关键。

图 9-12-3F

7. 解剖显露后底段支气管（BX）调整Tip-Up 纱布卷显露 V^{10} 和 V^6 之间的 BX（图9-12-3G）。

注意：
BⅨ和BⅩ多共干发出，解剖平面极为重要。

技巧：
沿支气管充分向远端解剖是正确辨认的关键。

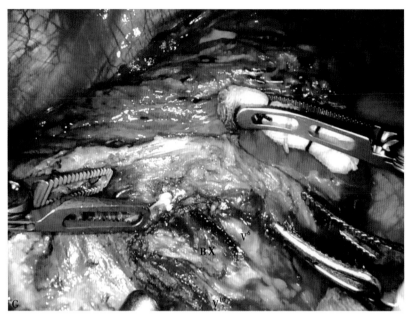

图 9-12-3G

8. 切断BⅩ　BⅩ深面是 A^{10}，分离困难时，可以马里兰钳先行切断BⅩ（图9-12-3H）。

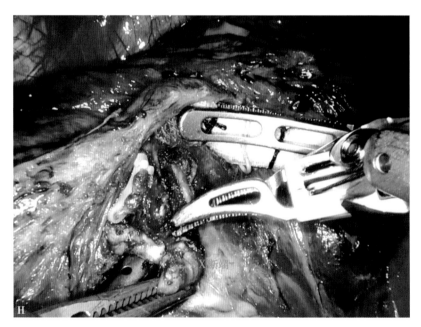

图 9-12-3H

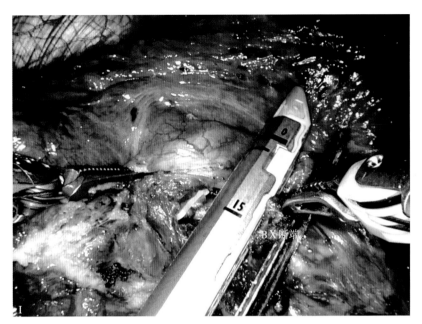

9. 闭合BX断端 从辅助操作孔置入切割缝合器闭合BX近心断端（图9-12-3I）。

图9-12-3I

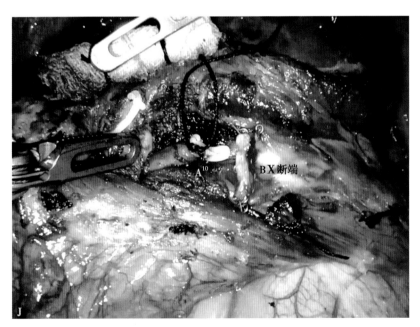

10. 切断左肺后底段动脉（A^{10}） BX深面是A^{10}，用马里兰钳细致解剖后，以丝线结扎或者锁扣夹切断之（图9-12-3J）。

图9-12-3J

11. 游离松解段门　提起 BX 断端,游离松解段门(图 9-12-3K)。

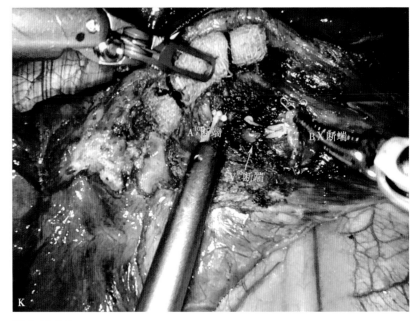

图 9-12-3K

12. 标记左肺下叶后底段(LSX)范围　用吲哚菁绿标记 LSX 范围(图 9-12-3L)。

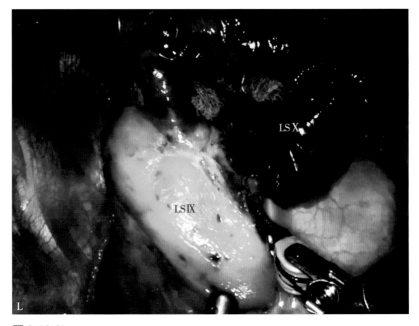

图 9-12-3L

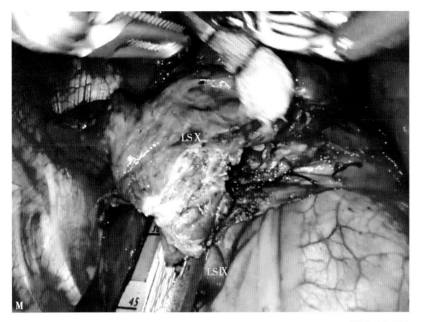

13. 沿标记线完整切除 LSⅩ　用切割缝合器沿标记线完整切除 LSⅩ。

图 9-12-3M

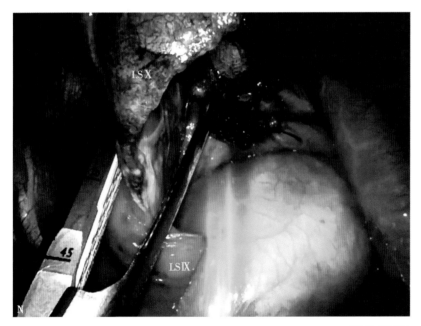

14. 第一次击发位置　切割闭合器裁切靶肺段的第一次击发从膈面 LSⅩ 和外底段（LSⅨ）交界处开始（图 9-12-3M）。也可以在荧光视野下使用切割缝合器，荧光下视野如图 9-12-3N。

图 9-12-3N

15. 切除 LSX 段门平面 切除 LSX 的段门平面包括一个包含各段门断端的平面和一条切除线（图 9-12-3O）。

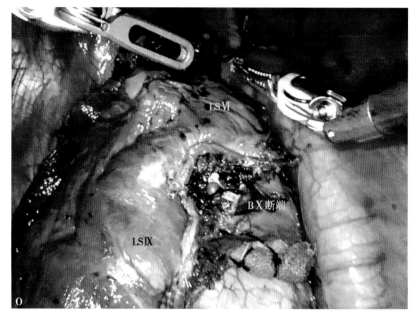

图 9-12-3O

16. 标本装入标本袋中（图 9-12-3P）。

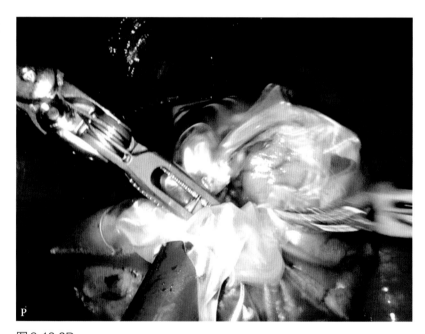

图 9-12-3P

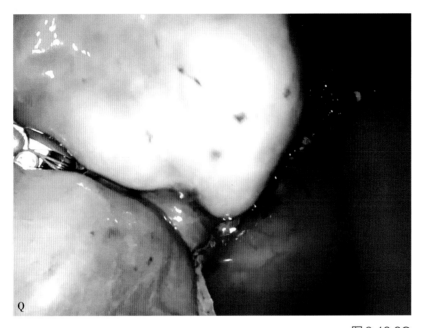

17. 结束手术　仔细检查胸腔无活动性出血。冲洗胸腔,水试验无漏气后,撤除器械,留置胸腔引流管,缝合关闭各孔道(图9-12-3Q)。

图 9-12-3Q

图 9-12-3　全孔道人工气胸下四臂技术机器人辅助左肺下叶后底段(LSX)切除术

(尤　健　宫立群　陈玉龙　陈　辉　郭永宽　宋　玮)

第十三节
机器人辅助左肺下叶星段(LS* 段)切除术

一、病例介绍

【一般情况】

患者女性,63 岁。主因"查体发现左肺结节 3 年余"入院。

【既往史】

既往桥本甲状腺炎 4 年余,无烟酒史。

【辅助检查】

胸部 CT 提示:双肺下叶及左肺上叶胸膜下可见磨玻璃密度小结节及小结节样影,较大者位于左肺下叶,范围约 0.8cm×0.6cm(图 9-13-1)。

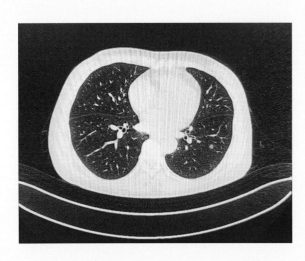

图 9-13-1 左肺下叶肿物 CT 影像

【三维重建】

三维重建示肿物位于左肺下叶星段(图 9-13-2)。

【手术方式】

全孔道人工气胸下四臂技术机器人辅助左肺下叶星段(LS*)切除术(视频 21)+ 区域淋巴结采样术。

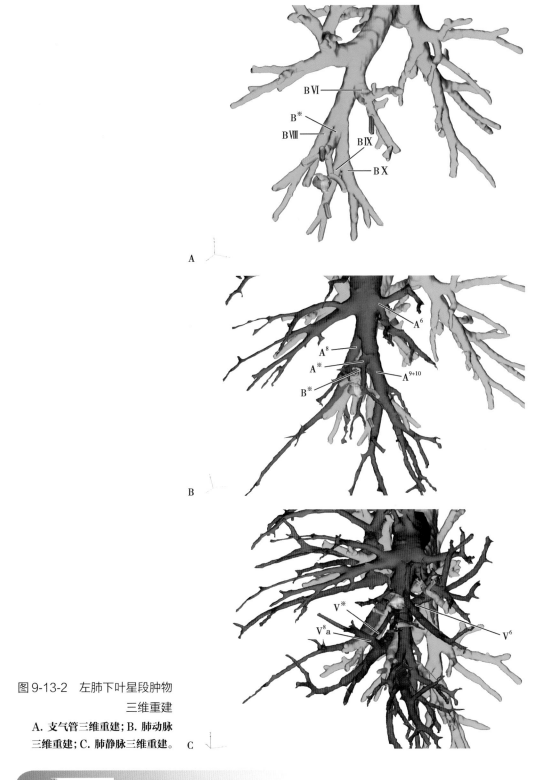

图 9-13-2 左肺下叶星段肿物
三维重建
A. 支气管三维重建;B. 肺动脉
三维重建;C. 肺静脉三维重建。

视频 21
全孔道人工气胸下四臂技术机器人辅助
左肺下叶星段(LS*)切除术

【术后病理】

（左肺下叶星段）微浸润性腺癌，非黏液性，支气管断端（−），区域淋巴结未见癌转移，分组如下：9组 0/1、12组 0/1。

二、手术步骤

1. 显露左肺斜裂前部　首先由左肺斜裂最薄弱处开始解剖，用 Tip-Up 夹持小纱布卷向头侧推开左肺上叶，显露斜裂中部（图 9-13-3A）。

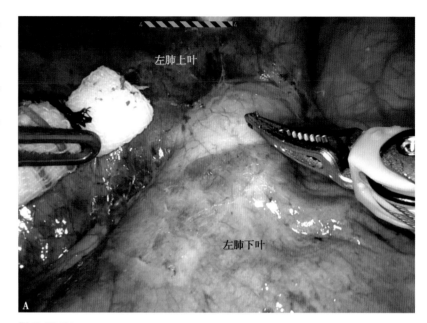

图 9-13-3A

2. 解剖肺动脉基底干，清扫肺门淋巴结　用马里兰钳细致解剖出左肺动脉底部各分支（A^{8+9+10}）走行，同时清扫肺门淋巴结（图 9-13-3B）。

技巧：
　　沿肺动脉鞘表面解剖，最好能显露左肺上段动脉（A^6）走行，这样有利于辨认左肺动脉底部各分支。

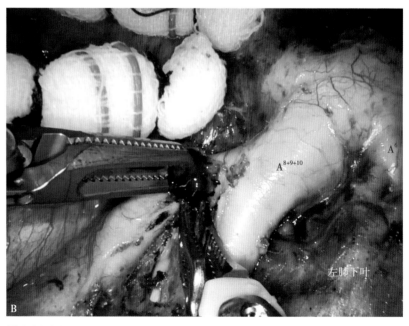

图 9-13-3B

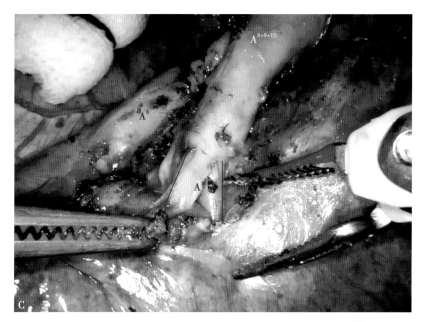

图 9-13-3C

3. 辨识星段的两小分支动脉　依据术前的三维重建结果，首先对 A^{8+9+10} 进行解剖并辨识出星段的两个小分支动脉（图 9-13-3C）。

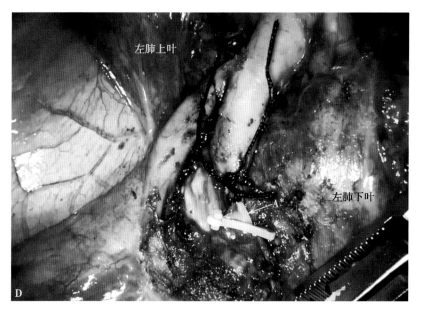

图 9-13-3D

4. 切断星段动脉（A*）　用心包抓钳与马里兰钳配合，用 4 号丝线或锁扣夹结扎切断 A*（图 9-13-3D）。

5. 闭合离断星段支气管（B*） 用 Tip-Up 夹持纱布卷向后下推开左肺下叶，在切断的 A* 下方就是 B*（图 9-13-3E）。用马里兰钳贯通 B* 后，助手从辅助操作孔置入切割缝合器闭合离断之（图 9-13-3F）。

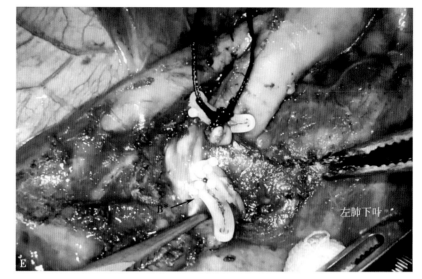

图 9-13-3E

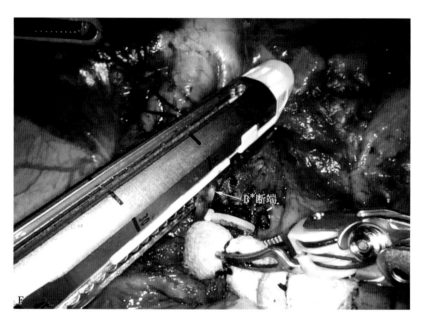

图 9-13-3F

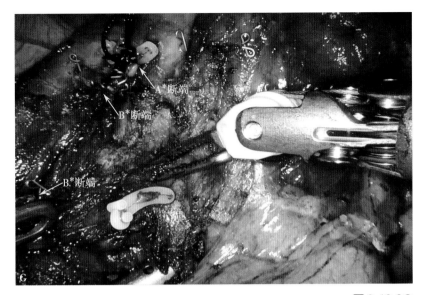

图 9-13-3G

6. 向远端游离段门　调整 Tip-Up 位置，用心包抓钳提起星段支气管断端，用马里兰钳适当向远端游离段门（图 9-13-3G）。

注意:

　　星段静脉（V*）多深在细小，可以不做刻意解剖。

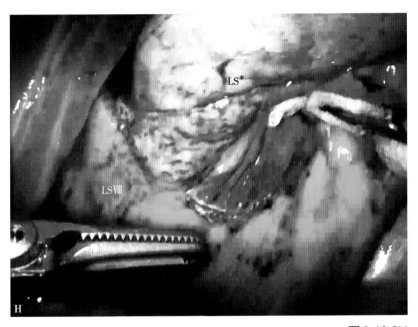

图 9-13-3H

7. 标记星段（LS*）范围　用吲哚菁绿标记 S* 范围（图 9-13-3H）。

8. 沿荧光显影边界松解段门　可以用马里兰钳进一步沿边界游离松解段门（图9-13-3I）。

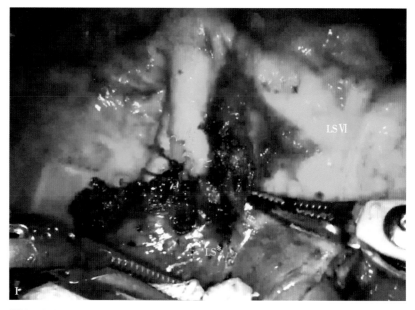

图9-13-3I

9. 沿段间平面标记线切除 LS*　助手从辅助操作孔置入切割缝合器沿段间平面标记线闭合离断 LS*（图9-13-3J）。

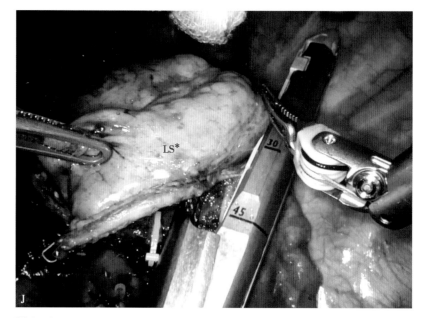

图9-13-3J

10.也可以在荧光视野下使用切割缝合器(图9-13-3K)。

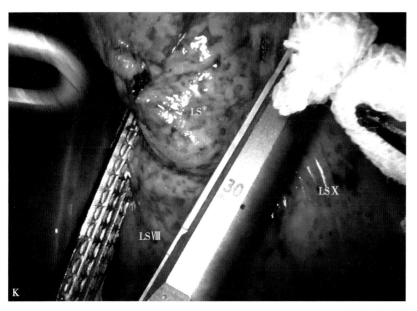

图 9-13-3K

11.切除后的LS*段门 比较理想的LS*切除后的断面应该是一个平面加一条线(图9-13-3L)。平面是段门得到充分松解的表现,线就是靶段外侧组织闭合器切除线。

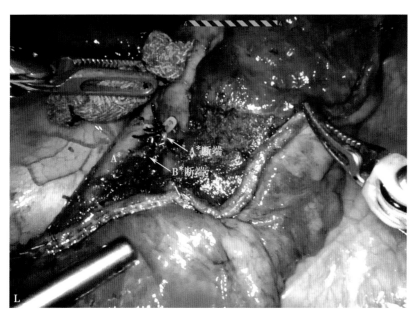

图 9-13-3L

12. 标本装入标本袋中(图 9-13-3M)。

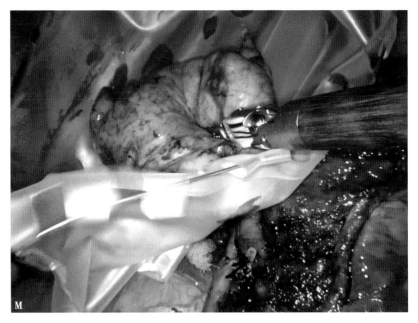

图 9-13-3M

13. 结束手术 仔细检查胸腔无活动性出血。冲洗胸腔,水试验无漏气后,撤除器械,留置胸腔引流管,缝合关闭各孔道(图 9-13-3N)。

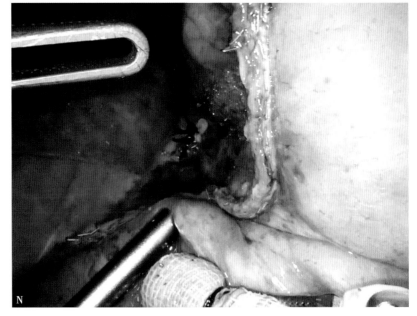

图 9-13-3N

图 9-13-3 全孔道人工气胸下四臂技术机器人辅助左肺下叶星段(LS*)切除术

(尤 健 宫立群 陈玉龙 陈 辉 郭永宽 宋 玮)

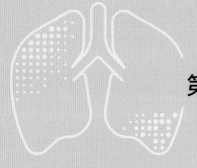

第十章 机器人辅助支气管袖状切除术及重建

第一节
机器人辅助支气管袖状切除术的术前准备

支气管袖状切除术指的是袖状切除靶肺叶支气管,然后吻合两侧断端支气管的手术,其实质是包括支气管吻合术的肺叶切除术。机器人辅助手术系统在支气管袖状切除术和吻合术中有着巨大的优势,其超越人手灵活的器械臂,在狭窄空间的吻合中游刃有余。

支气管袖状切除术的患者多为中心型肺癌患者,多数都是接受新辅助治疗后的患者,为了控制肺门血管方便,显露清楚,建议先行处理发育不全的肺裂为妥。另外,术中还有人工气胸下气道的开放管理、吻合时周围血管的暴露、吻合方式等主要操作要点。本章详细介绍了5种主要的袖状切除和吻合术,并配以完整的高清视频演示,视频中的吻合步骤对每一针的进出都有展示。

一、麻醉选择

采取全身麻醉,双腔气管插管。术中开放气道后,嘱麻醉医师封闭双腔气管插管的患侧开口,以维持气胸的压力。完成气管、支气管吻合后,建议请麻醉医师再次应用支气管镜检查吻合口,确认是否通畅密闭,有无渗血。

二、患者体位

袖状切除术的体位和肺叶切除术的体位摆放是一样的。患者取90°侧卧折刀位,略微前俯,折刀点大约在剑突水平,胸下垫塑形垫固定体位,不用托手架,患侧上肢抱头,手放在气管插管下,患侧腋下垫软垫。不用托手架和麻醉帘可以完全不影响器械臂的活动。适当折刀位可避免镜头器械臂对髋骨的压迫,增大肋间隙。如果做上肺叶手术,患者上部抬高15°;如果做中下肺叶手术,可以使患者胸部平行于地面,这样利于利用重力打开叶间裂。

手术野常规消毒铺巾,术前打孔常规采用罗哌卡因肋间及胸椎旁神经节阻滞麻醉,应注意减少穿刺器对肋间神经的压迫损伤,减轻术后伤口疼痛。

助手始终站在患者腹侧,器械护士站在助手对侧,这样不会对助手的操作造成干扰。

三、器械选择

多选用30°镜头,术中多应用30°向下。需要注意的是:如果镜孔位置过低,术中观察胸腔顶部的时候,镜头臂会向下过低,对髋部造成压迫并使肋骨过度受压甚至造成骨折,解决办法:①选择置入镜孔的肋间避免过低;②更换0°镜头;③抬高患者头侧。

四臂技术机器人手臂器械常规应用的有三把:背部操作孔应用端头向上的有孔抓持器(Tip-Up);后部操作孔应用心包抓钳;前部操作孔应用马里兰钳。如碰到胸腔广泛粘连和淋巴结炎性反应过重、血运丰富等情况,可以使用单极电钩,其在大范围解离粘连和烧灼淋巴结滋养血管方面快捷高效。对有些较细的血管和少量残余肺裂的处理可以使用中号或大号锁扣夹。袖状切除术涉及支气管修剪和支气管吻合,故还需要应用单极手术弯剪和大号持针钳。

四、吻合要点

1. 支气管断端两侧的口径多数不匹配,有时会差距较大。吻合时调整的主要方法有两种:①从后壁软骨部开始缝合,利用两侧的针距大小不同来调整,尤其是膜部的吻合调整余地极大;②将较小口径的断端修剪成斜面,可以增加吻合口匹配度。不建议套入吻合,容易发生狭窄和积痰感染。

2. 利用四臂技术,吻合时推开或牵开吻合口周围血管或软组织,会极大地增加显露,这在各个肺叶的袖状切除术中都会体会到。

3. 气管开放或者吻合时无需停止人工气胸,保持低压力气胸状态,会使吻合时的术野空间扩大,获得极为良好的显露。

4. 吻合采用3-0小针聚丙烯缝线(Prolene缝线),小针在狭窄空间中有利于顺利穿过支气管壁,不牵拉针眼,不损伤周围血管。

吻合方法参照2019年9月四川大学华西医院林一丹教授发表在视频网站"E起爱胸外"中的"机器人支气管袖状切除-1/2圆弧定位&双螺旋快速吻合术"视频,笔者结合全孔道四臂技术略作改进,很好地解决了过去经常使用的单根双针长线吻合容易绕线的缺点,简述此方法就是:用两根单针短线分别做支气管前后壁外翻吻合,最后将两根缝线打结。

(尤　健　孙冰生　陈玉龙　陈　辉　郭永宽　周　鹏)

第二节
机器人辅助右肺上叶袖状切除术

一、病例介绍

【一般情况】

患者男性，47岁。主因"确诊右侧肺癌3月余，3周期新辅助化疗后1月余"入院。

【既往史】

既往体健；吸烟史30年余，20支/天。

【辅助检查】

1. 胸部强化 CT 提示：右肺上叶支气管开口肿物，考虑肺癌，伴远端阻塞性肺不张，纵隔及右侧肺门多发淋巴结转移（图 10-2-1）。

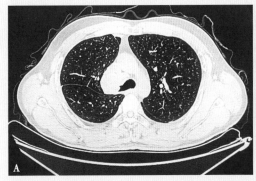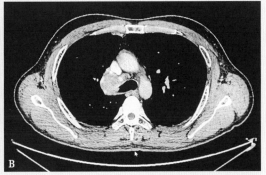

图 10-2-1　右肺上叶支气管开口肿物 CT 影像

A. 肺窗；B. 纵隔窗。

2. 纤维支气管镜检查提示：右肺上叶支气管开口见新生物阻塞（图 10-2-2）。

3. 活组织检查病理报告提示：鳞状细胞癌。

【手术方式】

全孔道人工气胸下四臂技术机器人辅助右肺上叶袖状切除术（视频 22）＋纵隔淋巴结清扫术。

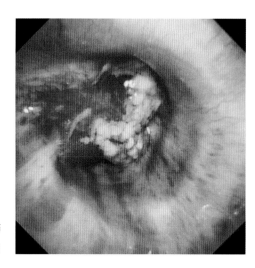

图 10-2-2　纤维支气管镜检查显示右肺
上叶支气管开口肿物

视频 22
全孔道人工气胸下四臂技术机器人辅助
右肺上叶袖状切除术

【术后病理】

（右肺鳞状细胞癌化疗联合免疫治疗后）经充分取材后仅查见部分区域纤维结缔组织增生伴多核巨细胞反应，未见明确癌组织残存，考虑与新辅助治疗相关，送检支气管上、下断端（−），区域淋巴结未见癌转移，分组如下：2 组 0/3、3p 组 0/2、4 组 0/2、L4 组 0/3、4 组软组织（−）、7 组 0/4、9 组 0/1，10 组 0/2，11 组 0/3，12 组 0/2。

二、手术步骤

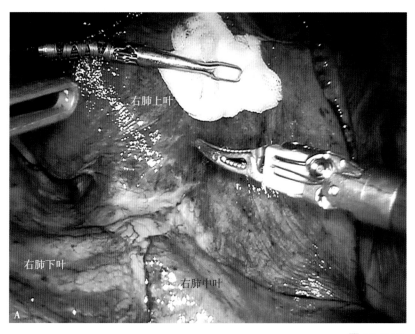

1. 向头侧推开右肺上叶　首先从斜裂后部开始解剖。从背部操作孔置入 Tip-Up 夹持纱布卷向头侧推开右肺上叶（图 10-2-3A）。

图 10-2-3A

2. 解剖叶间肺门
显露右肺动脉 后部
操作孔的心包抓钳与前
部操作孔的马里兰钳相
互配合，由斜裂后部最
薄弱处解剖肺叶间肺动
脉(图 10-2-3B)。

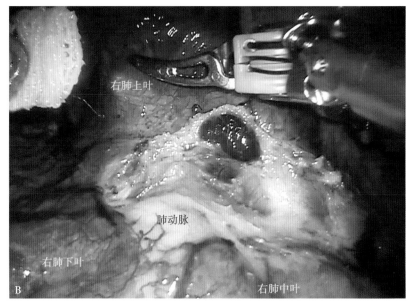

图 10-2-3B

3. 解剖出右肺后
段动脉(A²) 沿肺动
脉细致解剖出 A²(图
10-2-3C)。

注意:
A² 周围多有淋巴
结环绕，或有中心静脉
分支黏附于其表面，需
要细致分离。

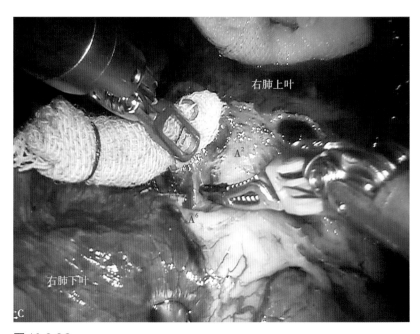

图 10-2-3C

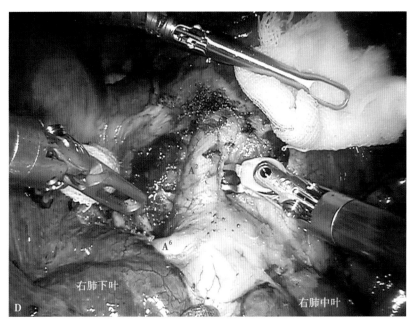

4. 贯通 A^2　清除包绕 A^2 周围的淋巴结后,用马里兰钳贯通之(图 10-2-3D)。

图 10-2-3D

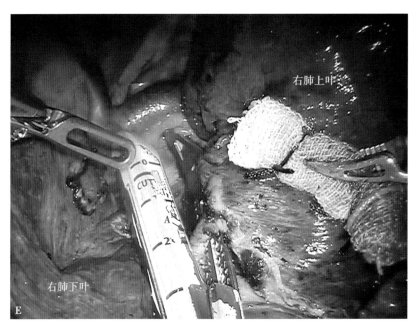

5. 离断 A^2　A^2 的离断,可从辅助操作孔置入切割缝合器闭合切断(图 10-2-3E),也可以选择用马里兰钳与心包抓钳相互配合,之后再用 4 号丝线结扎切断,机器人锁扣夹也是可选择的方法。

图 10-2-3E

6. 在迷走神经前方打开后纵隔胸膜　从背部操作孔置入 Tip-Up 夹持纱布卷向前方推开右肺上叶和右肺下叶，在迷走神经前方打开后纵隔胸膜（图10-2-3F）。

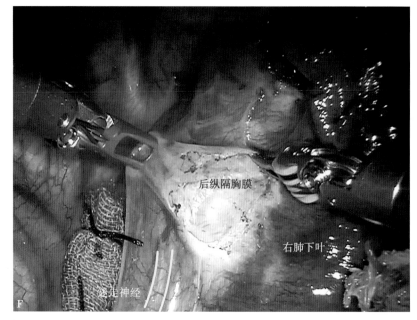

图 10-2-3F

7. 清扫隆突下淋巴结（7 组淋巴结）（图10-2-3G）。

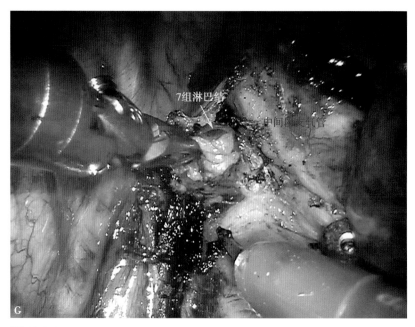

图 10-2-3G

8. 用锁扣夹封闭隆突下较粗大滋养血管后切断（图 10-2-3H）。

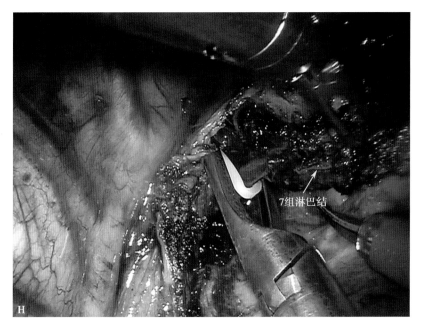

图 10-2-3H

技巧：

如右肺斜裂后部发育不全者，需解剖右肺上叶支气管和中间段支气管分叉处，注意提前烧灼支气管动脉，以保持术野干净。在斜裂处肺动脉表面，用马里兰钳可以很容易地贯通发育不全的右肺斜裂后部，从辅助孔辅助操作孔置入切割缝合器，闭合分离右肺斜裂后部。

9. 解剖奇静脉弓下的上部肺门 调整 Tip-Up 夹持纱布卷向足侧推开右肺上叶，解剖上部肺门，暴露右主支气管、右肺上叶支气管及右肺尖前段动脉（A^{1+3}）（图 10-2-3I）。

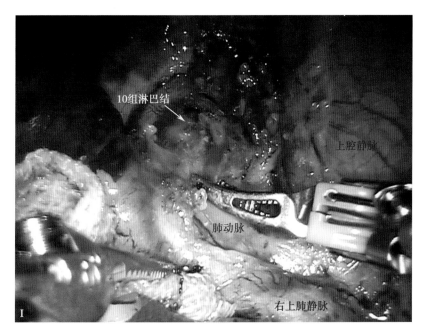

图 10-2-3I

10. 整块完整清扫 10 组、4 组、2 组淋巴结（图 10-2-3J、K）。

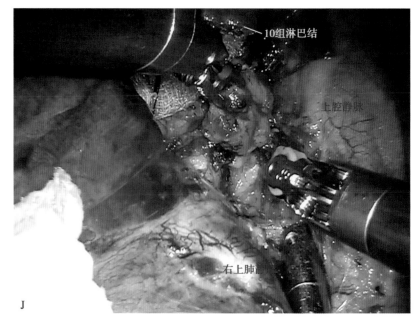

图 10-2-3J

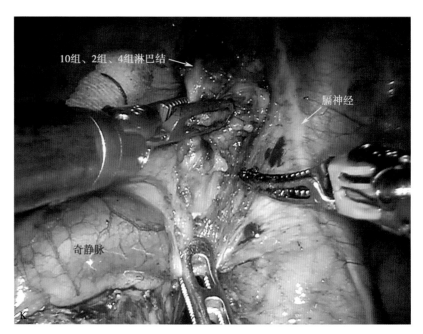

图 10-2-3K

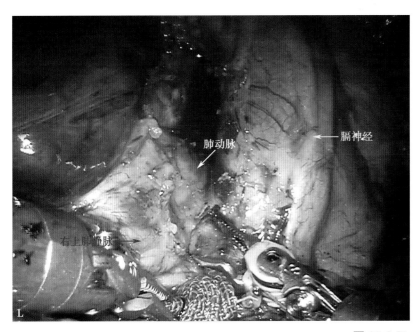

肺动脉

膈神经

右上肺静脉

图 10-2-3L

11. 暴露前部肺门　调整 Tip-Up 位置，向后下方拉开右肺上叶暴露前部肺门，解剖出右上肺静脉。

技巧:

应注意尽量分离开右上肺静脉上缘和肺动脉干交角(图 10-2-3L)，还有右肺上叶的静脉与右肺中叶的静脉分叉部(图 10-2-3M)，辨认中心静脉走行有助于判断右上肺静脉各属支。

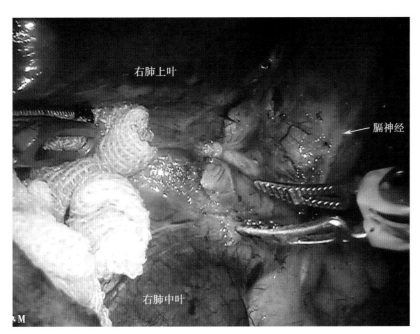

右肺上叶

膈神经

右肺中叶

图 10-2-3M

12. 闭合分离水平裂 松开 Tip-Up 牵拉后，从辅助操作孔置入切割缝合器，沿右肺中叶的静脉上缘闭合分离水平裂（图 10-2-3N）。对于闭合切割不全的肺裂，可以使用锁扣夹处理。

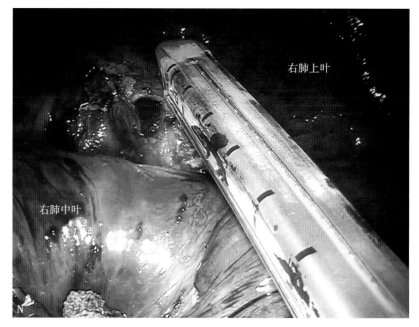

图 10-2-3N

13. 剪开右肺上叶支气管 用 Tip-Up 夹持纱布卷向前方推开右肺上叶，用电剪刀平右肺上叶支气管开口剪开支气管（图 10-2-3O）。

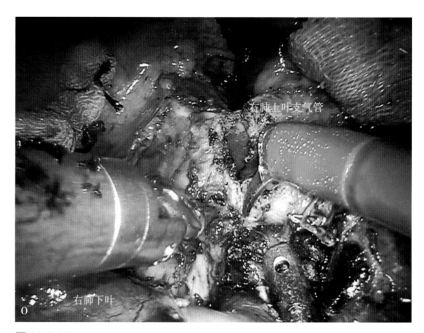

图 10-2-3O

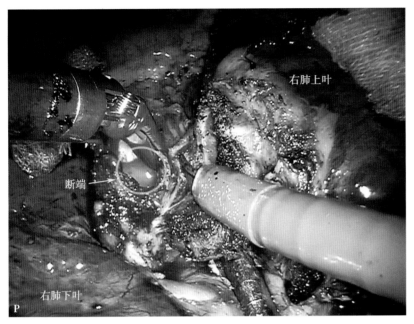

图 10-2-3P

14. 仔细分离右肺上叶支气管前部与肺动脉总干粘连的肿大淋巴结(图 10-2-3P)。

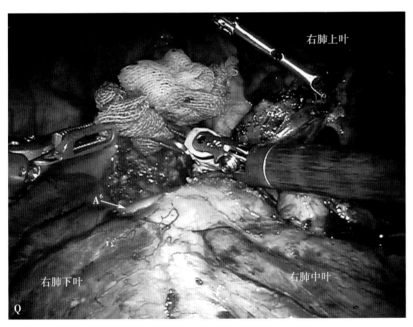

图 10-2-3Q

15. 开放的支气管断端可以用碘伏纱布卷消毒,并临时填塞上(图 10-2-3Q)。

16. 显露 A^{1+3}
Tip-Up 夹持提起上叶
支气管断端，清扫肺
动脉和静脉表面附着
淋巴结，完全显露 A^{1+3}
（图 10-2-3R）。

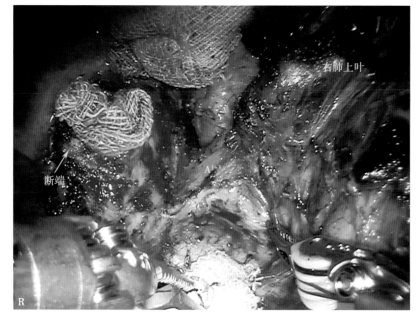

图 10-2-3R

17. 切断 A^{1+3} 从
辅助操作孔置入切割
缝合器闭合切断 A^{1+3}
（图 10-2-3S）。

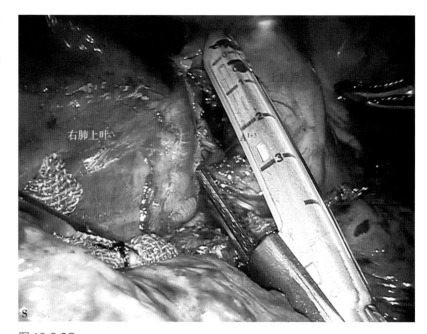

图 10-2-3S

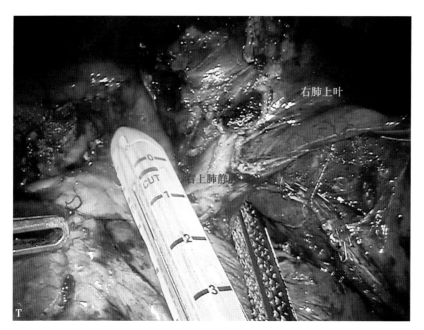

右肺上叶

右上肺静脉

图 10-2-3T

18. 闭合切断右上肺静脉　暴露右上肺静脉，再次从辅助操作孔置入切割缝合器闭合切断之（图 10-2-3T）。

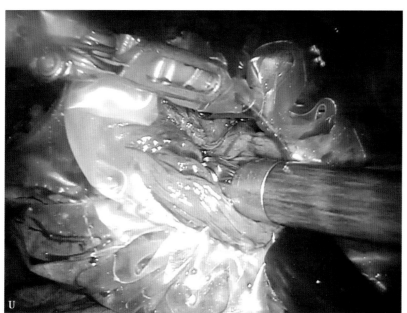

图 10-2-3U

19. 标本装袋　右肺上叶标本装入标本袋移去后，术野更加宽敞清晰（图 10-2-3U）。

20. 袖状切除中间段支气管，清扫隆突后方淋巴结　用 Tip-Up 夹持纱布卷向下方推开右肺下叶，充分暴露右肺上叶支气管断端，再用电剪刀袖状切除中间段支气管和右主支气管，多建议先从中间段支气管处进行袖状切除（图 10-2-3V），这样利于掀起断端支气管清扫隆突后方淋巴结（7 组淋巴结）（图 10-2-3W）。

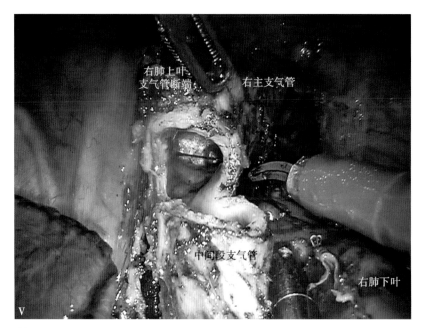

图 10-2-3V

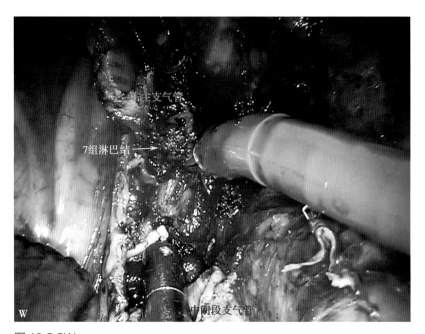

图 10-2-3W

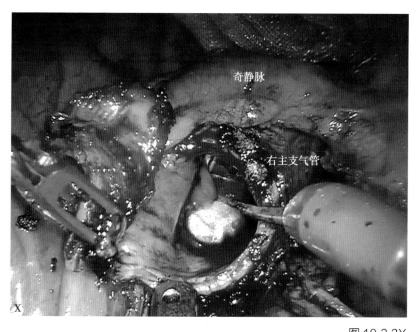

图 10-2-3X

图 10-2-3　全孔道人工气胸下四臂技术机器人辅助右肺上叶袖状切除术

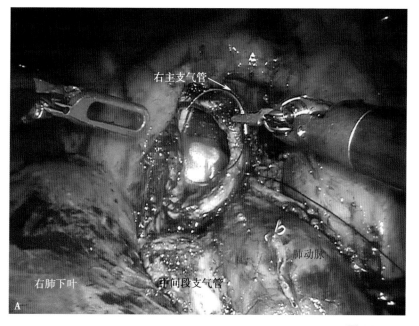

图 10-2-4A

21. 袖状切除右主支气管断端（图 10-2-3X）。

22. 进一步修剪右主支气管断端，建议有条件时可以进行术中冰冻病理检查确认两侧支气管断端病理阴性。

23. 于支气管 3 点位置缝合定位线　支气管的吻合方式选用两根 20～25cm 3-0 小针聚丙烯缝线做前后壁连续吻合。具体吻合方式：用 Tip-Up 夹持纱布卷将右肺下叶向下后方推开，先用一根全长 3-0 小针聚丙烯缝线缝合两侧支气管断端 3 点位置（图 10-2-4A）。

24. 定位线由辅助操作孔拉出体外　将缝线从助手辅助操作孔拉出,此缝线作为牵拉和标记目的使用(图10-2-4B)。

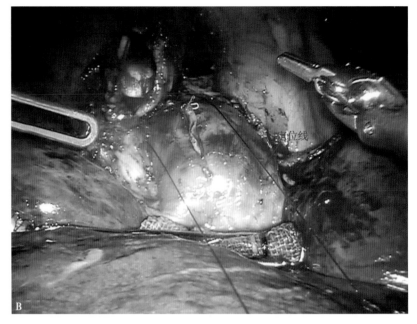

图 10-2-4B

25. 从吻合的支气管 9 点处开始外翻吻合支气管后壁　用一根长 25cm 左右 3-0 小针聚丙烯缝线由断端 9 点处由后向前开始做支气管后壁的外翻吻合(图 10-2-4C)。

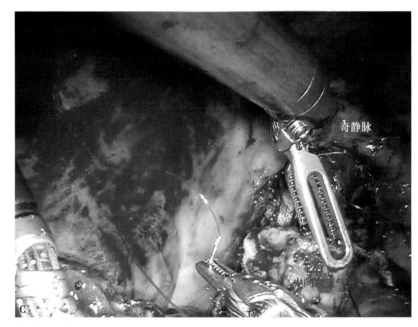

图 10-2-4C

26. 边缝合数针边收紧缝线(图 10-2-4D)。

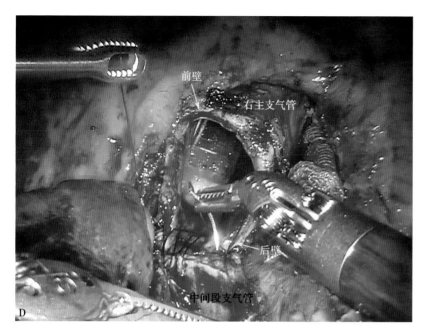

图 10-2-4D

27. 从吻合的支气管 3 点处开始外翻吻合支气管前壁　至超过 3 点处标记线后，换另外一根 20cm 左右 3-0 小针聚丙烯缝线，由 3 点处开始由后向前外翻吻合支气管前壁(图 10-2-4E)。

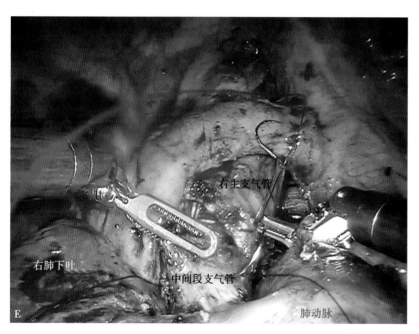

图 10-2-4E

28. 分别收紧支气管前后壁缝线 前后两根缝线分别外翻收紧支气管前、后壁（图 10-2-4F）。

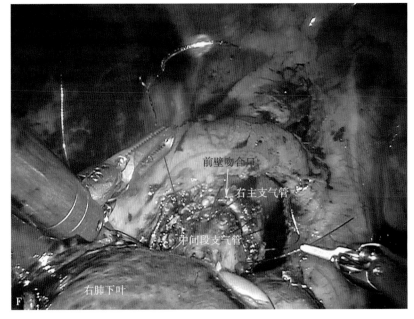

图 10-2-4F

29. 在 3 点处收紧线头后打结（图 10-2-4G）。

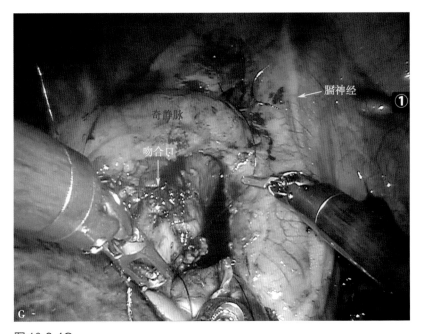

图 10-2-4G

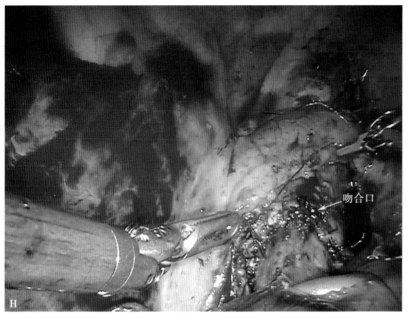

30. 在 9 点处收紧线头后打结（图 10-2-4H）。

图 10-2-4H

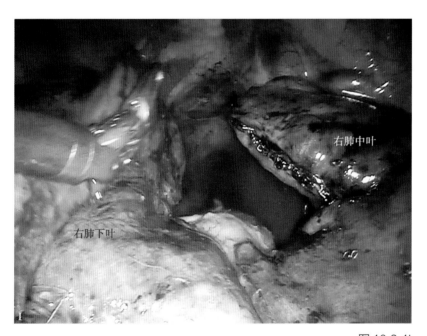

31. 结束手术 仔细检查胸腔无活动性出血。冲洗胸腔，水试验无漏气后，撤除器械，留置胸腔引流管，缝合关闭各孔道（图 10-2-4I）。

图 10-2-4I

图 10-2-4 全孔道人工气胸四臂技术机器人辅助右主支气管中间段支气管吻合术

（尤 健 孙冰生 陈玉龙 陈 辉 郭永宽 周 鹏）

第三节
机器人辅助右肺下叶袖状切除术

一、病例介绍

【一般情况】

患者女性，44 岁。主因"确诊右侧肺癌 1 月余"入院。

【既往史】

既往体健；平日接触有毒有害化学制品 10 年余；无烟酒嗜好。

【辅助检查】

1. 胸部强化 CT 提示：右肺下叶背段肿物伴远端阻塞性炎症，考虑肺癌可能性大（图 10-3-1）。

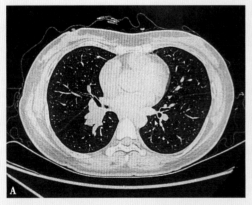 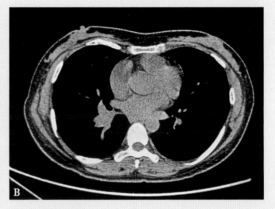

图 10-3-1　右肺下叶肺门肿物 CT 影像

A. 肺窗；B. 纵隔窗。

2. 纤维支气管镜检查：隆突锐利，右肺下叶支气管内凸起新生物（图 10-3-2）。

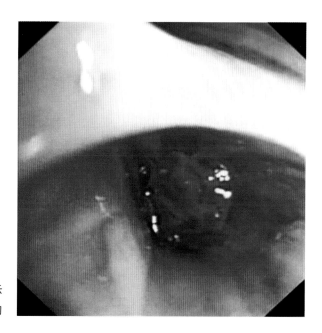

图 10-3-2　纤维支气管镜检查显示
右肺下叶支气管内肿物

3. 活组织检查病理报告提示: 鳞状细胞癌。

【手术方式】

全孔道人工气胸下四臂技术机器人辅助右肺下叶袖状切除术(视频 23)+ 纵隔淋巴结清扫术。

视频 23
全孔道人工气胸下四臂技术机器人辅助
右肺下叶袖状切除术

【术后病理】

标本: 右肺下叶袖状切除组织标本, 大小约 14cm×9cm×4cm, 支气管长 3cm, 一断端直径为 1.5cm, 另一断端直径为 1.3cm, 距支气管断端 1cm 处支气管黏膜内可见一隆起结节, 大小约 3cm×2cm×2cm, 肿物切面灰白, 质软。

病理:(右肺下叶)结合免疫组化支持为神经内分泌肿瘤, 核分裂象 1 个 $/mm^2$, 未见明确坏死, 但 Ki-67 指数为 10%~15%, 部分肿瘤细胞呈一定多形性, 综合考虑符合非典型类癌(ICD-O 编码 8249/3)。淋巴结及软组织未见肿瘤转移, 分组如下: 2 组 0/3、4 组 0/2、7 组 0/4、9 组 0/1、11 组 0/2、中叶支气管旁 0/3、支气管上下断端(−)。

二、手术步骤

1. 解剖　首先由右肺斜裂最薄弱处开始解剖，用 Tip-Up 夹持小纱布卷向头侧推开右肺中叶暴露斜裂前部（图 10-3-3A）。

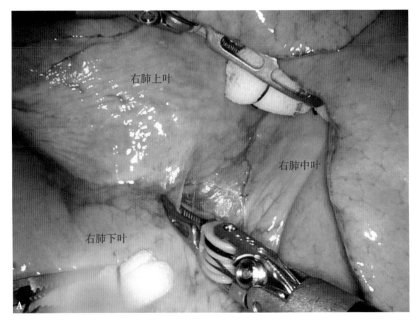

图 10-3-3A

2. 解剖右肺下叶动脉各分支走行，清扫肺叶间淋巴结　用马里兰钳细致解剖出右肺动脉底部各分支（$A^{7+8+9+10}$）走行，沿肺动脉鞘表面解剖，暴露右肺上段动脉（A^6）走行（图 10-3-3B），同时清扫肺叶间淋巴结。

技巧：

分离右肺斜裂对于右肺斜裂发育良好的患者并不困难，但多数患者右肺斜裂发育不全，因此沿解剖出的肺动脉鞘外疏松间隙分离十分重要，借助机器人镜头下的放大视野可以清晰辨认。

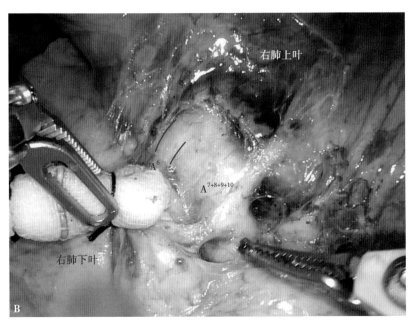

图 10-3-3B

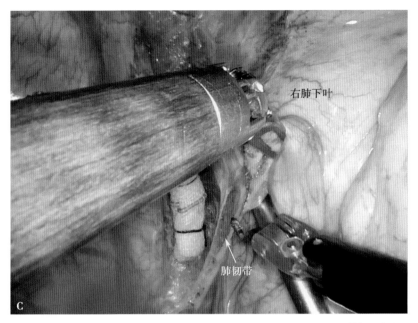

3. 切断肺韧带，清扫 9 组淋巴结　调整 Tip-Up 夹持纱布卷向前上推右肺下叶，用马里兰钳或电钩打开后纵隔胸膜，切断肺韧带，同时清扫 9 组淋巴结，游离右下肺静脉（图 10-3-3C）。

图 10-3-3C

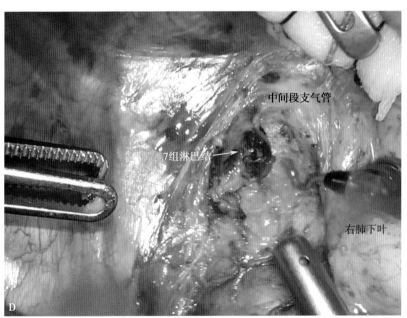

4. 清扫隆突下淋巴结（7 组淋巴结）　调整 Tip-Up 位置，向前推开右肺下叶，用电钩或马里兰钳彻底清扫 7 组淋巴结（图 10-3-3D）。

图 10-3-3D

5. 清扫后的隆突下区域　可以看到对侧支气管和隆突顶（图10-3-3E）。

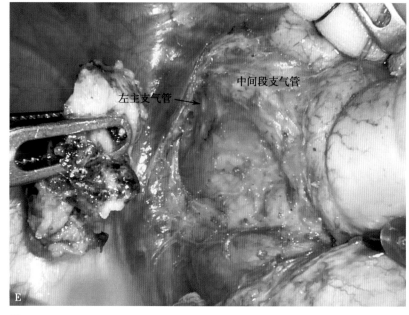

图 10-3-3E

6. 解剖右肺下叶支气管表面肺组织　解剖右肺上叶和中间段支气管交汇处暴露出右肺下叶支气管，并于右肺下叶支气管表面分离叶裂肺组织，暴露肺动脉（图10-3-3F）。

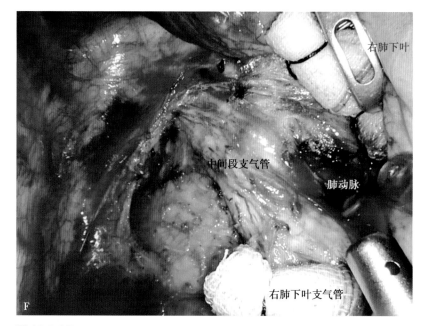

图 10-3-3F

7. 闭合切断后部斜裂　调整 Tip-Up 夹持纱布卷向上推开右肺上叶，从辅助操作孔置入切割缝合器切断发育不全的斜裂后部（图 10-3-3G）。

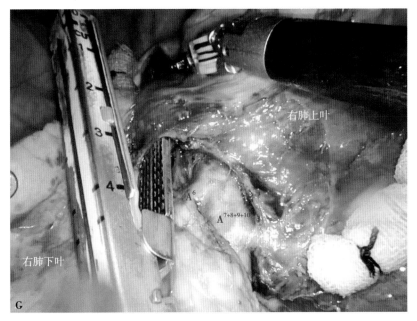

图 10-3-3G

8. 闭合切断右肺下叶动脉各分支（$A^{6+7+8+9+10}$）用马里兰钳充分游离肺动脉下干后，从辅助操作孔置入切割缝合器切断右肺下叶的动脉（图 10-3-3H）。

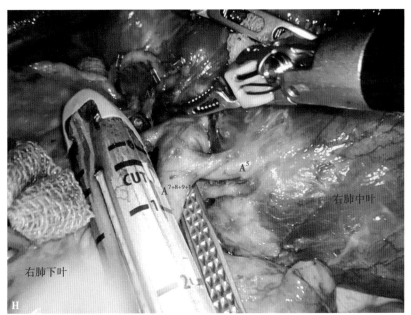

图 10-3-3H

9. 闭合切断右下肺静脉　用 Tip-Up 向前上方推右肺下叶，暴露并游离右下肺静脉，从辅助操作孔置入切割缝合器闭合切断之（图 10-3-3I）。

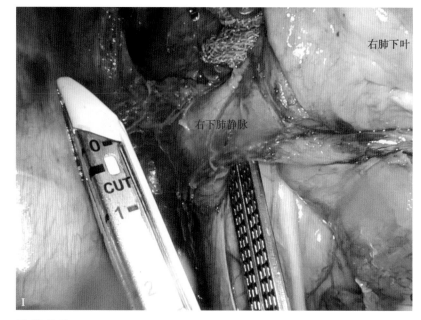

图 10-3-3I

10. 显露右肺中叶支气管　调整 Tip-Up 向头侧推右肺下叶，清扫支气管周围淋巴结，注意一定要解剖出右肺中叶支气管，以便正确辨认右肺下叶支气管切断平面（图 10-3-3J）。

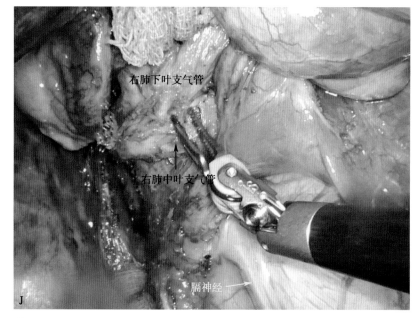

图 10-3-3J

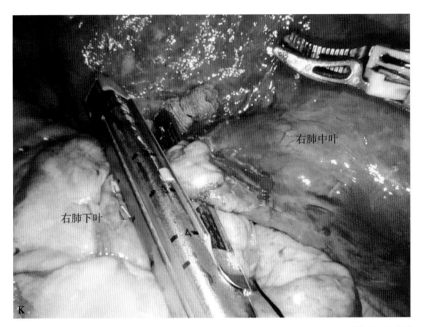

图 10-3-3K

11. 闭合切断右肺斜裂前部　再次调整 Tip-Up 推开右肺中叶，贯通发育不全的斜裂前部，助手从辅助操作孔置入切割缝合器切断发育不全的右肺斜裂前部（图 10-3-3K）。

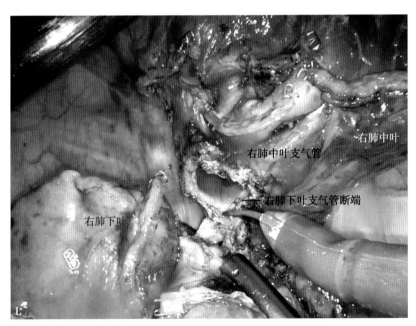

图 10-3-3L

12. 平右肺下叶支气管开口剪断右肺下叶支气管　用电剪刀平右肺下叶支气管开口剪开右肺下叶支气管。本例患者肺动脉可以顺利解离开，故从上方先行切断右肺下叶支气管（图 10-3-3L）。

技巧：

　　如果支气管和肺动脉之间有融合粘连紧密的淋巴结时，由下方先行剪开支气管将十分有利于暴露和安全处理肺动脉。

13. 标本装袋 标本装入标本袋，移去右肺下叶标本后，术野更加宽敞清晰（图 10-3-3M）。

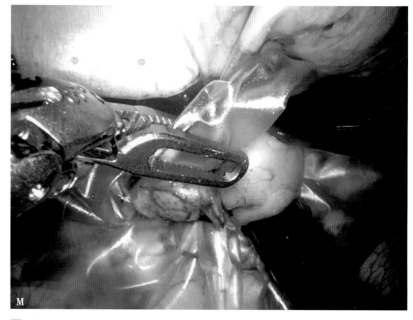

图 10-3-3M

14. 袖状切除右肺中叶支气管和中间段支气管 用 Tip-Up 夹持纱布卷向前上方推开肺动脉断端，充分暴露右肺下叶支气管断端，再用电剪刀于右肺中叶支气管和中间段支气管处袖状切除支气管，进一步修剪断端，建议有条件可以行术中冰冻病理检查确认两侧断端病理阴性（图 10-3-3N）。

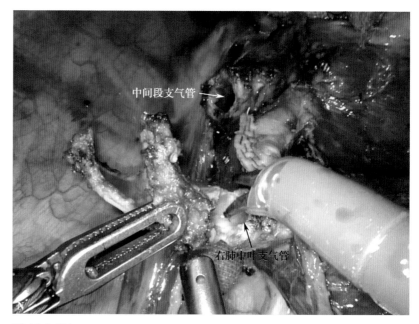

图 10-3-3N

图 10-3-3 全孔道人工气胸下四臂技术机器人辅助右肺下叶袖状切除术

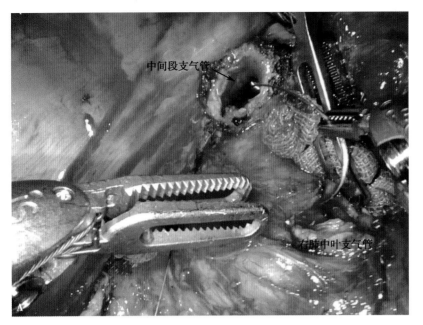

图 10-3-4A

15. 于支气管 9 点位置缝合定位线 支气管的吻合方式仍然是选用两根 20cm 左右 3-0 小针聚丙烯缝线做前、后壁连续吻合。具体吻合方式如下：用 Tip-Up 夹持纱布卷将肺动脉断端向前上方推开；先用一根全长 3-0 小针聚丙烯缝线缝合两侧断端 9 点位置（也可以先从 3 点位置缝合定位）（图 10-3-4A）。

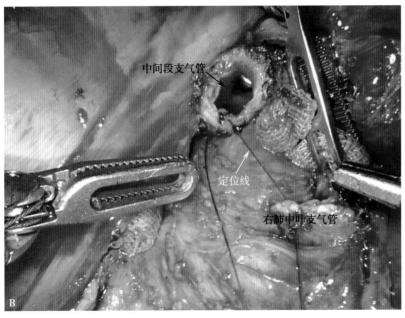

图 10-3-4B

16. 定位线由辅助操作孔拉出体外 此缝线从助手辅助操作孔拉出，作为牵拉和标记目的使用（图 10-3-4B）。

17. 从吻合的支气管 3 点处开始外翻吻合支气管后壁 再用一根 25cm 左右 3-0 小针聚丙烯缝线由断端 3 点处由前向后开始做支气管后壁的外翻吻合（图 10-3-4C）。

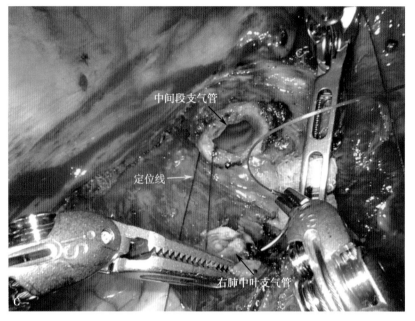

图 10-3-4C

18. 边缝合数针边收紧缝线 左手的心包抓钳偶尔也可以当作针持使用，在缝合过程中，可以边缝合数针边收紧缝线（图 10-3-4D）。

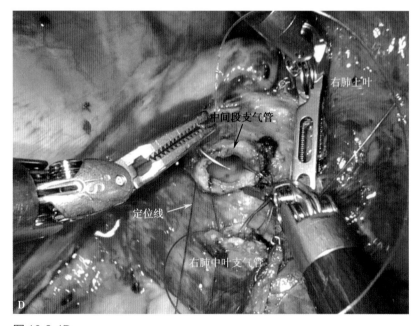

图 10-3-4D

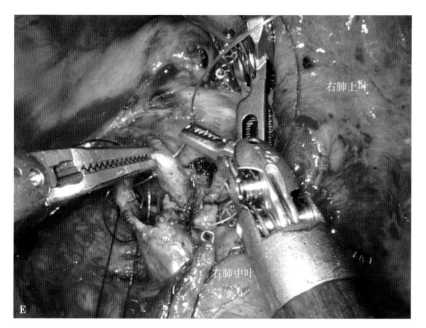

19. 从吻合的支气管 3 点处开始外翻吻合支气管前壁　至超过 9 点处标记线后，换另外一根 20cm 左右 3-0 小针聚丙烯缝线，同样由 3 点处开始由前向后外翻吻合支气管前壁（图 10-3-4E）。

图 10-3-4E

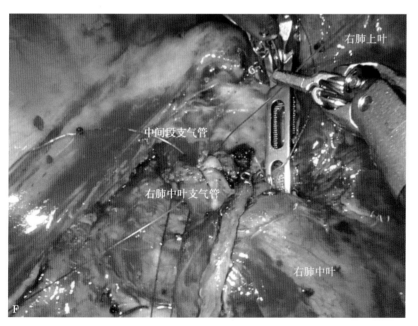

20. 分别收紧支气管前、后壁缝线　前、后两根缝线分别外翻收紧支气管前、后壁（图 10-3-4F）。

图 10-3-4F

21. 在吻合支气管 3 点处收紧线头后打结（图 10-3-4G）。

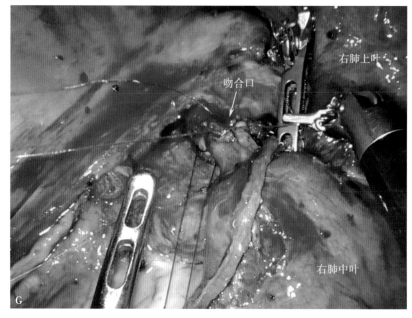

图 10-3-4G

22. 在吻合支气管 9 点处收紧线头后打结（图 10-3-4H）。

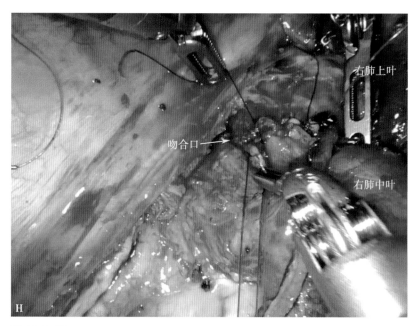

图 10-3-4H

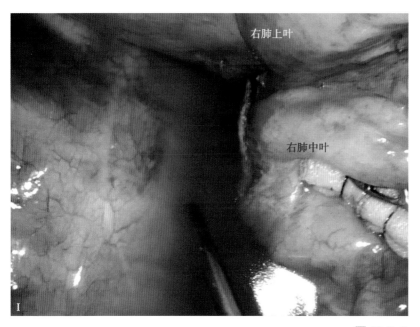

右肺上叶

右肺中叶

I

图 10-3-4I

图 10-3-4 全孔道人工气胸四臂技术机器人辅助中间段支气管右肺中叶
支气管吻合术

23. 结束手术 仔细检查胸腔无活动性出血。冲洗胸腔,水试验无漏气后,撤除器械,留置胸腔引流管,缝合关闭各孔道(图 10-3-4I)。

(尤 健 孙冰生 陈玉龙 陈 辉 郭永宽 周 鹏)

第四节
机器人辅助右肺中叶袖状切除术

一、病例介绍

【一般情况】

患者男性,56岁。主因"确诊右侧肺癌1月余"入院。

【既往史】

既往体健;吸烟史30年余,20支/天。

【辅助检查】

1. 胸部强化CT提示:右肺中、下叶支气管分叉处管腔内见结节影,增强后明显强化,大小约0.7cm×0.5cm(图10-4-1)。

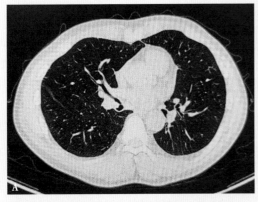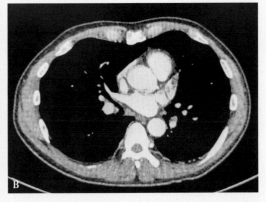

图10-4-1　右肺中叶支气管内肿物CT影像

A. 肺窗; B. 纵隔窗。

2. 纤维支气管镜检查提示:右肺中下叶口局部见隆起肿物生长(图10-4-2)。

3. 活组织检查病理报告:类癌,非特指型。

【手术方式】

全孔道人工气胸下四臂技术机器人辅助右肺中叶袖状切除(视频24)+纵隔淋巴结清扫术。

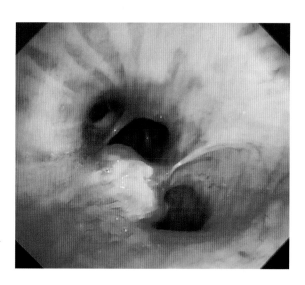

图 10-4-2　纤维支气管镜检查显示右肺中下叶口肿物

视频 24
全孔道人工气胸下四臂技术机器人辅助右肺中叶袖状切除术

【术后病理】

（右肺中叶与下叶交界）神经内分泌肿瘤，支气管上、下断端（－），区域淋巴结未见肿瘤转移，分组如下：5 组 0/1、6 组 0/1、7 组 0/1、9 组 0/3、10 组 0/2、11 组 0/2。

二、手术步骤

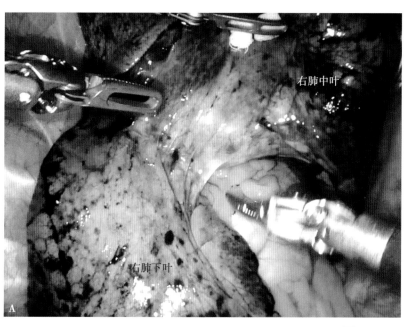

1. 向头侧推开右肺中叶　首先由右肺斜裂前部开始解剖，用 Tip-Up 夹持小纱布卷向头侧推开右肺中叶显露斜裂前部（图 10-4-3A）。

图 10-4-3A

2．解剖出右肺动脉底部各分支（$A^{7+8+9+10}$）和右肺外侧段动脉（A^4）走行　用马里兰钳细致解剖出 $A^{7+8+9+10}$ 和 A^4 走行，并清扫肺叶间淋巴结（图10-4-3B）。

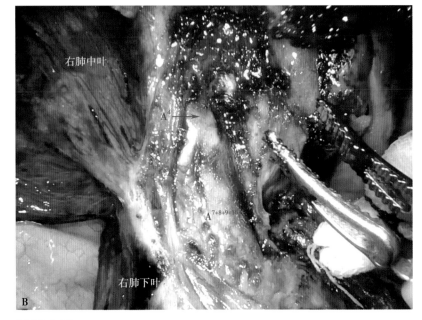

图 10-4-3B

3．暴露并游离右肺中叶的静脉（V^{4+5}）　用 Tip-Up 夹持纱布卷向后上推拉右肺中叶，显露并游离 V^{4+5}，清扫肺门淋巴结（图10-4-3C）。

技巧：

如右肺斜裂前部发育不全，可以松开 Tip-Up，从辅助操作孔置入切割缝合器分离发育不全的右肺斜裂前部，可以用锁扣夹配合心包抓钳和马里兰钳彻底分离斜裂前部根部的剩余部分。

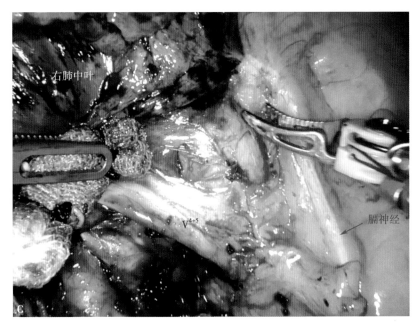

图 10-4-3C

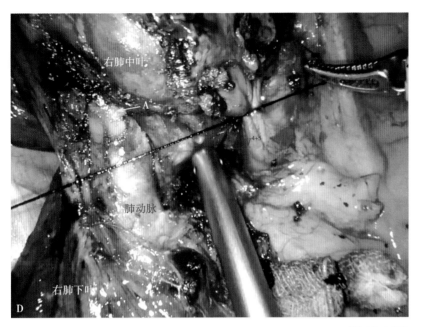

图 10-4-3D

4. 切断 V^{4+5}　用 Tip-Up 向上推拉右肺中叶，显露并游离右肺中叶静脉，用锁扣夹或者器械臂配合 4 号丝线结扎的方法切断 V^{4+5}（图 10-4-3D）。

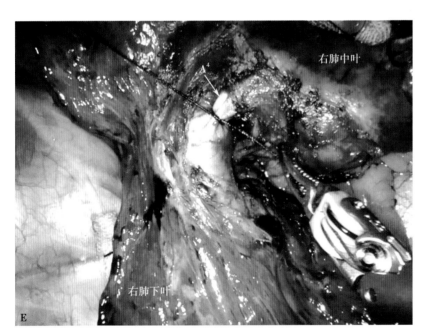

图 10-4-3E

5. 切断 A^4　游离显露 A^4，助手从辅助操作孔置入切割缝合器切断 A^4，也可以用马里兰钳配合心包抓钳用 4 号丝线结扎切断之，机器人锁扣夹也是可以选择的安全处理方式（图 10-4-3E）。

6. 切断肺韧带 用
Tip-Up 夹持纱布卷向
前上推右肺下叶,用马
里兰钳切断肺韧带(图
10-4-3F)。

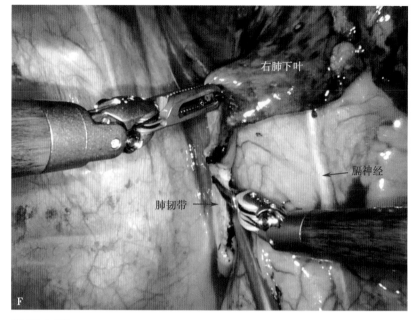

图 10-4-3F

7. 清扫 9 组淋巴
结(图 10-4-3G),显露
右下肺静脉。

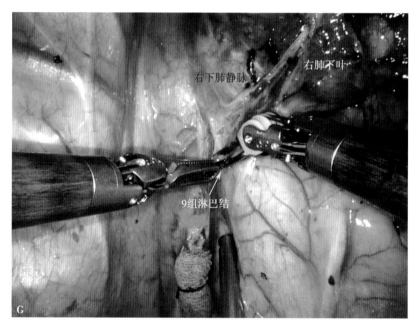

图 10-4-3G

8. 在迷走神经前打开后纵隔胸膜（图 10-4-3H），同时彻底清扫隆突下淋巴结（图 10-4-3I）。

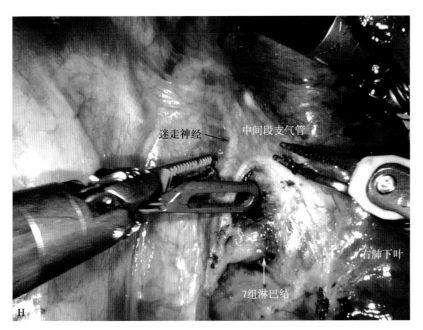

迷走神经
中间段支气管
右肺下叶
7组淋巴结

图 10-4-3H

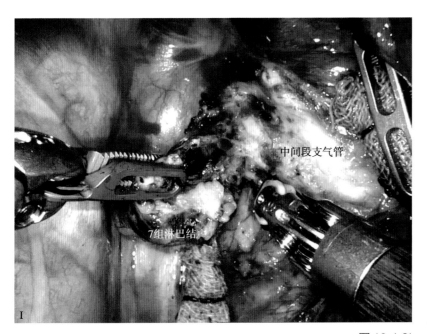

中间段支气管
7组淋巴结

图 10-4-3I

9. 切断右肺中叶支气管　调整 Tip-Up 方向夹持纱布卷向头侧推右肺中叶，清扫右肺中叶支气管周围淋巴结，并充分游离右肺中叶支气管，用马里兰钳预先切断右肺中叶支气管（图 10-4-3J）。

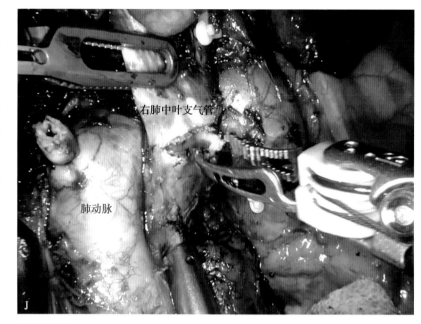

图 10-4-3J

10. 可以清晰地看到右肺中叶开口处肿瘤（图 10-4-3K）。

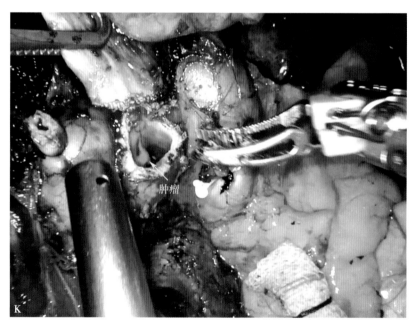

图 10-4-3K

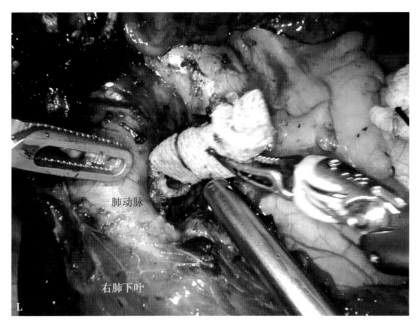

11. 用碘伏纱布卷消毒右肺中叶支气管断端,并临时封闭(图 10-4-3L)。

图 10-4-3L

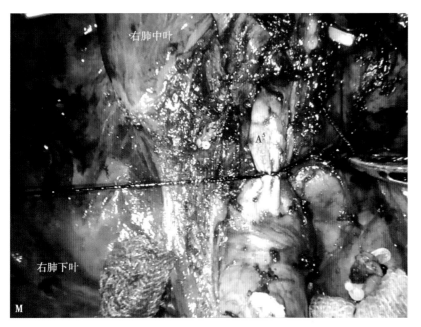

12. 切断右肺内侧段动脉(A^5) 用 Tip-Up 牵开右肺中叶支气管断端,用马里兰钳解剖游离 A^5,助手从辅助操作孔置入切割缝合器切断 A^5,也可以选择用丝线结扎切断,或者用锁扣夹处理(图 10-4-3M)。

图 10-4-3M

13. 标记右肺中叶范围　本例为完全无发育的水平裂，可以应用吲哚菁绿反染标记右肺中叶范围（图10-4-3N）。

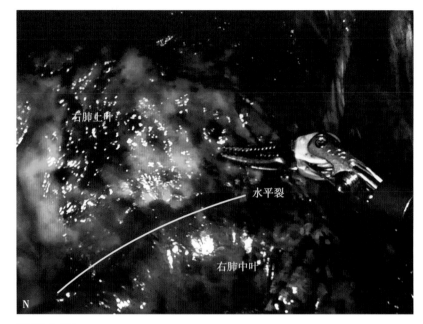

图 10-4-3N

14. 闭合切断水平裂　向膈肌方向适当牵拉，助手从辅助操作孔置入切割缝合器闭合切断水平裂（图10-4-3O）。

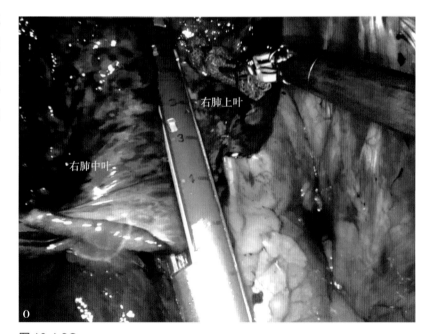

图 10-4-3O

15. 切除的右肺中叶标本装入标本袋中（图 10-4-3P）。

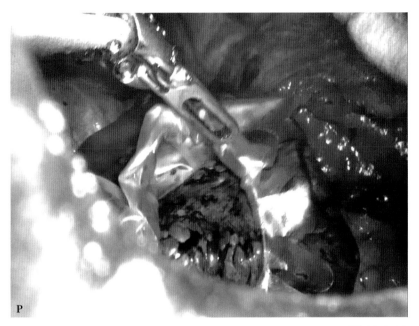

图 10-4-3P

16. 从右肺中叶断端管腔内可以清晰看到右肺中叶支气管断端的肿瘤　用 Tip-Up 夹持纱布卷向后方牵开右肺下叶，在肺动脉前方显露中间段支气管和右肺中叶支气管断端，在管腔内可以清晰地看到右肺中叶支气管断端的肿瘤（图 10-4-3Q）。

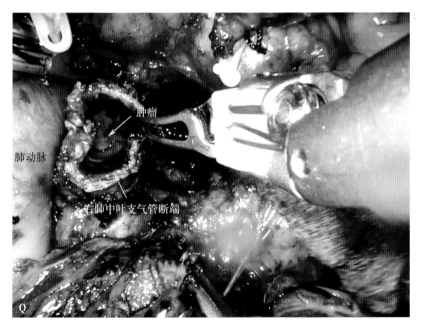

图 10-4-3Q

17．从右肺下叶开口处切断右肺下叶支气管 用马里兰钳从右肺下叶开口处切断右肺下叶支气管（图10-4-3R）。

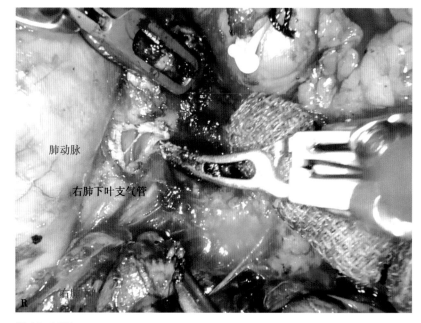

肺动脉

右肺下叶支气管

R

图 10-4-3R

18．袖状切除右肺中叶支气管 调整Tip-Up 向前方推开右肺下叶，用电剪刀于中间段支气管处袖状切除右肺中叶支气管（图10-4-3S）。

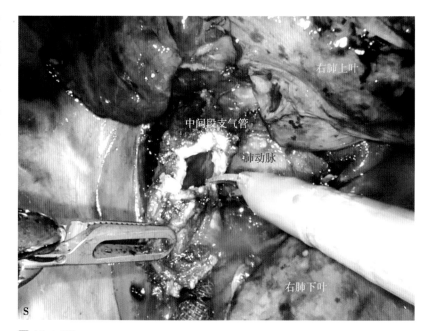

右肺上叶

中间段支气管

肺动脉

右肺下叶

S

图 10-4-3S

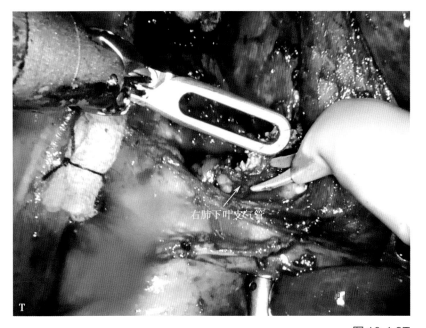

图 10-4-3T

图 10-4-3 全孔道人工气胸四臂技术机器人辅助右肺中叶袖状切除术

19. 进一步修剪右肺下叶支气管断端 用电剪刀进一步修剪右肺下叶支气管断端，建议有条件可以进行术中冰冻病理检查确认两侧支气管断端病理阴性(图 10-4-3T)。

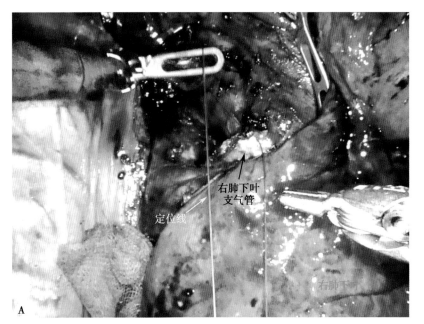

图 10-4-4A

20. 用缝线缝合支气管两侧断端 3 点位置，从辅助操作孔拉出缝线 支气管的吻合方式仍然选用两根 20cm 左右 3-0 小针聚丙烯缝线做前后壁连续吻合。具体吻合方式如下：用 Tip-Up 夹持纱布卷将肺动脉断端向前上方推开；先用一根全长 3-0 小针聚丙烯缝线缝合支气管两侧断端 3 点位置并从辅助操作孔拉出，此缝线作为牵拉和标记用(图 10-4-4A)。

21. 于支气管断端 9 点处由后向前开始做支气管后壁的外翻吻合　再用一根 25cm 左右 3-0 小针聚丙烯缝线由断端 9 点处由后向前开始做支气管后壁的外翻吻合（图 10-4-4B）。

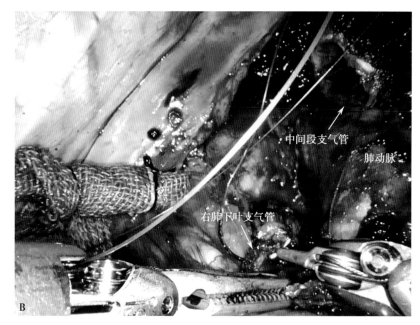

图 10-4-4B

22. 边缝合数针边收紧缝线（图 10-4-4C）。

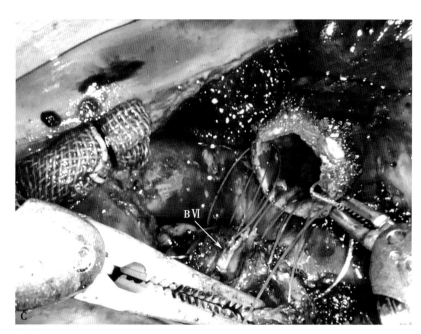

图 10-4-4C

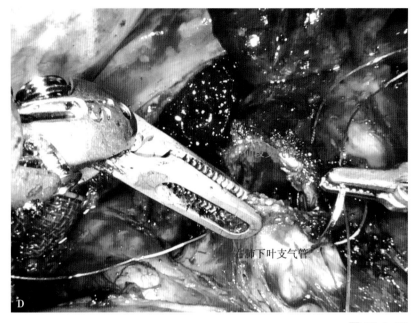

图 10-4-4D

23. 换线从支气管 3 点处开始由后向前外翻吻合支气管前壁 缝合至超过 3 点处标记线后，换另外一根 20cm 左右 3-0 小针聚丙烯缝线，由 3 点处开始由前向后外翻吻合支气管前壁（图 10-4-4D）。

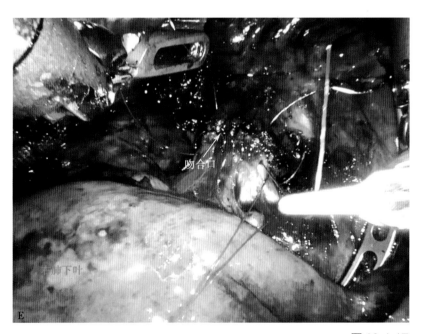

图 10-4-4E

24. 用前、后两根缝线分别外翻收紧支气管前、后壁（图 10-4-4E）。

25．于吻合支气管 3 点处收紧线头后打结（图 10-4-4F）。

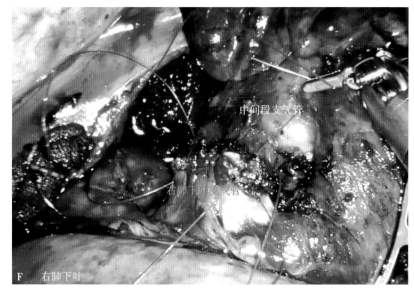

图 10-4-4F

26．于吻合支气管 9 点处收紧线头后打结（图 10-4-4G）。

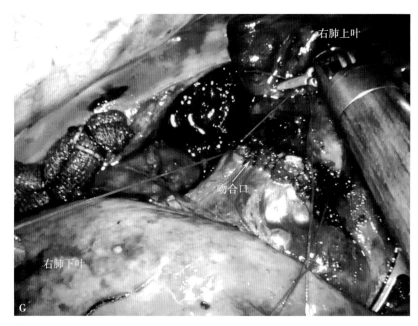

图 10-4-4G

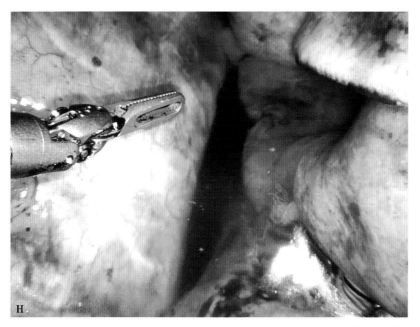

27. 结束手术 仔细检查胸腔无活动性出血。冲洗胸腔,水试验无漏气后(图 10-4-4H),撤除器械,留置胸腔引流管,缝合关闭各孔道。

图 10-4-4H

图 10-4-4 全孔道人工气胸四臂技术机器人辅助中间段支气管右肺下叶支气管吻合术

(尤 健 孙冰生 陈玉龙 陈 辉 郭永宽 周 鹏)

第五节
机器人辅助左肺上叶袖状切除术

一、病例介绍

【一般情况】

患者男性，75岁。主因"确诊左侧肺癌1月余"入院。

【既往史】

既往糖尿病史10年余；吸烟史40年余，20支/天；饮酒史30年余，2两/天。

【辅助检查】

1. 正电子发射计算机体层显像仪（positron emission tomography and computed tomography，PET/CT）提示：左肺上叶支气管开口处可见不规则软组织肿物，支气管管腔狭窄，大小约1.7cm×1.3cm（图10-5-1）。

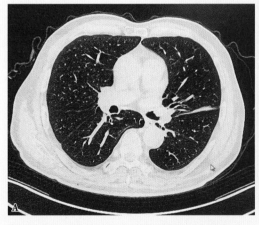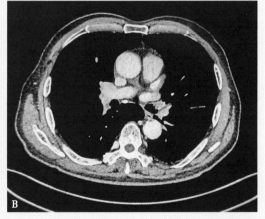

图10-5-1 左肺上叶支气管内肿物CT影像
A. 肺窗；B. 纵隔窗。

2. 纤维支气管镜检查提示：左肺上叶开口处可见白色坏死肿物阻塞管腔导致狭窄（图10-5-2）。

3. 活组织检查病理报告：鳞状细胞癌。

【手术方式】

全孔道人工气胸下四臂技术机器人辅助左肺上叶袖状切除术（视频25）+纵隔淋巴结清扫术。

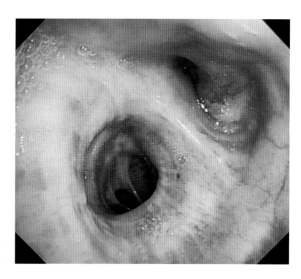

图 10-5-2 纤维支气管镜检查显示左肺上
叶支气管开口处肿物

视频 25
全孔道人工气胸下四臂技术机器人辅助
左肺上叶袖状切除术

【术后病理】

（左肺上叶）组织学类型：肿瘤性病变，伴支气管周围淋巴结淋巴细胞反应性增生，考虑为癌，区域淋巴结未见癌转移，分组如下：肺段支气管旁 0/1、5 组 0/1、6 组 0/1、7 组 0/3、9 组 0/1、10 组 0/3 及软组织（−）、11 组 0/1、支气管上、下断端（−）。

二、手术步骤

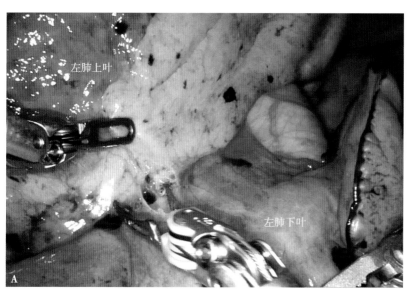

1. 向头侧推开左肺上叶　首先从斜裂中部开始解剖，从背部操作孔置入 Tip-Up 夹持纱布卷向头侧推开左肺上叶（图 10-5-3A）。

左肺上叶

左肺下叶

图 10-5-3A

2. 显露肺动脉，解剖出左肺舌段动脉（A^{4+5}）和左肺尖后段动脉的外亚段动脉（$A^{1+2}c$）走行 后部操作孔的心包抓钳和前部操作孔的马里兰钳相配合，由斜裂中部最薄弱处解剖叶间肺门，显露肺动脉，解剖出 A^{4+5} 和 $A^{1+2}c$ 走行（图10-5-3B），用马里兰钳沿肺动脉鞘间隙向后方分离斜裂后部。

3. 显露左肺上、下叶支气管交汇处，清扫11组淋巴结 如斜裂发育良好，调整Tip-Up夹持纱布卷向头侧方推开左肺上叶前部，显露左肺上、下叶支气管交汇处，清扫11组巴结（图10-5-3C）。

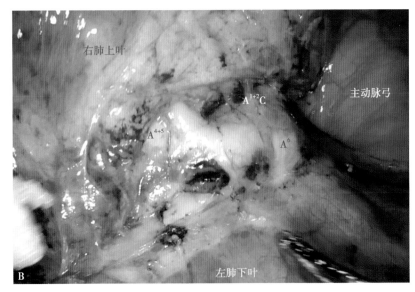

图 10-5-3B

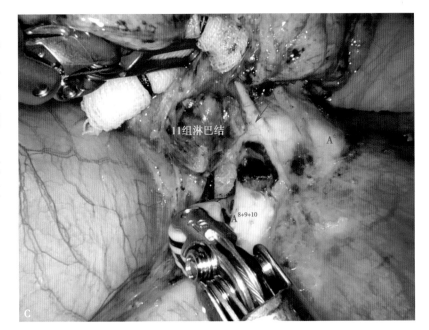

图 10-5-3C

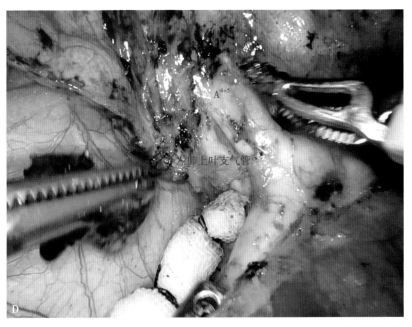

图 10-5-3D

4. 显露左肺上叶支气管和左上肺静脉下缘（图 10-5-3D）。

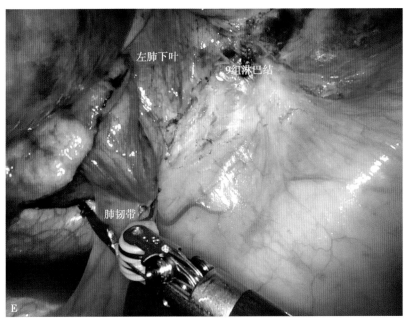

图 10-5-3E

5. 切断肺韧带　从背部操作孔置入 Tip-Up 夹持纱布卷向头侧偏前推开左肺下叶，用马里兰钳切断肺韧带，同时清扫 9 组淋巴结（图 10-5-3E）。

6. 打开后纵隔胸膜 调整 Tip-Up 夹持纱布卷向前侧推开左肺上叶,用马里兰钳打开后纵隔胸膜,显露迷走神经,在迷走神经前方解剖肺动脉干,如后部肺裂发育不全,可在肺动脉干表面贯通斜裂后部(图 10-5-3F)。

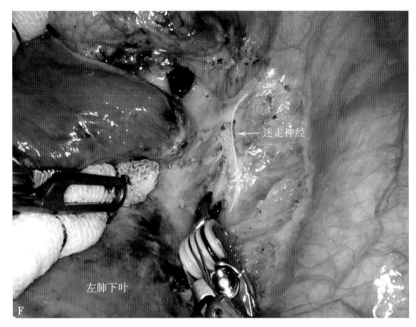

图 10-5-3F

7. 清扫隆突下淋巴结(7 组淋巴结)(图 10-5-3G)。

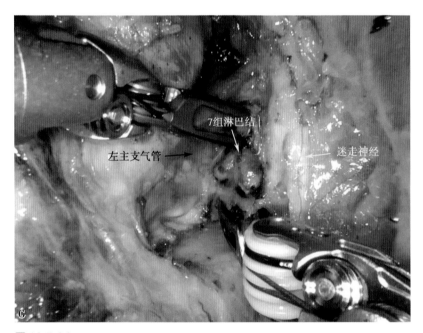

图 10-5-3G

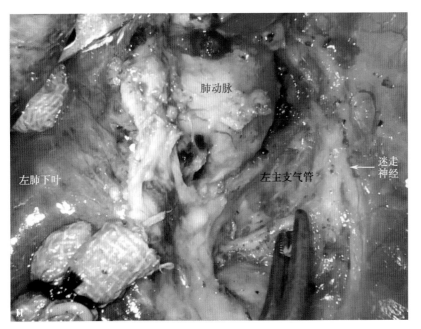

8. 隆突下较粗大滋养血管可以用钛夹夹闭（图10-5-3H）。

图 10-5-3H

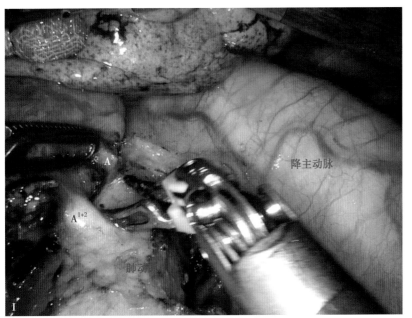

9. 沿肺动脉干解剖出左肺前段动脉（A^3）和尖后段动脉（A^{1+2}）走行　调整 Tip-Up，夹持纱布卷向足侧方向推左肺上叶，显露出主动脉弓下的上部肺门，用马里兰钳细致解剖肺动脉干，沿肺动脉干解剖出 A^3 和 A^{1+2} 走行（图10-5-3I）。

图 10-5-3I

10. 解剖显露出左上肺静脉上缘　继续向前方解剖显露出左上肺静脉上缘,打开动静脉交角(图 10-5-3J)。

注意:
此处多有支气管动脉,需要提前用马里兰钳安全凝闭。

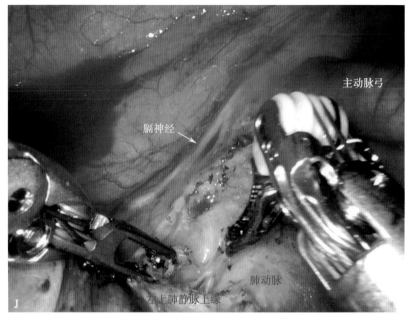

图 10-5-3J

11. 清扫 4 组淋巴结　用心包抓钳和马里兰钳相配合,清扫 4 组淋巴结(图 10-5-3K)。

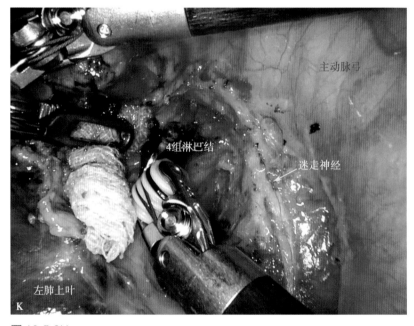

图 10-5-3K

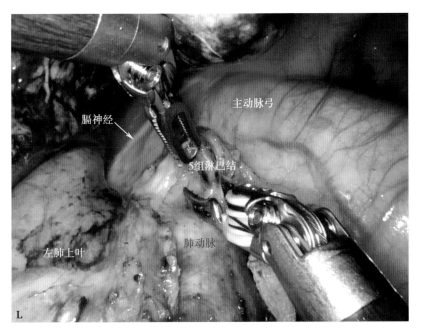

12. 清扫5组、6组淋巴结(图 10-5-3L)。

图 10-5-3L

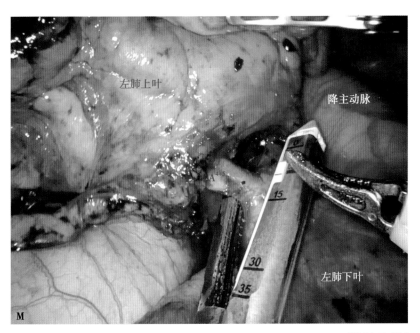

13. 切断 A^{4+5} 再次调整 Tip-Up，夹持纱布卷向后侧方向推拉左肺上叶，显露前部肺门，完全游离出 A^{4+5}，从辅助操作孔置入切割缝合器切断 A^{4+5}(图 10-5-3M)。

图 10-5-3M

14. 分离左肺上叶支气管与左上肺静脉的间隙 解剖显露左上肺静脉，注意用马里兰钳细致解剖出左上肺静脉下缘，分离左肺上叶支气管与左上肺静脉的间隙（图 10-5-3N）。

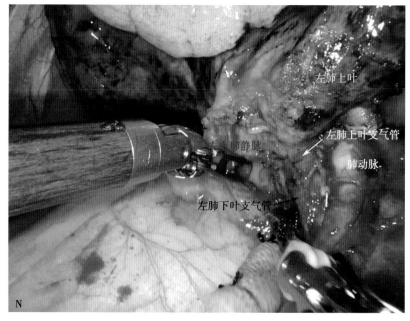

图 10-5-3N

15. 解剖显露左上肺静脉上、下缘（图 10-5-3O）。

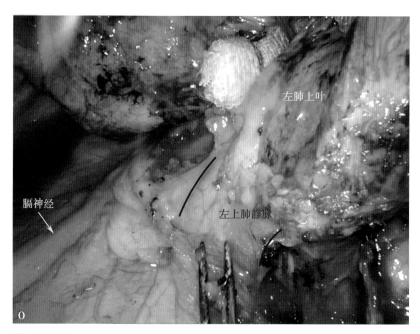

图 10-5-3O

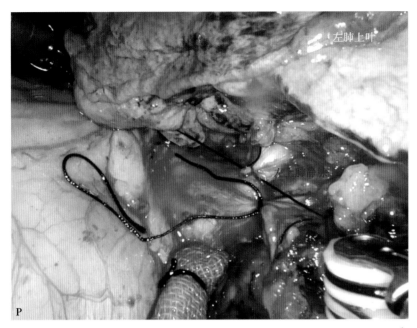

左肺上叶

左上肺静脉

P

图 10-5-3P

16. 切断左上肺静脉　如果闭合器角度受限，可以选择用心包抓钳与马里兰钳相配合，用丝线结扎切断，或者用锁扣夹切断左上肺静脉(图 10-5-3P)。

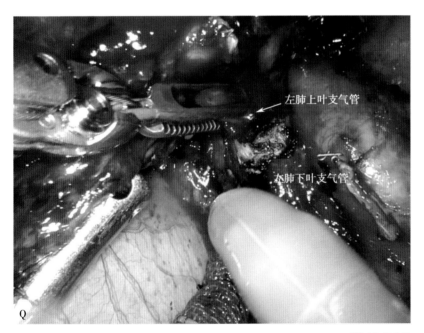

左肺上叶支气管

左肺下叶支气管

Q

图 10-5-3Q

17. 平左肺上叶支气管开口切断左肺上叶支气管　再次调整 Tip-Up 夹持纱布卷向后下方推压左肺下叶前部，用电剪刀平左肺上叶支气管开口切断左肺上叶支气管(图 10-5-3Q)。

注意：

注意保护开放的支气管断端，可以用碘伏纱布卷消毒处理。

技巧：

优先切断支气管可以使肺动脉显露得更加清晰，这样清扫肺动脉周围的炎性黏连淋巴结时就会更加安全，极大地减少出血风险。

18. 切断剩余肺动脉分支 用 Tip-Up 抓持左肺上叶支气管断端上提。用马里兰钳解剖剩余的肺动脉分支，从辅助操作孔置入切割缝合器逐一切断(图 10-5-3R)，或用丝线结扎并结合锁扣夹处理(图 10-5-3S)。

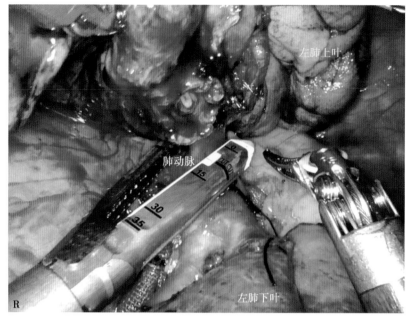

图 10-5-3R

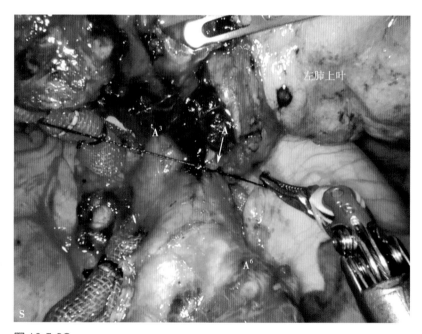

图 10-5-3S

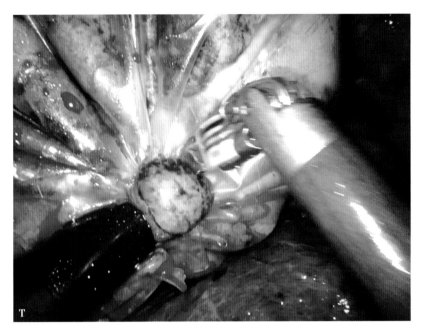

图 10-5-3T

19. 标本装袋　将切除的左肺上叶标本装入标本袋中,移去后,术野更加宽敞清晰(图 10-5-3T)。

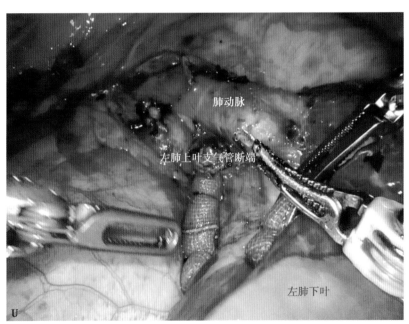

图 10-5-3U

20. 显露左肺上叶支气管断端　用 Tip-Up 夹持纱布卷向后下侧推开左肺下叶前部,充分显露左肺上叶支气管断端(图 10-5-3U)。

21. 用电剪刀于左肺下叶支气管处（图10-5-3V）和左主支气管处（图10-5-3W）袖状切除支气管。

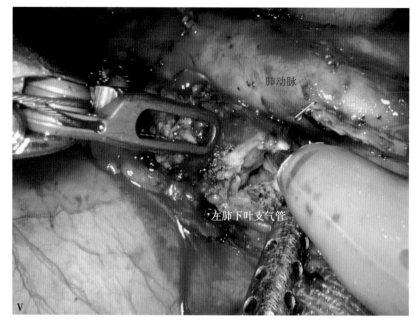

图 10-5-3V

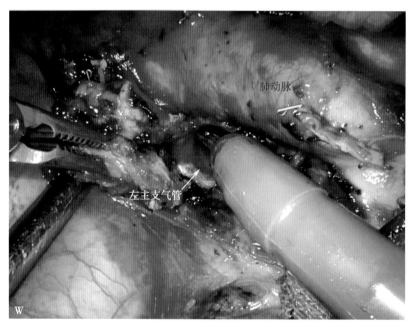

图 10-5-3W

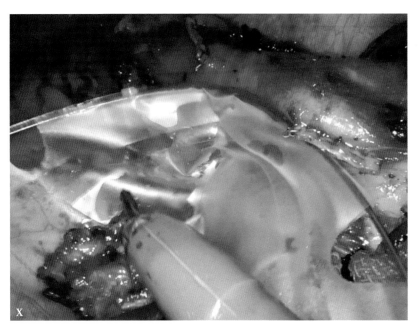

22. 将切除的支气管装入标本袋中取出（图 10-5-3X）。

图 10-5-3X

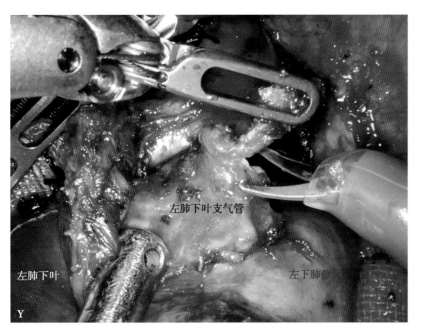

左肺下叶支气管

左肺下叶

左下肺静

Y

23. 进一步修剪远近侧支气管断端　调整 Tip-Up 向前方推开肺动脉，充分显露其下方的支气管两断端，进一步修剪断端（图 10-5-3Y），建议有条件的医院可以进行术中冰冻病理检查以确认支气管两侧断端病理阴性。

图 10-5-3Y

图 10-5-3　全孔道人工气胸四臂技术机器人辅助左肺上叶袖状切除术

24．用全长 3-0 小针聚丙烯缝线缝合支气管两侧断端 6 点位置，将缝线从辅助操作孔拉出 支气管的吻合方式仍然选用两根 20cm 左右 3-0 小针聚丙烯缝线做前后壁连续吻合。具体吻合方式如下：用 Tip-Up 夹持纱布卷将肺动脉向前方推开；先用一根全长 3-0 小针聚丙烯缝线缝合支气管两侧断端 6 点位置，并将缝线从辅助操作孔拉出，此缝线将作为牵拉和标记目的使用（图 10-5-4A）。

25．再用一根 20cm 左右 3-0 小针聚丙烯缝线由支气管断端 12 点处由远及近开始做支气管后壁外翻吻合（图 10-5-4B）。

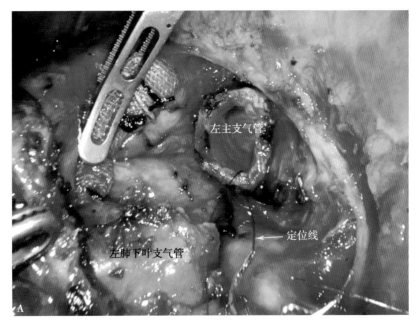

图 10-5-4A

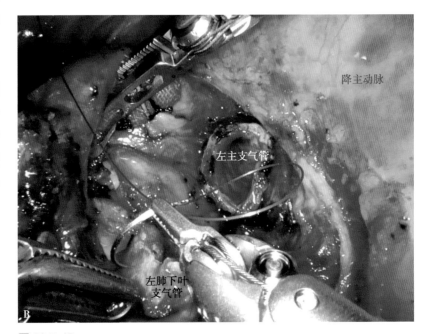

图 10-5-4B

26. 边缝合数针边收紧缝线(图 10-5-4C)。

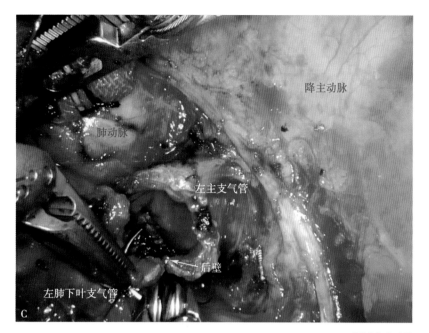

图 10-5-4C

27. 换线,从 12 点处开始由远及近外翻吻合支气管前壁 缝合至超过 6 点处标记线后,换另外一根 20cm 左右 3-0 小针聚丙烯缝线,同样从 12 点处开始由远及近外翻吻合支气管前壁(图 10-5-4D)。

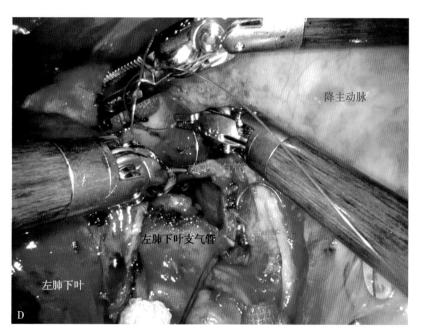

图 10-5-4D

28. 收紧吻合的支气管前、后壁的缝线（图 10-5-4E）。

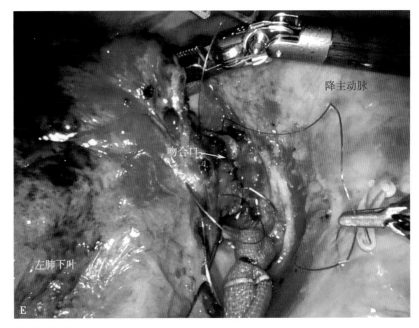

图 10-5-4E

29. 在吻合的支气管 12 点处收紧线头后打结（图 10-5-4F）。

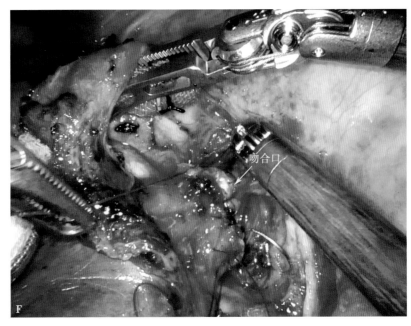

图 10-5-4F

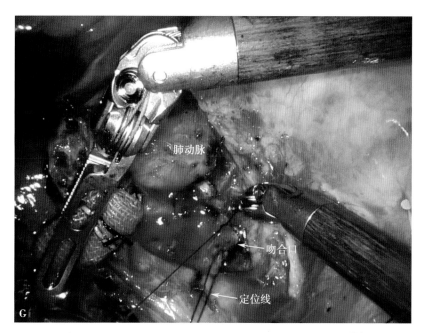

30. 在吻合的支气管 6 点处收紧线头后打结（图 10-5-4G）。

图 10-5-4G

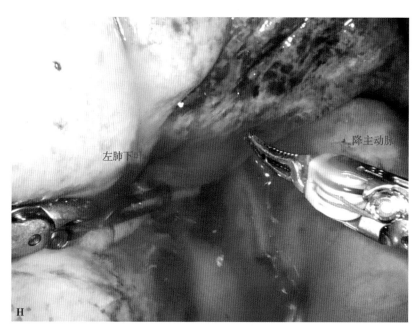

31. 结束手术　仔细检查胸腔无活动性出血。冲洗胸腔，水试验无漏气后（图 10-5-4H），撤除器械，留置胸腔引流管，缝合关闭各孔道。

图 10-5-4H

图 10-5-4　全孔道人工气胸四臂技术机器人辅助左主支气管左肺下叶支气管吻合术

第六节

机器人辅助左肺下叶袖状切除术

一、病例介绍

【一般情况】

患者男性，65 岁。主因"确诊左侧肺癌 3 月余，2 个周期新辅助化疗后 1 月余"入院。

【既往史】

既往高血压病史 20 年余；吸烟史 40 年余，20 支 / 天。

【辅助检查】

1. PET/CT 提示：左肺下叶近背段支气管开口处结节样影，突入腔内，向上至左肺上下叶间嵴，大小约 2.3cm×1.2cm；双肺门及纵隔内未见明显肿大淋巴结（图 10-6-1）。

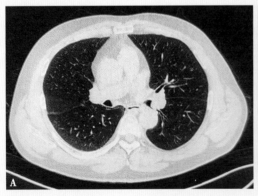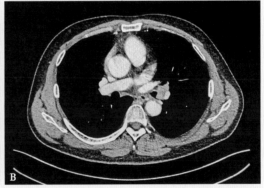

图 10-6-1　左肺下叶支气管根部肿物 CT 影像
A. 肺窗；B. 纵隔窗。

2. 纤维支气管镜检查提示：左肺下叶支气管开口处可见外突肿物，考虑累及左肺上下叶叶间嵴及左肺上叶开口部（图 10-6-2）。

3. 活组织检查病理报告：鳞状细胞癌。

【手术方式】

全孔道人工气胸下四臂技术机器人辅助左肺下叶袖状切除术（视频 26）+ 纵隔淋巴结清扫术。

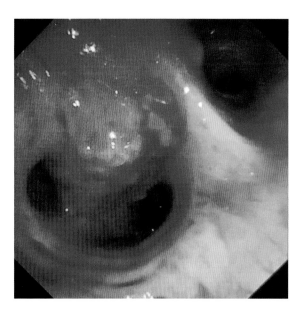

图 10-6-2　纤维支气管镜检查显示
左肺下叶支气管开口处外突肿物

视频 26
全孔道人工气胸下四臂技术机器人辅助
左肺下叶袖状切除术

【术后病理】

（免疫化疗新辅助治疗后，左肺下叶）未见明确肿瘤组织残存，支气管上下断端（−），区域淋巴结未见癌转移，分组如下：5 组 0/1、6 组 0/1、7 组 0/1、9 组 0/3、10 组 0/2、11 组 0/2。

二、手术步骤

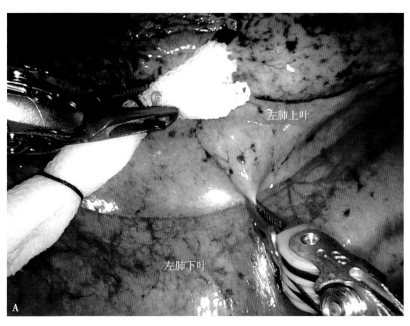

1. 显露左肺斜裂中部　首先从左肺斜裂最薄弱处开始解剖，用 Tip-Up 夹持小纱布卷向头侧推开左肺上叶，显露左肺斜裂中部（图 10-6-3A）。

左肺上叶

左肺下叶

图 10-6-3A

2. 解剖出左肺动脉底部各分支（A^{8+9+10}）走行 用马里兰钳细致解剖出 A^{8+9+10} 的走行（图 10-6-3B），沿肺动脉鞘表面解剖。

注意：

　　沿正确肺动脉鞘表面间隙分离十分重要。

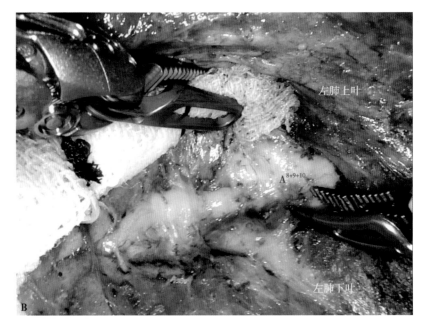

图 10-6-3B

3. 沿肺动脉鞘表面分离左肺斜裂后部 看到左肺上段动脉（A^6）和 A^{8+9+10} 走行后，沿肺动脉鞘表面分离左肺斜裂后部（图 10-6-3C）。

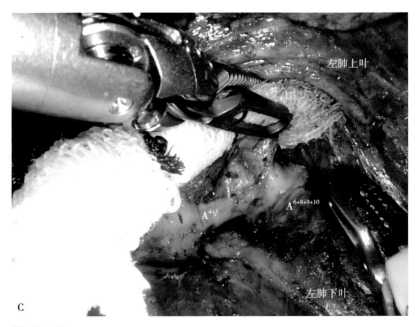

图 10-6-3C

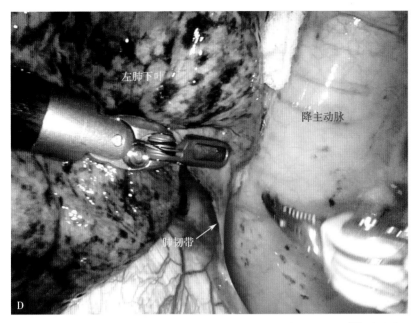

左肺下叶

降主动脉

肺韧带

D

图 10-6-3D

4. 切断肺韧带，清扫 9 组淋巴结　调整 Tip-Up 夹持纱布卷向前上推开左肺下叶，用马里兰钳切断肺韧带（图 10-6-3D），同时清扫 9 组淋巴结（图 10-6-3E）。

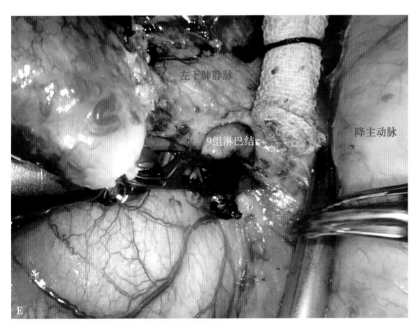

左下肺静脉

9组淋巴结

降主动脉

E

图 10-6-3E

5. 解剖左肺下叶支气管及左肺下叶的动脉 调整 Tip-Up 位置,显露后方肺门及迷走神经前方,用马里兰钳打开纵隔胸膜,解剖左肺下叶支气管及左肺下叶的动脉(图 10-6-3F)。

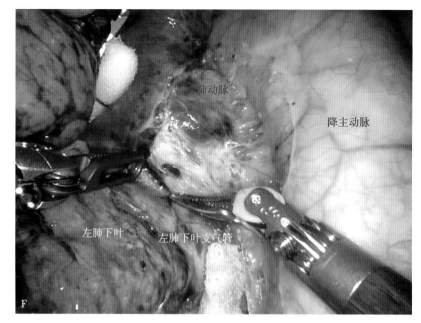

图 10-6-3F

6. 于左肺下叶的动脉表面解剖贯通左肺斜裂后部(图 10-6-3G)。

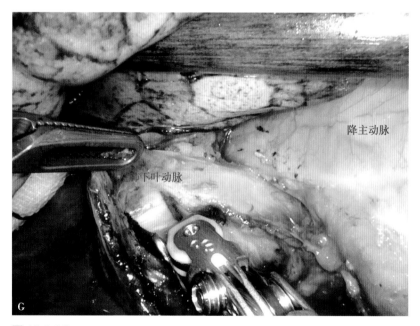

图 10-6-3G

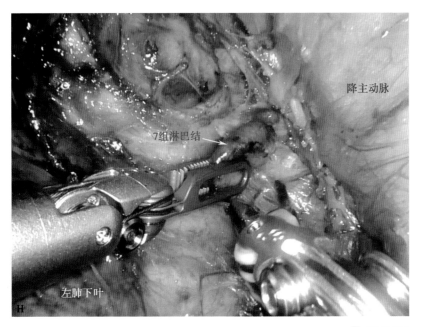

7. 清扫隆突下淋巴结（7 组淋巴结）（图 10-6-3H）。

图 10-6-3H

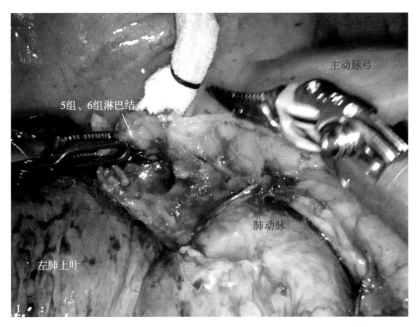

8. 常规清扫左侧上纵隔 4 组、5 组、6 组淋巴结（图 10-6-3I）。

图 10-6-3I

9. 闭合离断左肺斜裂后部　助手从辅助操作孔置入切割缝合器闭合离断发育不全的左肺斜裂后部(图10-6-3J)。

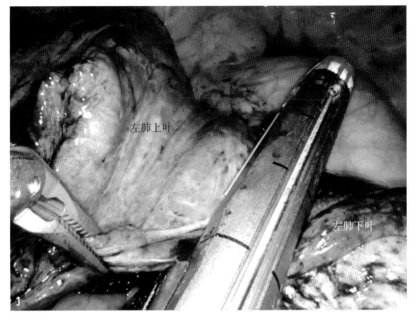

左肺上叶

左肺下叶

图 10-6-3J

10. 闭合离断左肺斜裂前部　同样用切割闭合器离断发育不全的左肺斜裂前部(图 10-6-3K)。

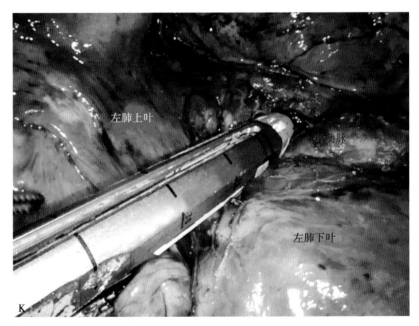

左肺上叶

肺动脉

左肺下叶

图 10-6-3K

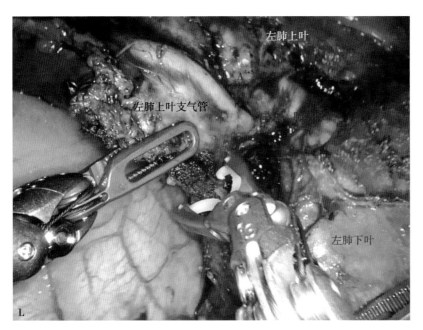

左肺上叶

左肺上叶支气管

左肺下叶

图 10-6-3L

11. 分离不全的左肺斜裂根部　可以用锁扣夹配合处理(图10-6-3L)。

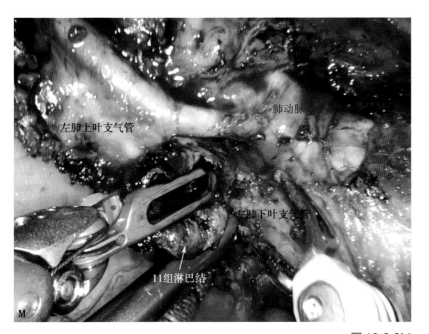

左肺上叶支气管

肺动脉

左肺下叶支气管

11组淋巴结

图 10-6-3M

12. 清扫左肺上下叶支气管交角处淋巴结　用马里兰钳清扫左肺上下叶支气管交角处淋巴结,清晰显露支气管交角(图10-6-3M)。

13. 切断左下肺静脉　调整 Tip-Up 位置，充分游离左下肺静脉后，从辅助操作孔置入切割缝合器切断左下肺静脉(图 10-6-3N)。

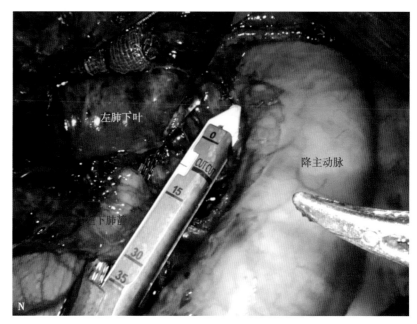

图 10-6-3N

14. 平左肺下叶支气管开口处切断支气管　用 Tip-Up 向头侧推开左肺下叶，显露并游离左肺下叶支气管，清扫支气管周围淋巴结，用电剪刀平左肺下叶支气管开口处切断支气管(图 10-6-3O)。

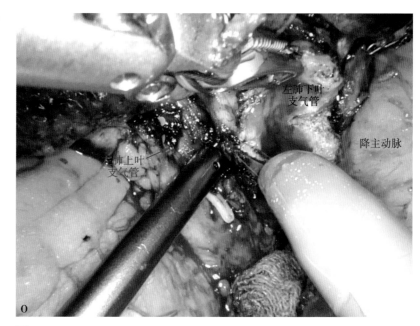

图 10-6-3O

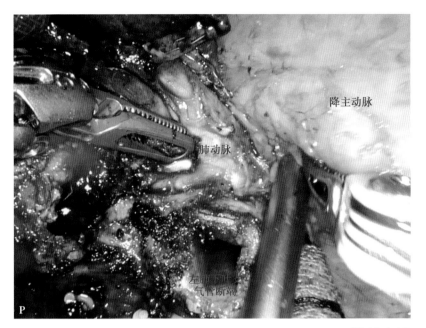

降主动脉

肺动脉

左肺下叶支
气管断端

P

图 10-6-3P

15. 充分游离左肺下叶支气管后方的肺动脉　将 Tip-Up 向头侧推开左肺下叶支气管断端，用马里兰钳充分游离其后方的肺动脉（图 10-6-3P）。

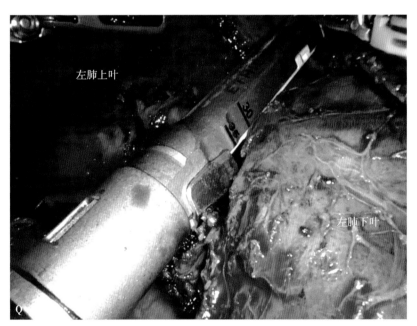

左肺上叶

左肺下叶

Q

图 10-6-3Q

16. 切断左肺下叶的动脉　助手从辅助操作孔置入切割缝合器切断左肺下叶的动脉（图 10-6-3Q）。

17. 标本装袋　离断的左肺下叶标本装标本袋（图 10-6-3R）。

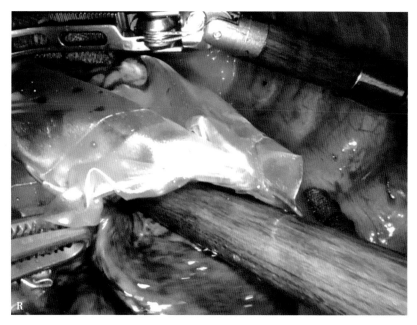

图 10-6-3R

18. 袖状切除左主支气管和左肺上叶支气管　用电剪刀于左主支气管（图 10-6-3S）和左肺上叶支气管处（图 10-6-3T）袖状切除支气管，并修剪支气管断端。建议有条件的医院可以进行术中冰冻病理检查确认两侧断端病理阴性。

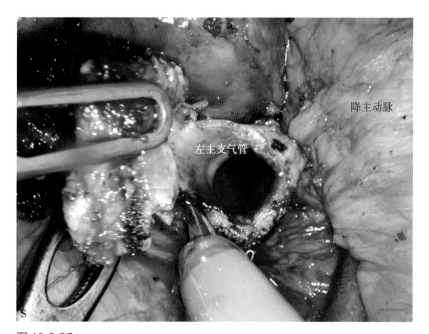

图 10-6-3S

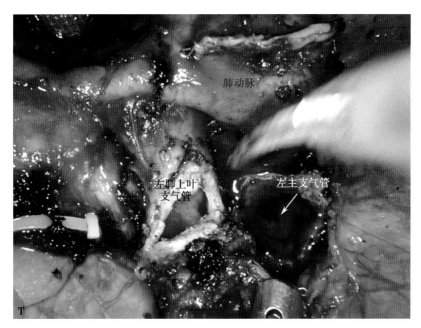

肺动脉

左肺上叶
支气管

左主支气管

图 10-6-3T

图 10-6-3　全孔道人工气胸四臂技术机器人辅助左肺下叶袖状切除术

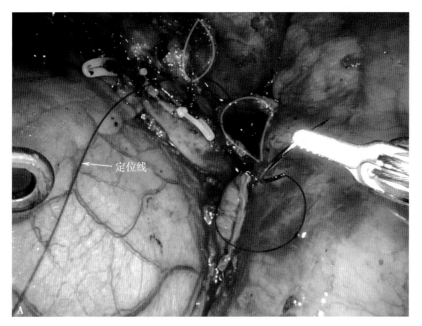

定位线

图 10-6-4A

19. 用全长 3-0 小针聚丙烯缝线缝合支气管两侧断端 6 点位置,从辅助操作孔拉出缝线　为了减少绕线和干扰,支气管的吻合方式选用两根 20cm 左右 3-0 小针聚丙烯缝线做前后壁连续吻合。具体吻合方式如下:用 Tip-Up 夹持纱布卷将肺动脉断端向前上方推开;先用一根全长 3-0 小针聚丙烯缝线缝合支气管两侧断端 6 点位置,并从辅助操作孔拉出,此缝线作为牵拉和标记目的使用(图 10-6-4A)。

20. 于支气管断端 12 点处由远及近做支气管后壁外翻吻合　用一根 20cm 左右 3-0 小针聚丙烯缝线于支气管断端 12 点处由远及近开始做支气管后壁外翻吻合(图 10-6-4B)

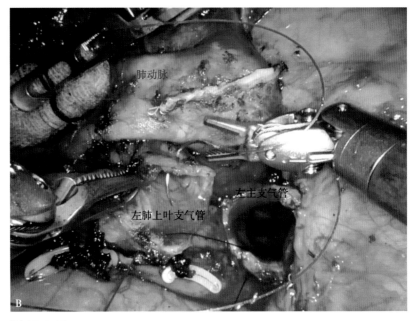

图 10-6-4B

21. 可以边缝合数针边收紧缝线（图 10-6-4C）。

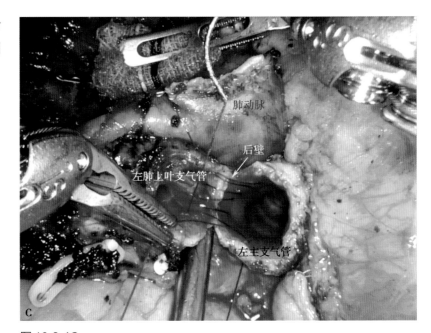

图 10-6-4C

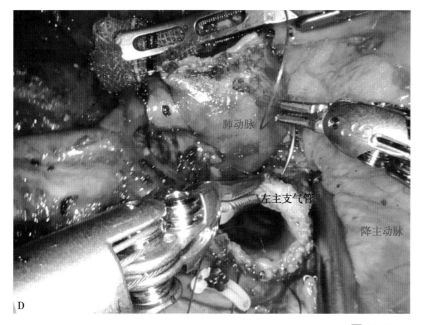

图 10-6-4D

22. 换线，于支气管断端 12 点处开始由远及近外翻吻合支气管前壁　缝至超过 6 点处标记线后，换另外一根 20cm 左右 3-0 小针聚丙烯缝线，同样于支气管断端 12 点处开始由远及近外翻吻合支气管前壁（图 10-6-4D）。

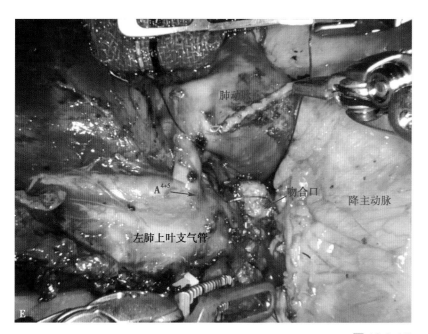

图 10-6-4E

23. 收紧吻合支气管前、后壁的缝线（图 10-6-4E）。

24. 于吻合的支气管 6 点处收紧线头后打结（图 10-6-4F）。

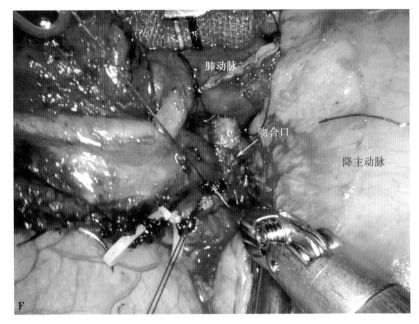

图 10-6-4F

25. 于吻合的支气管 12 点处收紧线头后打结（图 10-6-4G）。

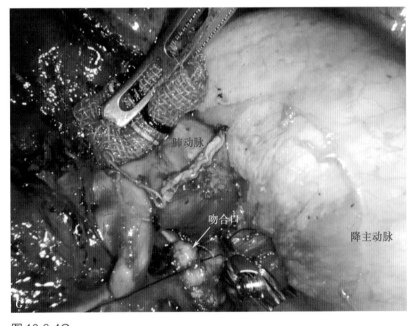

图 10-6-4G

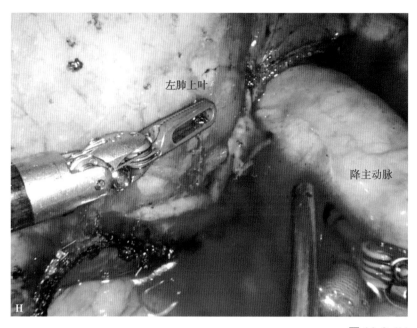

26. 结束手术　仔细检查胸腔无活动性出血。冲洗胸腔，水试验无漏气后(图 10-6-4H)，撤除器械，留置胸腔引流管，缝合关闭各孔道。

图 10-6-4H

图 10-6-4　全孔道人工气胸四臂技术机器人辅助左主支气管左肺上叶
支气管吻合术

（尤　健　孙冰生　陈玉龙　陈　辉　郭永宽　周　鹏）

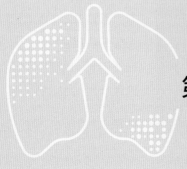

第十一章　机器人器械使用技巧

第一节
血管的处理技巧

肺血管的解剖分离推荐使用马里兰钳。马里兰钳是一种双极电凝器械,在血管周围进行解剖操作十分安全,钳尖可以做出类似分离钳的动作,方便分离血管周围组织,还可以灵活地做出打结动作,这在很多角度受限不便使用切割缝合器的部位有着巨大的优势。

很多患者的呼吸系统在经过反复炎症后,肺血管的周围会黏连严重,可以使用心包抓钳抓住解剖出的血管,这样将利于解剖肺血管后壁,以便安全贯通血管后壁,因为心包抓钳是中等抓持力,对组织无损伤,可以相对安全地抓持血管。

机器人辅助手术中血管的处理方式主要有以下几种。

1. 助手操作切割缝合器闭合切断　目前多由助手从低位辅助操作孔置入切割缝合器进行使用,无论是电动还是手动切割缝合器都是依靠助手贯通血管后进行闭合切断。助手的经验和操作能力对于是否能够顺畅安全地处理血管,起了很大的作用。

2. 器械臂控制切割缝合器闭合切断　为了减少更换器械臂的麻烦,器械臂切割缝合器也从辅助操作孔置入,由术者完全控制其进入方向、贯通血管角度和击发时机,这样依赖助手的程度就会很低,并且在器械臂的完全控制下进行贯通血管和击发,稳定性和安全性均极高。原则上,术者能控制的操作越多,手术质量和安全性也会越高。

3. 器械臂互相配合结扎切断　因为机器人器械没有力反馈,所以使用器械臂进行缝线结扎受到一定的限制。但是,术者经过适当的训练,通过放大的视野,观察结扎线结的松紧,再结合术者手臂肌肉的紧张度,形成一种新的"力反馈",一旦形成,打结会变得十分简便安全,从而使血管的处理方式得到极大的扩展。

4. 用器械臂锁扣夹或者器械臂钛夹闭合切断　机器人控制的锁扣夹或者钛夹可以提供类似马里兰钳的灵活角度,由于夹子的直径远远小于切割缝合器的砧板直径,这样贯通血管相对于切割缝合器容易很多,结合应用结扎打结的方法,会使术中处理血管更加便捷。一般笔者多使用8cm长的4号丝线缝线打结,如需做8字缝合,则需要使用10cm长的缝线。

综合应用如上方法,是机器人辅助肺手术安全解剖、成功完成的关键。肺手术的操作离不开血管的闭合离断。肺叶切除术时,几乎所有的肺动脉分支和静脉属支都可以通过改变肺叶的显露方向,而得到垂直于纵隔的角度,这样可以使用低位的辅助操作孔,平行于纵隔置入切割缝合器,顺畅地切断血管。但在肺段或联合亚段切除术时,因为段或者亚段的动静脉走行多变，并且多数靶肺段改变显露方向十分受限，而且段的血管相对较细小，这样使从低位辅助操作孔置入切割缝合器处理血管十分困难，对于这种情况建议通过心包抓钳和马里兰钳的配合打结来处理血管。血管的远心端可以通过机器人锁扣夹处理，但在血管的近心端使用锁扣夹处理时需要慎重，因为依据术式不同，近心端的锁扣夹可能会对后续处理造成干扰，严重时会撕脱锁扣夹造成大出血。远心端的锁扣夹也可以作为段门的标志，为最后处理段间平面提供指引。

（尤　健　陈　辉　陈玉龙　张　然）

第二节
支气管处理技巧

　　肺叶或者肺段的核心都是支气管,动脉、静脉多数围绕支气管走行。手术中依据解剖,优先安全地离断支气管后,后续的解剖处理步骤会相对简单安全很多。多数伴有慢性炎性肺部疾病,如结核、慢性阻塞性肺疾病,还有长期吸烟、长期生活在重污染地区及生活环境寒冷的患者,其肺门或者段门的淋巴结多黏连融合,集中于支气管周边,这会使解剖血管极其困难,出血风险加大。在机器人辅助手术中,如果遇到上述情况可以优先处理支气管,对于解剖困难,难以贯通的支气管可以优先使用马里兰钳或者电剪刀切断,切断后使用碘伏纱布卷消毒,开放的气道因为有人工气胸,需要嘱咐麻醉医师封闭双腔插管的患侧开口。

　　1. 离断支气管断端的处理方式　①支气管断端如果够长,可以从辅助操作孔置入切割缝合器进行重新闭合。②如果支气管断端不够长,可以使用4-0可吸收缝线进行间断缝合。

　　2. 优先离断支气管的优势　①利于显露:支气管后方多数是肺动脉,没有支气管的遮挡,会使解剖血管安全便捷,即便是门钉淋巴结,也可以使用切割闭合器安全处理。②利于辨识:主要在肺段手术中应用。例如左肺上叶或者右肺上叶前段切除术,BⅢa亚段多数位置深在,在炎性黏连的情况下,与紧邻的尖后段支气管难以辨识,先行离断BⅢb+c亚段后,通过辨识断端的亚段开口和后方段支气管走行,可以很容易地正确处理BⅢa亚段,不至于漏断。

　　3. 离断器械的选择　①在绝大多数情况下,支气管的离断选择使用马里兰钳,方便快捷,不需要更换器械,而且对于简单的支气管缝合,马里兰钳完全可以胜任,无需持针器。②机器人辅助袖状切除术中多数使用机器人剪刀进行切断,这样可以进行相对精确的支气管断端修剪。

(尤　健　陈　辉　陈玉龙　张　然)

第三节
术野显露的技巧

　　术野的显露极其重要，充分清晰的术野显露，可以极大地减少手术出血风险和加快手术进程。这点在机器人辅助肺手术中极为重要。本书介绍的人工气胸和四臂技术对于术野的显露有极大的优势。

　　背部操作孔器械 Tip-Up 的主要作用就是协助显露术野，术中通过低压力气胸，扩大了胸腔空间和纵隔组织间隙，并且气胸的压力会使解剖间隙更加清晰，少量渗血也会很快凝住。背部操作孔器械显露的主要操作方式有以下几种。

　　1. 用 Tip-Up 夹持纱布卷，通过推、拉肺叶，显露需要解剖的术野，显露肺叶间和纵隔。

　　2. 用 Tip-Up 夹持靶肺叶，通过提拉、下压，显露需要解剖的术野。

　　3. 用 Tip-Up 夹持远端支气管断端，提升段门或者肺门，显露后方组织。

　　因为 Tip-Up 位于胸腔上部几乎平行于纵隔，向头侧的各种操作，不会影响其他器械臂的操作，即便需要显露术野的下方，Tip-Up 也很少会干扰操作。有些部位，如隆突下淋巴结清扫、4 组淋巴结清扫，助手可以使用带开关吸引器头或者鸭嘴钳协助显露，这样助手操作也不会干扰器械臂的解剖操作。合理设计不同操作部位的显露方法，形成模块化定式，会使手术简便轻松。

　　使用背部操作孔的器械，需要熟练应用四臂切换，术中的复杂解剖很多有赖于背部操作孔的第四臂辅助显露，手术野中难以保持操作的各个器械臂都在视野中，所以术者需要记住第四臂的位置，这样切换操作会安全流畅。并且熟练应用四臂技术后，助手的作用会极大地弱化，有利于保持手术质量恒定和放松术者的紧张心情。

（尤　健　陈　辉　陈玉龙　张　然）

第四节

能量设备的选择

机器人辅助手术中的能量设备必不可少。在常规的肺手术中，主要操作都是依靠不带能量的心包抓钳和有双极电凝功能的马里兰钳配合完成的。依据能量设备的特点，分述如下。

1. 双极能量器械　例如马里兰钳、双极弯钳。双极电凝的止血效果极佳，而且产烟少，焦痂小，对周围组织没有损伤。电凝效果只作用于双瓣钳体之间。术者经过适当训练后，不仅可以使用双极钳对组织进行电凝，还可以对组织电切。双极电凝钳还可以做出精准的分离、夹持等动作。钳口可以提供中等抓持力，还可以做出打结、简单缝合等动作。多数手术中，只需要应用一把双极电凝钳就可以胜任多数操作。

2. 单极能量器械　如电钩、电铲、电剪刀。电钩和电铲作为单极能量器械，对周围组织有一定的烧灼损伤风险，在血管表面及血管网之间操作风险较高，多数情况下推荐应用于解离胸膜粘连、清扫血运丰富的炎性淋巴结、烧灼较大范围的渗血等。电剪刀在胸外科手术中较少作为主力解剖器械被应用，多用于在袖状切除术中离断、修剪支气管。精细修剪血管推荐应用不带能量的手术剪。当然作为单极能量器械，电剪刀的使用方法也可以类似电铲，应用于止血和解剖。

3. 高级能量器械　即双极血管闭合系统，实质上就是机器人系统中的力确刀，是带切割刀的双极电凝系统，理论上其可以安全切割 7mm 直径的血管。机器人双极血管闭合器的头部可以类似马里兰钳般灵活转动，术中应用于较细的分支血管的处理，可以减少打结或锁扣夹及切割闭合器的应用。

4. 超声能量器械　机器人系统使用的超声刀和胸腔镜使用的超声刀是一样的设计。由于受限于超声能量传输，其刀头并不能像马里兰钳一样进行多范围旋转操作，所以在肺手术中使用受限，因此不再赘述。

（尤　健　陈　辉　陈玉龙　张　然）

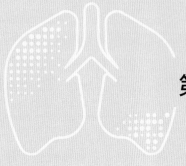

第十二章　胸外科手术术后疼痛的管理

第一节
胸外科手术后疼痛的原因和特点

随着电视胸腔镜和机器人辅助手术等微创技术在胸外科的应用，因为其伤口小、恢复快的优势，使得需要行传统开胸肺叶切除术的患者越来越少，但微创手术操作仍然可以引起疼痛且疼痛会持续存在。

术后急性疼痛的管理至关重要，其原因如下：首先，术后镇痛不足会限制患者的通气量，抑制其呼吸功能，还会影响患者咳嗽排痰的积极性，延迟患者术后进行功能锻炼的时间，导致术后肺部并发症的发生。其次，镇痛不足可以进一步引起炎症反应，增加患者体内各种炎症介质和代谢物质的释放，导致消耗增加，增加患者生理和心理上的痛苦，使患者处于忧虑或焦虑的状态中。相反，完善术后镇痛会加速患者的恢复，缩短其住院时间，节约医疗资源，提高患者满意度和手术治疗效果。术后急性疼痛控制不好有可能进一步转变为慢性疼痛。术后慢性疼痛（chronic post surgical pain，CPSP）是指术后持续 3 个月以上的疼痛，除外术前疼痛及由其他原因导致的慢性疼痛。CPSP 是以长期疼痛为特点的症候群，它会诱发患者情绪低落、劳累、活动量减少，使患者处于疾病状态，最终导致患者术后生活质量下降。因此，良好的镇痛对于患者术后肺功能的恢复有着重要作用。胸腔镜手术在术后早期仍可产生中等以上的疼痛刺激，主要是由于切口处肌肉、软组织和肋间神经在术中受到手术器械的挤压、摩擦损伤导致炎症介质的释放，从而引起肋间神经痛。引流管在呼吸运动时对皮肤切口处产生疼痛刺激，使患者不敢用力呼吸。同时，疼痛刺激也可以抑制咳嗽反射，不利于患者早期排痰，继发性增加了术后肺炎和肺不张的风险。Bayman 等对开胸手术患者术后慢性疼痛研究的荟萃分析显示，术后 3 个月和 6 个月的慢性疼痛发生率分别为 57% 和 47%。CPSP 是胸外科手术后常见且严重的并发症，这种疼痛常常表现为局部的火烧样疼痛、弥散的压痛及切口周围持续的感觉异常，既可以表现为持续性疼痛，也可以间断发作。瘢痕触摸、咳嗽、运动、身体活动、恶劣天气和情绪等许多因素都可触发疼痛的发作及程度。有研究显示，胸部手术患者 CPSP 的发生率从 5% 至 65% 不等，并且开胸手术和胸腔镜手术术后 6 个月 CPSP 的发生率和严重程度没有统计学差异。CPSP 最常见的原因是术后急性疼痛控制不良引发的痛觉敏化，由此迁延形成。其他因素包括皮肤切口损伤、胸壁结构的破坏和肺胸膜损伤。其潜在的病理生理过程可能与周围神经损伤及其电压门控钠通道和钙通道功能改变导致受损神经元及其邻近细胞自发放电有关，这导致中枢敏化提高，从而产生异常疼痛。外周神经损伤导致周围神经元感觉输入长期缺失，脊髓背角神经元发生凋亡，诱导小胶质细胞活化，释放造成脊髓背角疼痛敏化的化学物质，导致疼痛易化通路多于疼痛抑制通路，形成慢性疼痛。来自切口软组织、肋间肌、胸膜和纵隔结构的损伤性刺激通过肋间神经传递到脊髓，最终传到大脑，在此过程中有许多复杂的神经突触连接。这种疼痛过程受周围炎症介质（缓激肽、组胺、前列腺素、肿瘤坏死因子和花生四烯酸降解产物等）的介导，通过敏化周围神经末梢来降低疼痛阈值，即较小的刺激就可激活痛觉感受器，从而导致疼痛的超敏性。医源性肋间神经损伤是发生慢性疼痛的最重要的致病因素。感觉神经纤维在手术过程中的损伤会导致神经纤维上受体表达的上调，使其对致痛物质更加敏感，降低激活阈值，甚至对平常不敏感的物质也可自发激活，增加对正常刺激的反应。这种受损的神经纤维上异常钠通道也明显增多，为自发性异位放电创造了条件。有报道显示，术中应用神经阻滞可显著减少术后 6 个月时的慢性疼痛。但神经生理学的研究发现，部分没有发生 CPSP 的患者也存在神经纤维的损伤，这说明除了神经纤维的损伤以外还存在其他导致慢性疼痛的因素，例如大量的刺激信号从受伤部位传入，导致中枢神经过度兴奋，之后逐渐发展为对正常感觉的传入也反应过度。

急性伤害性疼痛，通常持续不超过 7 天，虽然术后急性疼痛与 CPSP 并不一定是因果关系，但急性疼痛的强度可能是 CPSP 发生、发展的危险因素。但是，这种关系在开胸手术术后患者中仍然存在争议；目前的研究方法或许存在某些缺点，显示出了相互矛盾的结果。Kalso 等研究了 150 名胸部手术患者术后疼痛变化，2 年的随访发现慢性疼痛患者术后初期术后急性疼痛的发生率和程度明显高于其他患者。Katz 等的前瞻性研究结果表明，术后急性疼痛是唯一能显著预测术后慢性疼痛的因素。然而，Mongardon 等人认为术后急性疼痛与术后慢性疼痛没有相关性，但是引流管的数量与术后慢性疼痛的发生率呈正相关。尽管如此，基于其他手术的相关研究提示，开胸手术术后急性疼痛的强度与术后慢性疼痛可能存在一定的相关性。

术后长期放置胸腔引流管可能与 CPSP 的发生、发展有关。有学者用神经测量仪测定胸腔镜手术患者胸腔引流管放置部位的肋间神经功能，结果显示放置胸腔引流管会明显损害肋间神经的功能，拔除胸腔引流管后，肋间神经损伤明显降低（$P=0.004$）。在外周单神经病变大鼠模型研究中也显示周围神经结扎可导致剧烈疼痛并伴异常性疼痛。胸腔引流管的插入对肋间神经有髓神经纤维（如 Aβ 纤维和 Aδ 纤维）和无髓神经纤维（C 纤维）都有明显的伤害。Aβ 纤维是传导触觉和压力感觉的粗大有髓神经纤维，Aδ 纤维是导致快痛的细小有髓神经纤维，而 C 纤维是负责温度觉和慢痛的无髓神经纤维，上述神经受损后，可能会出现相应的感觉障碍。胸腔引流管放置持续 4 天及以上是 CPSP 的危险因素之一。胸腔引流管尤其与活动性疼痛相关，对术后急性疼痛影响较大，延长术后急性疼痛时间。目前，虽然已经发现胸部手术 CPSP 的部分危险因素，但是否是导致 CPSP 的决定性因素尚有争论。尽管遗传易感性、性别和年龄等危险因素是无法改变的，但我们可以通过考虑改变手术方法、疼痛管理和心理倾向性来降低 CPSP 发生的风险。

　　手术相关性疼痛管理是改善患者术后疼痛、提高患者术后生活质量的重要环节，其目的是减少患者术后慢性疼痛的发生率。核心就是通过各种镇痛方案减轻术后急性疼痛的程度和持续时间。开胸手术术后患者第一周的疼痛控制尤为重要，关系到疼痛控制的远期效果。常用的镇痛方法包括硬膜外镇痛、胸椎旁神经阻滞、非甾体抗炎药、解热镇痛药及其他方法。

（孙冰生　尤　健　孙晓轩　张亚楠）

第二节

硬膜外镇痛

胸部手术患者通常在术中和术后放置硬膜外导管，控制术后急性疼痛。有效的区域麻醉可以阻断伤害性信号向脊髓的传导，从而预防中枢敏化。与静脉吗啡镇痛相比，术后胸部硬膜外镇痛（thoracic epidural analgesia，TEA）能够提高肺叶切除术患者术后用力肺活量及第一秒用力呼气量，降低休息和咳嗽时的视觉模拟评分（visual analogue scale，VAS）（一种疼痛等级评分）。与肋间神经冷冻技术相比，在术后 72 小时内给予硬膜外布比卡因和吗啡自控镇痛能显著降低开胸手术患者术后 6 个月和 12 个月 CPSP 的发生率。Andreae 等对 250 名接受开胸手术患者的 meta 分析也表示，TEA 能够降低术后 6 个月慢性疼痛的发生率。此外，胸椎硬膜外镇痛对患者术后身体素质和生活质量也有积极影响。Ali 等应用 SF-8 量表和 SF-36 量表测定胸部或上腹部手术患者短期健康状况，与静脉吗啡镇痛组相比，TEA 组术后 24 小时和术后 1 周的生活质量更高。针对硬膜外镇痛时机对镇痛效果的影响，不同研究人员得出了相反的结论。Senturk 等人进行的随机、前瞻性研究比较了 3 种不同镇痛时机对开胸手术术后疼痛的影响，作者得出结论：术前硬膜外镇痛是预防开胸手术术后急慢性疼痛较好的方法。而 Ochroch 等认为与术中暴露肋骨时开始的硬膜外镇痛相比，术前即开始的硬膜外镇痛并不能减轻术后急性疼痛或慢性疼痛。总之，TEA 可能会降低胸部手术 CPSP 的发生率。

（孙冰生　尤　健　孙晓轩　张亚楠）

第三节

椎旁阻滞

硬膜外镇痛长期以来被认为是开胸手术术后镇痛的金标准，但它可能会导致低血压、心动过缓和尿潴留等不良反应。近年来，由于胸椎旁神经节阻滞（thoracic paravertebral block，TPVB）具有良好的镇痛作用和较小的副作用，使其在胸外科手术中的应用越来越普遍。越来越多的证据表明，TPVB 在术后镇痛方面至少与 TEA 相当，并且副作用更小。椎旁神经阻滞最初在 1905 年由 Hugo 报道用于腹部镇痛。椎旁间隙为位于脊柱两侧的楔形空间，其前外侧边界为壁胸膜，内侧边界为椎体后外侧面、椎间盘、椎间孔及其内容物，后界为上位肋横突韧带及肋间内膜。椎旁间隙内含有转变成肋间神经的脊神经、胸交感神经链、脂肪组织及与肋间神经相伴行的肋间血管，TPVB 是将局部麻醉药注射到该楔形间隙内，产生躯体感觉神经和交感神经的阻滞，有效用于单侧起源的胸部和腹部疼痛的镇痛治疗（图 12-3-1）。

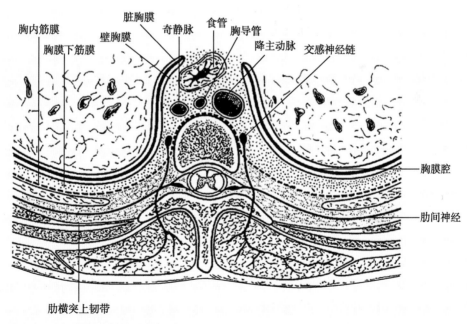

图 12-3-1　胸椎旁间隙的解剖结构

注射到椎旁间隙的局部麻醉药会向头部和尾部扩散，其扩散程度取决于注射水平、患者之间的解剖变异及局部麻醉药的剂量。通常，单水平单次注射 TPVB 能够覆盖 3～

5 个节段，多水平注射较单水平注射能产生更广泛、更有效的阻滞。近年来，随着超声引导技术的发展，使 TPVB 的应用越来越普遍。TPVB 作为开胸手术术后镇痛治疗的策略时，可以作为区域阻滞镇痛的首选方法。已有研究表明，虽然单次注射椎旁神经节阻滞的持续时间为 8～24 小时，但却能降低乳腺切除术后 4～12 个月的慢性疼痛发生率。与切口局部浸润麻醉相比，连续胸椎旁神经节阻滞能够降低胸腔镜手术患者术后 VAS 评分。对于胸腔镜手术患者的镇痛，对比在椎旁间隙和硬膜外连续输注 0.2% 的罗哌卡因，两组间术后 VAS 评分和补救镇痛药使用量无显著差异。Ding 等在一项随机对照试验中得出了同样的结论。术后较好的疼痛管理可以减少术后并发症发生率，在一项对比胸椎旁神经节阻滞和肋间神经阻滞的研究中发现，胸椎旁神经节阻滞可以有效控制胸腔镜肺叶切除术的术后疼痛，并可以减少室上性心律失常和房颤的发生率。Li 等的前瞻性随机对照试验将 56 例行择期开胸手术的患者随机分为两组：一组在术前向椎旁间隙一次性注射 20ml 0.5% 罗哌卡因 +10mg 地塞米松混合液，术后使用舒芬太尼静脉镇痛泵镇痛；另一组仅在术后使用舒芬太尼静脉镇痛泵镇痛。研究结果显示，与单独使用术后静脉镇痛泵镇痛相比，联合术前单次 TPVB 可以改善开胸手术患者术后 3 个月时的慢性疼痛程度。有些研究报道的单次 TPVB 后的镇痛时间同样也超过了局部麻醉药的预期持续时间，造成这种现象的原因尚不清楚。可能是由于椎旁间隙血管相对稀疏，血药分布影响药物的吸收和清除，稀疏的血管分布会增加局部麻醉药的起效速度并延长作用时间。另一个原因可能是局部麻醉药对传入神经纤维和交感神经链的强烈阻滞作用。还有证据表明，TPVB 可能具有预防性镇痛作用，因此可以降低中枢神经系统伤害性信号的强度。

胸椎旁神经节阻滞在 T_4～T_7 四点神经阻滞的阻滞范围为 T_3～T_9 肋间神经，腔镜直视下在第 4 至第 7 胸椎横突上的旁矢状平面中，约在棘突旁 3～4cm 进行胸椎旁神经节阻滞，用 8～10cm 长的腰麻穿刺针垂直皮肤进针，针尖触到横突后，向头侧调节针尖方向，针尖滑过横突后斜向椎体方向继续进针约 1.0～1.5cm，针尖有落空感，表示进入椎旁间隙，胸椎旁间隙为上肋横韧带和胸膜之间的楔形低回声间隙（图 12-3-2、图 12-3-3）。

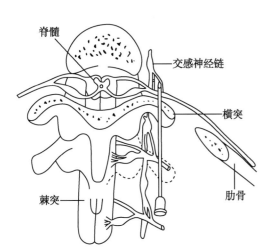

脊髓

交感神经链

横突

肋骨

棘突

图 12-3-2　经横突椎旁间隙神经节阻滞的
最佳进针位置

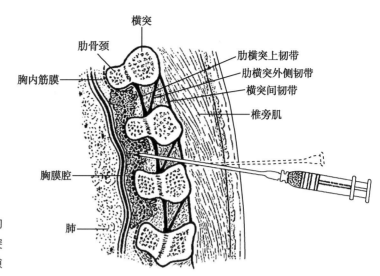

图 12-3-3　胸椎旁间隙的
矢状切面显示针尖滑过横突
上进入椎旁间隙

　　在机器人辅助胸外科手术中,胸腔内的镜头可以清晰地看到脊柱旁结构,在打背部操作孔时,先做 T_4、T_5、T_6 椎旁阻滞是十分安全、快捷的方法(图 12-3-4)。

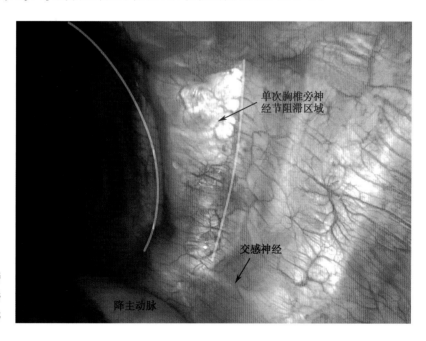

图 12-3-4　胸椎旁
神经节阻滞
胸内视野

　　在 T_4、T_5、T_6 椎旁注射 5ml 0.25% 的罗哌卡因,舒芬太尼自控镇痛复合椎旁神经阻滞不仅可以改善开胸手术患者术后 2 天内的急性疼痛,而且可以降低术后慢性疼痛的发生率,且不增加患者风险。罗哌卡因是一种长效酰胺类局部麻醉药,通过阻滞神经细胞膜上的 Na^+ 内流发挥局部麻醉作用,持续时间为 2～6 小时,术后镇痛可长达 12 小时。舒芬太尼是围手术期常用的镇痛药物,镇痛效果强,对围手术期静息痛控制有效,但对于咳嗽等非静息痛会出现镇痛不全,且舒芬太尼使用量较大,相关的不良反应也较多。两种神经阻滞联合患者静脉自控镇痛均可满足肺叶切除术的术后镇痛需求。手术结束后接电子镇痛泵,电子镇痛泵配方:舒芬太尼 150μg+ 氟比洛芬酯 200mg+ 托烷司琼

5mg+ 生理盐水 =200ml，背景剂量为 4ml/h，单次按压 1ml/ 次，间隔时间为 10 分钟。当 VAS>4 分时静脉给予氟比洛芬酯 50mg 用以缓解术后疼痛，当患者发生恶心呕吐时静脉给予帕洛诺司琼 0.25mg 用于治疗呕吐。单次 TPVB 的镇痛效果是局部麻醉药在椎旁间隙、肋间隙甚至硬膜外间隙扩散的结果，最终效应是躯体感觉神经和交感神经阻滞。椎旁间隙上下连通，向下至腰大肌起点处，向上延伸的终点尚不明确，但在胸椎旁神经节阻滞后观察到霍纳综合征可能表示其上界达颈部。因此，即使单次注射，局部麻醉药也能够向头部和尾部方向扩散（在 L_1 水平受腰大肌的限制），覆盖多个皮节，产生多阶段阻滞。TPVB 的主要并发症包括低血压、气胸、神经损伤、意外硬膜外注射、全脊髓麻醉及局部麻醉药的全身毒性反应等。其并发症和副作用发生率通常是可以接受的，并且发生率较低。Pace 等对 856 名接受椎旁神经阻滞镇痛的乳腺癌根治术后患者进行了回顾性研究，856 名患者共进行了 1 427 次胸椎旁注射（285 人单侧阻滞，571 人双侧阻滞），共发现 6 人出现并发症，包括有症状的心动过缓和低血压（n=3）、血管迷走神经兴奋（n=1）和可能的局部麻醉药中毒（n=2），总的并发症发生率为 0.70%。该研究还表明，没有发现疑似胸膜意外穿刺或症状性气胸的患者。总之，对于接受胸部手术的患者，与单纯全身麻醉相比，超声引导下术前单次 TPVB 作为多模式术后镇痛的一部分，可有效减少术后急性疼痛，但对于降低远期慢性疼痛发生率尚有争论。

（孙冰生　尤　健　孙晓轩　张亚楠）

第四节
镇痛药的选择

一、非甾体抗炎药

非甾体抗炎药是应用于慢性疼痛最广泛的药物，其主要机制是通过抑制组织中环氧合酶活性，使花生四烯酸代谢发生障碍从而减少前列腺素 E2 的合成。小剂量非甾体抗炎药只产生镇痛效果，大剂量时才产生抗炎效果。但不同的非甾体抗炎药不能联合使用，研究表明同时使用两种以上非甾体抗炎药时副作用会增加。环氧合酶（cyclooxygenase，COX）分为 COX-1 和 COX-2 两种亚型：其中分布相对广泛的 COX-1 是合成生理性前列腺素（prostaglandin，PG）的主要原料，PG 具有维持胃黏膜完整，使血小板聚集、降低外周血管阻力、减少肾血流量、调节肾内血流分布的作用。COX-2 是机体发生炎症反应时单核细胞、软骨细胞和滑膜细胞生成的物质，其作用是诱导产生大量 PG，局部组织 PG 增多导致疼痛发生和加剧。非甾体抗炎药，即 COX-2 抑制剂能在不影响 PG 正常生理代谢的情况下产生镇痛作用。但研究表明，大量使用高选择性 COX-2 抑制剂可导致部分患者出现严重的心血管事件。可能机制为：COX-2 抑制了内皮细胞的抗血小板凝集作用、增加了动脉粥样硬化、心肌梗死、脑卒中和心力衰竭的风险。因此，临床应该对合并有心血管疾病的慢性疼痛患者应用非选择性环氧合酶抑制剂进行镇痛，这样更安全、有效。

美国麻醉师学会急性疼痛管理工作组最新报告指出，围手术期急性疼痛管理，在排除用药禁忌证后，所有术后疼痛患者均推荐使用对乙酰氨基酚或选择性 COX-2 抑制剂。部分研究专门评估了这类药物在管理急性开胸手术术后疼痛中的效果。非甾体抗炎药通过抑制外周和中枢环氧合酶的合成，减弱伤害性刺激引起的外周和中枢痛觉敏感，减轻炎症疼痛反应。塞来昔布能特异性地抑制 COX-2，通过其独特的亲水磺胺侧链，与 COX-2 的亲水侧袋紧密结合，从而阻断此通道。Senard 等评估了其对于开胸手术术后疼痛的镇痛作用，这项前瞻性随机对照研究中共纳入了 40 例患者，治疗组患者在术前一天的晚上、手术当天早晨各口服 200mg 塞来昔布，在术后 48 小时内每天服用 2 次。所有患者均在术后 48 小时行硬膜外自控镇痛，同时所有患者术后每隔 6 小时静脉输注 2g 丙帕他莫。研究结果表明，两组间硬膜外自控镇痛泵药物消耗量没有统计学差异。两组间术后肺功能无明显差异，但塞来昔布组患者静息、咳嗽和活动时的 VAS 评分明显低于对照组，患者对镇痛治疗更满意。尽管包括非甾体抗炎药在内的多模式镇痛对术后急性疼痛的管理大有益处，但没有强烈的证据支持该类药物对术后慢性疼痛具有预防作用。

二、阿片类药物

针对慢性疼痛，应用阿片类药物已有数十年之久。使用阿片类药物治疗慢性疼痛镇痛效果确切、稳定。羟考酮控释片已被 FDA 批准用于慢性疼痛的治疗，其可经口服或直肠给药。其制剂具有双相吸收模式，用药 1 小时之内产生镇痛作用，12 小时内可稳定控制疼痛，每日服用 2 次，可产生稳定的血药浓度。近年为避免阿片类药物口服产生的首过效应，还研制出了透皮吸收的芬太尼贴剂、舌下黏膜含化的芬太尼糖锭等阿片类药物。虽然阿片类药物是有效的镇痛药，但是阿片类药物具有耐药性。此外，持续地使用阿片类药物会诱发急性痛觉过敏反应，这一现象叫作阿片介导痛觉过敏或阿片样疼痛。出现了阿片样疼痛，说明阿片类药物使用到了极限。现已明确，阿片类药物可促进脊髓对疼痛的放大作用。阿片类药物导致术后痛觉过敏一般是在应用后 2 天，许多类型阿片类药物都会产生，如吗啡、芬太尼、丁丙啡诺、美沙酮等。研究表明，在术后麻醉恢复室内发生激发痛的危险因素是术中舒芬太尼用量超过 $0.6\mu g/kg$ 及术前使用阿片类药物。有研究显示，心脏手术中使用舒芬太尼，会使术后吗啡消耗量增加、术后第一个 48 小时疼痛评分升高、痛觉过敏区域扩大。目前，已经有瑞芬太尼存在剂量依赖性痛觉过敏并且增加腹部手术术后吗啡用量的报道，在心脏手术中，大剂量的瑞芬太尼可使术后痛觉过敏区域持续存在 7 天，在一项关于心外科手术患者的调查研究中发现，瑞芬太尼是导致术后 1 年慢性疼痛综合征发生的独立危险因素。

三、N- 甲基 -D- 天冬氨酸受体拮抗剂

氯胺酮是临床上常用的 N- 甲基 -D- 天冬氨酸（N-methyl-D-aspartate，NMDA）受体拮抗剂，由于大剂量使用会产生谵妄、噩梦等精神副作用，因此限制了其应用。但近年来的研究发现在亚麻醉剂量下氯胺酮即可产生 NMDA 受体拮抗作用。主要机制在于其可抑制脊髓中伤害性感受器，对于痛觉过敏和阿片耐受的患者具有一定作用。一些研究表明，氯胺酮对于神经病理性疼痛实验模型动物有良好疗效。早期研究发现，在受损神经的前鞘内注射氯胺酮可有效降低慢性压迫性损伤引起的神经超敏性疼痛。近期研究发现，提前 1 周静脉注射氯胺酮可减弱坐骨神经分支的选择性损伤模型（spared nerve injury，SNI）造成的神经损伤，但是提前 1 天鞘内注射的收益却很小。在结肠手术中持续应用氯胺酮可减少术后吗啡的用量并且可以降低术后 72 小时痛觉过敏的范围，硬膜外注射氯胺酮可以降低术后 6 个月内慢性疼痛的发生率。近期研究表明，髋关节手术中

持续应用氯胺酮可降低术后吗啡用量并降低术后 6 个月内慢性疼痛的发生率。Mendola 等通过围手术期应用氯胺酮作为佐剂进行胸段硬膜外镇痛，对 3 个月及 6 个月后开胸手术术后疼痛综合征的发生率没有影响，但证明了围手术期良好的镇痛可以降低慢性疼痛的程度。

（孙冰生　尤　健　孙晓轩　张亚楠）

第五节

机器人辅助胸外科手术操作注意事项

胸部手术常出现急性中重度疼痛，统计比较围手术期镇痛药的使用频率后发现，胸部手术术后疼痛的程度大于上腹部手术或下腹部手术的术后疼痛程度。胸部手术术后疼痛常表现为针刺痛、电击痛或烧灼感，并伴有切口及切口附近的感觉迟钝。胸部手术术后急性疼痛的病因尚未完全阐明，但它被认为是多种因素作用的结果，包括皮肤切口损伤、肋骨和肋椎关节损伤、肋间神经损伤和肺胸膜损伤。其中，肋间神经损伤可引起躯体性疼痛，纵隔、膈肌和心包的损伤经迷走神经和膈神经介导引起内脏痛。

一、机器人辅助胸外科手术术中操作注意事项

机器人辅助胸外科手术术中操作最主要的注意事项就是减少术中肋间神经的损伤。根据胸廓解剖结构的特点，在手术过程中，肋间神经非常容易受到损伤，这是造成术后急性疼痛和慢性疼痛的重要原因之一。Sakakura 等对 184 名接受后外侧或腋下开胸手术的患者进行了回顾性分析。其中包括 141 个后外侧切口患者和 43 个前腋下切口患者。为保护肋间神经，72 人在放置肋骨撑开器时游离肋间肌瓣，97 人在关闭胸腔时，使用了边缘闭合技术（即在肋骨下缘与其相对应的肋间血管神经束之间进针，从上一肋骨上缘出针），剩余 87 人使用传统关闭胸腔的方法。在术后第 1、2、4、6、9、12 个月时使用 NRS 评分评估患者疼痛程度。研究结果显示，后外侧切口开胸手术患者术后第 12 个月 NRS 评分（范围 1.2～4.6）较腋下切口开胸手术患者较高（范围 1.1～3.7，$P<0.05$）。在术后第 1 个月，游离肋间肌瓣的患者较没有游离肋间肌瓣的患者疼痛减轻。采用边缘闭合技术关闭胸腔的患者在所有时间段内的 NRS 评分（范围 0.9～3.8）均明显低于采用传统方法关闭胸腔的患者（范围 1.6～5.1，$P<0.001$），这说明保护肋间神经的关闭胸腔的方法能够减轻术后疼痛的程度。在 Cerfolio 等的前瞻性随机对照研究中，将 114 例开胸手术的患者随机分成两组：放置肋骨撑开器之前分离肋间肌瓣的实验组和不分离肋间肌瓣的对照组，所有患者均由同一组手术医师实施手术，手术切口均为标准的后外侧切口，并且所有患者使用相同的镇痛方法。应用多种疼痛评分方法对患者住院期间和出院后的疼痛程度进行评估。实验组患者术后第 1 天、第 2 天以及第 1、2、3、4、8 和 12 周的 NRS 评分均较对照组低（$P<0.05$）。此

外,实验组患者的肺活量下降较少,使用镇痛药的可能性更小,恢复正常活动的可能性更大。

在全孔道机器人辅助胸外科手术中,虽然在孔道的建立过程中没有切开肌肉和胸膜,也没有牵开肋骨,对胸壁结构损伤极小,但是戳卡仍然位于肋间,如果术中向胸腔顶部或膈肌处操作,会使戳卡对上、下方的肋骨上撬下压,从而产生损伤肋间神经血管的可能。建议术中进入戳卡的位置尽量位于胸廓的中部,这样在需要大范围清扫整个纵隔的时候,镜头臂和器械臂不会过度上撬下压,从而减轻肋间神经受损所产生的疼痛。

二、局部浸润麻醉和胸椎旁神经节阻滞

建议所有孔道在皮肤切开前都进行罗哌卡因局部浸润麻醉,然后再切开皮肤,钝性插入戳卡建立孔道。镜头进入胸腔后,在可视情况下,在建立背部操作孔前,用罗哌卡因做胸椎旁神经节阻滞,提前进行有效的镇痛处理,可以明显减轻患者术后的急性疼痛和慢性疼痛,这样做也可以起到正确定位背部操作孔位置的作用,在肥胖患者中极其重要。另外,注射罗哌卡因使胸椎旁间隙快速浸润充盈,可以有效避免戳卡进入时损伤胸椎旁的神经和血管。

三、胸腔引流管的选择

胸腔引流管的插入也是引起术后疼痛的原因之一。胸腔引流管在胸腔内多位于胸腔背侧,术后肺膨起,加上患者的咳嗽和活动,壁胸膜受到胸腔引流管的反复刺激,会在患者活动或咳嗽时产生急性疼痛。随着最近开发的硅橡胶柔性带管壁凹槽引流管(Blake引流管)的应用,有望解决传统引流管在刚性和厚度方面的缺点。Nakamura等在420例胸外科手术中使用了这些新的引流管,即使在术后出血、长时间漏气和乳糜胸的情况下,该引流管也能有效地发挥作用。此外,该研究中最重要的一点是没有患者因放置胸腔引流管感到不适。他们得出结论,胸外科手术可选择Blake引流管进行引流,使用这种引流管可以减轻胸腔引流管插入部位的疼痛。因此,外科医师应选择合适的胸腔引流管,以减轻患者术后疼痛,促进其术后快速康复。

(孙冰生　尤　健　孙晓轩　张亚楠)

参考文献

[1] FATMA N K,GURKAN T,ELIF B M,et al.Thoracic paravenebral block for video-assjsted thoracoscopic surgery:single injection versus mulfiple iniections[J]. J Cardiothorac Vasc Anesth,2012,26(1):90-94.

[2] BAYMAN E O,BRENNAN T J.Incidence and severity of chronic pain at 3 and 6 months after thoracotomy:meta-analysis[J]. J Pain,2014,15(9):887-897.

[3] GROSEN K, PETERSEN G L, PFEIFFER-JENSEN M, et al.Persistent post-surgical pain following anterior thoracotomy for lung cancer: a cross-sectional study of prevalence, characteristics and interference with functioning[J]. Eur J Cardiothorac Sur-g, 2013, 43(1): 95-103.

[4] BAYMAN E O, PAREKH K R, KEECH J, et al.A Prospective Study of Chronic Pain after Thoracic Surgery[J]. Anesthesiology, 2017, 126(5): 938-951.

[5] RIZK N P, GHANIE A, HSU M, et al.A prospective trial comparing pain and quality of life measures after anatomic lung resection using thoracoscopy or thoracotomy[J]. Ann T-horac Surg, 2014, 98(4): 1160-1166.

[6] BAYMAN E O, LENNERTZ R, BRENNAN T J.Pain—Related Limitations in Daily Activities Following Thoracic Surgery in a United States Population[J]. Pain Physician, 2017, 20(3): e367-e378.

[7] Gerner P.Postthoracotomy pain management problems[J]. Anesthesiol Clin, 2008, 26(2): 355-367.

[8] LAI J, PORRECA F, HUNTER J C, et al.Voltage—gated sodium channels and hyperalgesia[J]. Annu Rev Pharmacol Toxicol, 2004, 44: 371-397.

[9] LI C Y, SONG Y H, HIGUERA E S, et al.Spinal dorsal horn calcium channel alpha2 delta-1 subunit upregulation contributes to peripheral nerve injury-induced tactile allodynia[J]. J Neurosci, 2004, 24 (39): 8494-8499.

[10] KEHLET H, JENSEN T S, WOOLF C J.Persistent postsurgical pain: risk factors and prevention[J]. Lancet, 2006, 367(9522): 1618-1625.

[11] GARDELL L R, VANDERAH T W, GARDELL S E, et al.Enhanced evoked excitatory transmitter release in experimental neuropathy requires descending facilitation[J]. J Neurosci, 2003, 23(23): 8370-8379.

[12] WILDGAARD K, RAVN J, KEHLET H.Chronic post-thoracotomy pain: a critical review of pathogenic mechanisms and strategies for prevention[J]. Eur J Cardiothorac Surg, 2009, 36(1): 170-180.

[13] KOOP O, GRIES A, ECKERT S, et al.The role of intercostal nerve preservation in pain control after thoracotomy[J]. Eur J Cardiothorac Surg, 2013, 43(4): 808-812.

[14] WATSON J J, ALLEN S J, DAWBARN D.Targeting nerve growth factor in pain: what is the therapeutic potential?[J]. Biodrugs, 2008, 22(6): 349-359.

[15] ANDREAE M H, ANDREAE D A.Local anaesthetics and regional anaesthesia for preventingchronic pain after surgery[J]. Cochrane Database Syst Rev, 2012, 10: D7105.

[16] WILDGAARD K, RINGSTED T K, HANSEN H J, et al.Quantitative sensory testing of persistent pain after video-assisted thoracic surgery lobectomy[J]. Br J Anaesth, 2012, 108(1): 126-133.

[17] KALSO E, PERTTUNEN K, KAASINEN S.Pain after thoracic surgery[J]. Acta Anaesthesiol Scand, 1992, 36(1): 96-100.

[18] KATZ J, JACKSON M, KAVANAGH B P, et al.Acute pain after thoracic surgery predicts long term

post-thoracotomy pain[J]. Clin J Pain, 1996, 12 (1): 50-55.

[19] MONGARDON N, PINTON-GONNET C, SZEKELY B, et al.Assessment of chronic pain after thorac-otomy: a l-year prevalence study[J]. Clin J Pain, 2011, 27 (8): 677-681.

[20] MIYAZAKI T, SAKAI T, YAMASAKI N, et al.Chest tube insertion is one important factor leading to intercostal nerve impairment in thoracic surgery[J]. Gen Thorac Cardiovasc Surg, 2014, 62 (1): 58-63.

[21] BENNETT G J, XIE Y K.A peripheral mononeuropathy in rat that produces disorders of pain sensation like those seen in man[J]. Pain, 1988, 33 (1): 87-107.

[22] MASSON E A, VEVES A, FERNANDO D, et al.Current perception thresholds: a new, quick, and reproducible method for the assessment of peripheral neuropathy in diabetes mellitus[J]. Diabetologia, 1989, 32 (10): 724-728.

[23] GRAIS S L, MCCLINTOCK S, FRANKLIN B A, et al.Myocardial and aerobic requirements for an upper body exe-rciser: implications for cardiac rehabilitation[J]. Archives of physical medicine and re-habilitation, 1991, 72 (8): 563-566.

[24] BUCHHEIT T, PYATI S.Prevention of Chronic Pain After Surgical Nerve Injury: Amputation and Thoracotomy[J]. Surgical Clinics of North America, 2012, 92 (2): 393-407.

[25] FORCELLA D, POMPEO E, CONIGLIONE F, et al.A new technique for continuous intercostal-intrapleural analgesia in videothoracoscopic surgery[J]. J Thorac Cardiovasc Surg, 2009, 137 (1): e48-e49.

[26] MACRAE W A.Chronic post-surgical pain: 10 years on[J]. Br J Anaesth, 2008, 101 (1): 77-86.

[27] BAUER C, HENTZ J G, DUCROCQ X, et al.Lung function after lobectomy: a randomized doubl-e-blinded trial comparing thoracic epidural ropivacaine/sufentanil and intravenous morphine for patient-controlled analgesia[J]. Anesth Analg, 2007, 105 (1): 238-244.

[28] BRUMMETT C M, URQUHART A G, HASSETT A L, et al.Characteristics of fibromyalgia independently predict poorer long-term analgesic outcomes following total knee and hiparthroplasty[J]. Arthritis Rheumatol, 2015, 67 (5): 1386-1394.

[29] ANDREAE M H, ANDREAE D A.Regional mlaesthesia to prevent chronic pain after surgery: a Cochrane systematic review mad meta-analysis[J]. Br J Anaesth, 2013, 111 (5): 711-720.

[30] ALI M, WINTER D C, HANLY A M, et al.Prospective, randomized, controlled trial of thoracic epidural or patient.-controlled opiate analgesia 011 perioperative quality of life[J]. Br J Anaesth, 2010, 104 (3): 292-297.

[31] SENTURK M, OZCAN P E, TALU G K, et al.The effects of three different analgesia techniquson long-term postthoracotomy pain[J]. Anesth Analg, 2002, 94 (1): 11-15.

[32] OCHROCH E A, GOTTSCHALK A, AUGOSTIDES J, et al.Long-term pain and activity during recovery from major thoracotomy using thoracic epidural analgesia[J]. Anesthesiology, 2002, 97 (5): 1234-1244.

[33] YEUNG J H, GATES S, NAIDU B V, et al.Paravertebral block versus thoracic epidural for patients

undergoing thoracotomy[J]. Cochrane Database Syst Rev, 2016, 2(2): CD009121.

[34] NAJA Z M, EL-RAJAB M, AI-TANNIR M A, et al.Thoracic paravertebrai block: influence of the number of injections[J]. Reg Anesth Pain Med, 2006, 31(3): 196-201.

[35] SCARCI M, JOSHI A, ARIA R.In patients undergoing thoracic surgery is paravertebral block as effective as epidural analgesia for pain management?[J]. Interact Cardiovasc Thorac Surg, 2010, 10 (1): 92-96.

[36] SAHU A, KUMAR R, HUSSAIN M, et al.Comparisons of single-injection thoracic paravertebralblock with ropivacaine and bupivacaine in breast cancer surgery: A prospective, rando-mized, double-blinded study[J]. Anesth Essays Res, 2016, 10(3): 655-660.

[37] ANDREAE M H, ANDREAE D A.Regional anaesthesia to prevent chronic pain after surgery: a Cochrane systematic review and meta-analysis[J]. Br J Anaesth, 2013, 111(5): 711-720.

[38] IBARRA M M, S-CARRALERO G C, VICENTE G U, et al.Chronic postoperative pain after general anesthesia with or without a single·dose preincisional paravertebral nerve block in radical breast cancer surgery[J]. Rev Esp Anestesiol Reanim, 2011, 58(5): 290-294.

[39] HOTTA K, ENDO T, TAIRA K, et al.Comparison of the analgesic effects of continuous extrapleural block and continuous epidural block after video—assisted thoracoscopic surgery[J]. J Cardiothorac Vasc Anesth, 2011, 25(6): 1009-1013.

[40] HILL S E, KELLER R A, STAFFORD-SMITH M, et al. Efficacy of single-dose, multilevel paravertebral nerve blockade for analgesia after thoracoscopic procedures[J]. Anesthesiology, 2006, 104(5): 1047-1053.

[41] DING W, CHEN Y, LI D, et al.Investigation of single-dose thoracic paravertebral analgesia for postoperative pain control after thoracoscopic lobectomy-a randomized controlled trial[J]. Int J Surg. 2018, 57: 8-14.

[42] CAINENG WU, WUHUA MA, QINGYUN CEN, et al.A comparison of the incidence of supraventricular arrhythmias between thoracic paravertebral and intercostal nerve blocks in patients undergoing thoracoscopic surgery: A randomised trial[J]. Eur J Anaesthesiol.2018, 35(10): 792-798.

[43] SPRINGER J S, KARLSSON P, MADSEN C S, et al.Functional and structural assessment of patients with and without persistent pain after thoracotomy[J]. Eur J Pain, 2017, 21(2): 238-249.

[44] LONNQVIST P A.Pre-emptive analgesia with thoracic paravertebral biockade?[J]. Br J Anaesth, 2005, 95(6): 727-728.

[45] HURA G, KNAPIK P, MISIOLEK H, et al.Sensory blockade after thoracic paravertebral injection of ropivacaine or bupivacaine[J]. Eur J Anaesthesiol, 2006, 23(8): 658-664.

[46] HUTCHINS J, SIKKA R, PRIELIPP R C.Extrapleural catheters: an effective alternative for treating postoperative pain for thoracic surgical patients[J]. Semin Thorac Cardiovasc Surg, 2012, 24(1): 15-18.

[47] M Z NAJA, M F ZIADE, M EL RAJAB, et al.Varying anatomical injection points within the thora-cic

paravertebral space: effect on spread of solution and nerve blockade[J]. Anaesthesia, 2004, 59(5): 459-463.

[48] ALBOKRINOV A A, FESENKO U A.Spread of dye after single thoracolumbar paravertebral injection in infants.A cadaveric study[J]. Eur J Anaesthesiol, 2014, 31(6): 305-309.

[49] JOSHI G P, BONNET F, SHAH R, et al.A systematic review of randomized trials evaluating regional techniques for postthoracotomy analgesia[J]. Anesth Analg, 2008, 107(3): 1026-1040.

[50] PACE M M, SHARMA B, ANDERSON-DAM J, et al.UItrasound-Guided Thoracic Paravertebral Blockade: A Retrospective Study of the Incidence of Complications[J]. Anesth Analg, 2016, 122(4): 1186-1191.

[51] SENARD M, DEFLANDRE E P, LEDOUX D, et al.Effect of celecoxib combined with thoracic epidural analgesia on pain after thoracotomy[J]. Br J Anaesth, 2010, 105(2): 196-200.

[52] RICHEBE P, CAPDEVILA X, RIVAT C.Persistent Postsurgical Pain: Pathophysiology and Preventative Pharmacologic Considerations[J]. Anesthesiology, 2018, 129(3): 590-607.

[53] KING TAMARA, OSSIPOV M H, VANDERAH T W, et al.Is paradoxical pain induced by sustained opioid exposure an underlying mechanism of opioidantinociceptive tolerance?[J]. Neurosignals, 2005, 14(4): 194-205.

[54] AUBRTM F, VALADE N, CORIAT P, et al.Predictive factors of severe postoperative pain in the postanesthesia care unit[J]. AnesthAnalg, 2008, 106(5): 1535-1541.

[55] VAN GULIK L, AHLERS S J, VAN DE GARDE E M, et al.Remifentanil during cardiacsurgery is associated with chronic thoracicpain1yr after sternotomy[J]. BrJAnaesth, 2012, 109(4): 616-622.

[56] DE KOCK M, GAUTIER P, FANARD L, et al.Intrathecal ropivacaine and clonidine for ambulatory knee arthroscopy: a dose-response study[J]. Anesthesiology, 2001, 94(4): 574-578.

[57] REMÉRAND, FRANCIS, LE TENDRE C, et al.The early and delayed analgesic effects of ketamine after total hip arthroplasty: a prospective, randomized, controlled, double-blind study[J]. Anesthesia & Analgesia, 2009, 109(6): 1963-1971.

[58] MENDOLA C, CAMMAROTA G, NETTO R, et al.S(+)-ketamine for control of perioperative pain and prevention of post thoracotomy pain syndrome: a randomized, double-blind study[J]. Minerva Anestesiol, 2012, 78(7): 757-766.

[59] SAKAKURA N, USAMI N, TANIGUCHI T, et al.Assessment of long—term postoperative pain in open thoracotomy patients: pain reduction by the edge closure technique[J]. Ann Thora-c Surg, 2010, 89(4): 1064-1070.

[60] CERFOLIO R J, BRYANT A S, PATEL B, et al.Intercostal muscle flap reduces the pain of thoracotomy: a prospective randomized trial[J]. J Thorac Cardiovasc Surg, 2005, 130(4): 987-993.

[61] KEHLET H, RATHMELL J P.Persistent postsurgical pain: the path forward through better design of clinical studies[J]. Anesthesiology, 2010, 112(3): 514-515.

[62] MIYAZAKI T, SAKAI T, TSUCHIYA T, et al.Assessment and follow up of intercostal nerve damage after video-assisted thoracic surgery[J]. Eur J Cardiothorac Surg, 2011, 39(6): 1033-1039.

[63] NAKAMURA H, TANIGUCHI Y, MIWA K, et al.The use of Blake drains following general thoracic surgery: is it an acceptable option?[J]. Interact Cardiovasc Thorac Surg, 2009, 8(1): 58-61.

全孔道机器人辅助肺外科手术图谱

全孔道机器人辅助肺外科手术图谱

全孔道机器人辅助肺外科手术图谱

全孔道机器人辅助肺外科手术图谱

752